Baobao Jibing Fanghu Xijie Quanshu

宝宝疾病防护细节全书

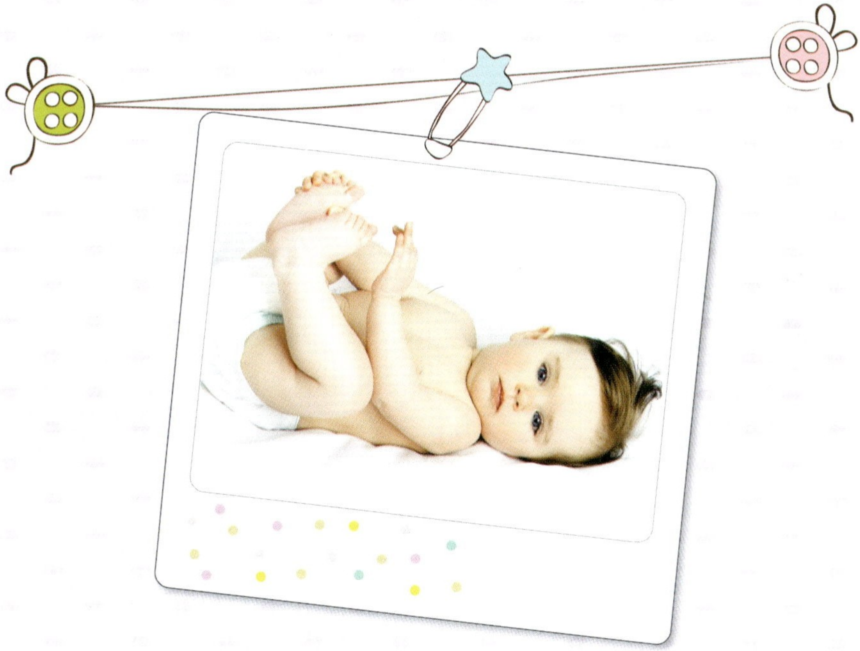

付娟娟/编著

中国人口出版社
China Population Publishing House
全国百佳出版单位

图书在版编目（CIP）数据

宝宝疾病防护细节全书 / 付娟娟编著. —北京：中国人口出版社，2015.1

ISBN 978-7-5101-2993-3

Ⅰ.①宝… Ⅱ.①付… Ⅲ.①小儿疾病—防治 Ⅳ.①R72

中国版本图书馆CIP数据核字（2014）第271805号

宝宝疾病防护细节全书

付娟娟　编著

出版发行　中国人口出版社
印　　刷　北京燕旭开拓印务有限公司
开　　本　720毫米×960毫米　1/16
印　　张　22.875　　　插页　2
字　　数　300千
版　　次　2015年1月第1版
印　　次　2015年1月第1次印刷
书　　号　ISBN 978-7-5101-2993-3
定　　价　32.80元

社　　长　张晓林
网　　址　www.rkcbs.net
电子信箱　rkcbs@126.com
总编室电话　(010) 83519392
发行部电话　(010) 83514662
传　　真　(010) 83515922
地　　址　北京市西城区广安门南街80号中加大厦
邮　　编　100054

目录

CONTENTS

Part 1 小儿疾病的常见症状

002 发　热

004 呕　吐

007 惊　厥

008 腹　痛

008 常见的良性腹痛

009 如何观察孩子是否腹痛

011 孩子肚子痛要不要紧

012 如何预防宝宝腹痛

013 小儿腹泻

013 哪些原因可能引起小儿腹泻

014 腹泻可能造成哪些危险状况

014 在家照顾，还是必须立即就医

014 宝宝腹泻时怎样照顾

015 宝宝腹泻时怎么吃

016 如何预防宝宝腹泻

017 皮　疹

020 咳　嗽

023 孩子身高发育问题

026 幼儿生长迟缓

026 造成生长迟缓的原因

028 治疗与处置方法

028 孩子的生长指标

029 泌尿生殖系统器官异常

031 小儿上火

031 小儿上火的五种表现

031 易上火的饮食

032 祛火的食物

033 常用祛火小中药

Part 2 新生儿疾病与护理

035 新生儿筛检

035 新生儿筛检的目的及项目

037 新生儿筛检的流程及方法

037 若新生儿筛检呈现阳性怎么办

038 新生儿听力筛查

039 新生儿低血糖

039 新生儿产伤骨折

040 新生儿黄疸

040 黄疸的成因

CONTENTS

041 生理性黄疸
041 病理性黄疸
042 父母应注意什么
043 患黄疸新生儿的居家照顾
044 患黄疸宝宝的住院治疗
045 黄疸有何并发症或后遗症
046 新生儿脐炎
047 新生儿呕吐
048 新生儿便秘
049 胀 气
050 新生儿鼻泪管阻塞
051 新生儿鹅口疮
052 新生儿败血症
052 症 状
052 诊 断
053 治 疗
053 预防及护理
054 早产儿护理
054 病 因
054 临床表现
055 护 理

Part 3 感染性疾病

059 半岁以后小儿的抗病力下降
060 麻 疹
060 症 状
060 治疗与护理
061 预 防
061 风 疹
061 症 状
062 治疗与护理
063 水 痘
063 水痘传染方式与潜伏期
063 症 状
064 治 疗
064 出水痘的护理
065 预 防
066 幼儿急疹
066 症 状
067 治 疗
067 护 理
067 预 防
068 流行性腮腺炎
068 症 状
069 治疗与护理
071 猩红热
071 症 状

CONTENTS

072 治　疗
072 食疗与护理
073 细菌性痢疾
073 症　状
074 治　疗
074 预　防
075 手足口病
075 传染源
075 传播方式
075 临床特征
076 诊　断
076 早期处理的方法
077 预防原则
077 家庭护理
078 Q&A
079 肠胃型感冒
079 三大病毒类型
079 发病症状
080 家庭护理
080 什么情况须立即就医
081 全奶哺育期患儿的饮食照护
081 辅食阶段以上婴幼儿的饮食照护
082 肠胃型感冒预防方法
082 Q&A
083 小儿甲型病毒性肝炎
083 症　状
084 治　疗
084 预　防
085 患儿家庭护理
086 小儿乙型病毒性肝炎
086 急性乙型肝炎
087 慢性乙型肝炎
088 按期检查
089 乙肝患儿的饮食
090 Q&A
091 流　感
091 幼儿流感可以预防
092 流感病毒与腺病毒的区别
092 流感与普通感冒的差异
092 小儿流感食疗方
093 百日咳
093 症　状
094 治　疗
094 家庭护理
095 预　防
096 狂犬病
096 症　状
096 防治原则
097 蛲虫病
098 小儿蛔虫病
098 病　因
098 症　状
099 治　疗

CONTENTS

Part 4 内科疾病

102 小儿口臭
102 口腔卫生不佳
102 生理性口臭
103 病理性口臭
103 口腔祛味
105 小儿腹胀
105 为何胀气
106 消除胀气的办法
108 急性肠胃炎
108 致病因素
109 症　状
109 治　疗
109 居家照顾
110 胃肠炎恢复期的食疗法
111 附：轮状病毒感染
112 小儿便秘
112 诊　断
113 治　疗
114 便秘食疗法
115 Q&A
115 小儿脂肪吸收不良(脂肪泻)
116 保护婴幼儿肝脏
117 孩子的营养需求
117 三大营养素
119 矿物质
121 维生素
124 维生素D缺乏性佝偻病
125 小儿缺钙
125 宝宝是否缺钙
126 孩子生长非“钙”不可
126 天天补钙为何还缺钙
126 补钙五大误区
127 补钙要注意维生素D、磷、镁的摄入
128 科学补钙才健康
128 5种常见钙剂
129 正确补钙方法
130 小儿缺锌
131 小儿肥胖
131 从生长曲线了解胖宝宝
133 宝宝能吃就好吗
133 认识脂肪
134 过胖就别多吃
134 精致饮食容易发胖
134 除了节制饮食，还要运动
135 别把吃当作一种娱乐
136 别硬塞给孩子“营养饮食”
136 孩子的肥胖不能靠药物治疗

CONTENTS

136 肥胖的负影响
139 宝宝食品要注意安全
141 缺铁性贫血
141 诊　断
142 治　疗
143 家长可以选择以下食疗方法
144 巨幼细胞性贫血
144 诊　断
145 治　疗
146 特发性血小板减少性紫癜
146 诊　断
146 治　疗
147 血友病甲
147 诊　断
148 治　疗
149 亲子血型
149 人类血型的分类
150 亲子血型遗传
151 小儿上呼吸道感染
151 一般类型上感
151 两种特殊类型上感
152 治　疗
152 小儿感冒的对症食疗方
153 如何预防宝宝感冒
154 毛细支气管炎
154 症　状
155 毛细支气管炎的治疗方法
155 居家照顾须知
156 如何预防感染毛细支气管炎
156 小儿“夏季热”
158 小儿肺炎
158 症　状
159 预　防
159 治　疗
160 食疗方法
161 别让感冒变成肺炎
162 支气管哮喘
162 症　状
163 治　疗
165 护　理
165 饮食原则
166 食疗方法
167 附：评估和监测
170 先天性心脏病
170 先天性心脏病的特征
171 室间隔缺损
172 小儿房间隔缺损
173 小儿房室间隔缺损
173 动脉导管未闭
174 肺动脉瓣狭窄
174 法洛四联症
175 Q&A

CONTENTS

177 病毒性心肌炎

178 川崎病

178 诊　断

179 治　疗

179 预　后

180 要注意保护宝宝的肾脏

181 急性肾小球肾炎

181 诊　断

181 治　疗

182 小儿肾炎食疗方

183 预　后

184 泌尿道感染

184 诊　断

185 治　疗

186 预　防

186 Q&A

187 小儿遗尿症

187 诊　断

187 儿童尿床的常见原因

188 治　疗

189 小儿糖尿病

190 病　因

190 症　状

191 治疗与护理

191 性早熟

192 为什么会性早熟

192 性早熟居家自我检查

193 性早熟的判断与治疗

193 治疗方法

194 预防性早熟，揪出环境激素

194 生活上注意

196 婴儿屏息症

196 宝宝哭泣时为何脸发黑、不呼吸

197 屏息症要紧吗

198 处理方法

199 帮助孩子睡眠

199 认识睡眠

200 找出孩子睡眠不好的原因

202 适合孩子的睡眠模式

203 建立良好的入睡仪式

204 小儿睡眠障碍问题

205 孩子好动还是过动

205 好动还是过动

206 透过评量和测试做确诊

209 治　疗

210 2岁前难以诊断过动儿

211 自闭症

211 病　因

211 常见特征

212 在人际上的反应

215 如何对待自闭症的孩子

217 及早发现，及早治疗

217 小儿口吃

218 纠正孩子吮指

CONTENTS

Part 5 小儿外科常见疾病

221 小儿斜颈
221 临床表现
222 鉴别诊断
223 髋关节脱位
224 桡骨小头半脱位
225 O形腿和X形腿
226 肠套叠
227 小儿急性阑尾炎
227 病 因
227 症 状
228 治 疗
229 术后护理
229 预 防
230 包 茎
231 小儿隐睾症
232 什么是隐睾症
232 早产儿发生隐睾症概率高
232 隐睾症造成的影响和并发症
234 隐睾症的检查
234 治 疗
236 幼女外阴阴道炎
236 症 状
237 治 疗
237 预 防
238 假两性畸形

Part 6 小儿皮肤科常见疾病

241 尿布疹
242 尿布疹类型
242 容易感染尿布疹的孩子
242 尿布疹的处理方式
243 预防与保养
244 Q & A
245 婴儿湿疹
245 湿热型
246 脾虚型
246 血燥型
247 Q & A
248 脂溢性皮炎
249 异位性皮肤炎
249 症 状
250 宝宝为何会有异位性皮肤炎
251 治 疗
251 预防可降低严重度
253 Q & A

CONTENTS

255 胎 记
257 孩子头毛的知识与保养
260 小儿红斑
260 小儿荨麻疹
262 蚊虫咬伤
263 日光性皮炎
263 痱 子
263 Q&A
265 疣
266 冻 疮
267 毛囊炎
267 症 状
267 治 疗
268 家庭护理
268 Q&A
269 脓疱疮
269 症 状
270 治 疗
270 预防和护理
271 倒 刺
272 夏日宝宝防晒装备
275 优先选择物理性防晒品

Part 7 小儿五官科常见疾病

279 眼睛、耳朵异常的就医基准
280 婴幼儿的视力发展
281 了解眼睛构造
282 宝宝视力的发展
284 尽早发现宝宝的视力问题
285 宝宝3岁开始接受视力检查
285 护眼必须从出生开始
287 Q&A
288 儿童视力异常的发现与矫治
289 流行性结膜炎
289 感染途径
290 常见症状
290 治 疗
290 预 防
291 内斜视与外斜视
291 内斜视
292 外斜视
294 小儿倒睫
294 小儿麦粒肿
295 常见症状
295 急性麦粒肿治疗
295 反复性麦粒肿治疗
296 预防麦粒肿
296 眼性斜颈

CONTENTS

297 关注孩子的听力发展
298 聋儿能否说话
298 如何早期发现宝宝有听力障碍
299 把握0～6个月的黄金疗育期
300 婴幼儿听障的治疗方法
301 小儿中耳炎
302 症　状
303 反复感染可能造成听力受损
303 治　疗
304 预　防
305 预防孩子听力损伤
306 怎样给宝宝掏耳屎
307 流鼻涕、鼻塞的就医基准
308 小儿鼻出血
309 鼻塞怎么办
310 急性鼻炎
311 感冒后警惕鼻窦炎
312 鼻窦炎常见的两大症状
312 鼻窦炎的感染与治疗
312 过敏性鼻炎让鼻窦炎难以治愈
313 小儿过敏性鼻炎
313 病　因
314 哪些因素容易引起过敏
314 症　状
314 治　疗
315 家庭护理
316 预　防
316 幼儿打鼾
317 病　因
317 症　状
318 治　疗
318 家庭护理
319 急性扁桃体炎
319 病　因
319 症　状
320 治　疗
322 口　炎
323 小儿的乳牙萌出顺序
324 乳牙的保健
324 什么时候要开始看牙医
324 乳牙蛀掉的原因
325 宝宝常见的口腔问题及如何预防
326 口腔的清洁方式
327 婴儿牙齿迟发
327 唇腭裂
327 为什么会发生唇腭裂
328 在适当时间进行修补手术
328 做好孩子心理抚慰
328 唇腭裂宝宝的照顾
329 术后的护理

CONTENTS

330 口齿不清VS舌系带异常
330 大舌头是不是“舌系带异常”
331 不正常的两种情况
331 舌系带引起的问题
331 舌系带短的影响
331 谨慎评估再处理
332 过短舌系带影响说话质量
332 治疗舌系带问题
333 舌系带标准长度
333 该不该剪舌系带
334 舌系带断离术

Part 8 安全与急救
336 眼睛外伤
336 耳内异物
337 鼻外伤
338 气管异物
339 吞食异物
340 误食药物
342 动物咬伤
343 蜂 蜇
344 防止孩子刺伤、割伤、夹伤、砸伤
347 外 伤
349 防止孩子窒息、梗塞
350 防止孩子跌倒坠落
351 烧烫伤的预防与处理
353 溺 水
354 孩子乘车安全提示
355 保护宝宝指导原则

Part 1

小儿疾病的常见症状

发 热

发热是身体为了抵抗病毒与细菌所产生的防御反应。一般体温达到37.5℃以上称为发热。单纯发热，体温低于38.5℃对身体并没有太大的伤害，家长可以冷静面对。另外，了解孩子平时的体温也是很重要的。

＊需要注意

发热时要多观察孩子全身的状况。体温高低和病情严重程度并不是成正比的。体温很高但很有精神，就不需要太担心。反而是体温不高却显得懒洋洋没精神时，才要去看医生。

＊请先这样做

用测腋温的体温计量：室温太高或穿太多也是造成体温上升的原因。如果不是这些问题，就是生病了，量体温最好能够使用准确度高的腋下温度计。

＊观察孩子全身的状况，确认有无其他症状

有没有拉肚子或呕吐、咳嗽、发疹等发热以外的状况。另外也要观察孩子的表情或心情、食欲、呼吸的样子、尿尿的次数等，有没有和平常不一样的地方。

＊就医的基准

当孩子有下列症状时应尽快就医：

◎ 懒洋洋没有精神时。

◎ 半天以上没有摄取水分。

◎ 未满3个月的宝宝，发热超过38℃而且活动力下降。

◎ 4个月以上的宝宝发热超过40℃。

这样的情况可以白天门诊时间带去医院：

◎ 发热38℃以上，而且没精神。

◎ 发热持续1天以上。

◎ 身体不舒服，活动力下降，没有食欲，和平常的样子不一样。

◎ 除了发热之外，还伴随着呕吐或拉肚子、咳嗽、流鼻涕等症状。

＊提供给医生的信息

发热到多少度？从何时开始发热（记录体温的变化）？发热以外还有什么症状？水分与进食的状况、尿量有没有和平常不一样？

＊有可能发生的疾病

风寒感冒、幼儿急疹、流行性感冒、急性中耳炎、幼儿肠胃炎、水痘、急性支气管炎、肠病毒感染等。

＊让孩子舒服的居家照护

❶开始发热时保持温暖，热起来后要穿着透气舒适：刚开始发热时，会发冷战，脸色发白，手脚冰冷，帮孩子穿件衣服保持温暖。当热起来以后，全身发热，就穿轻薄一点，降低室温，让他感觉凉爽，如果有出汗，就仔细擦干。若宝宝看起来很冷的样子，可以多盖一条棉被，保持温暖。

❷如果孩子不排斥的话，可以用物理降温：用温湿毛巾放在额头或脖子两侧、大腿上部的位置等有大血管通过的地方，帮他降温。要注意不要不小心盖到孩子的口鼻，一定要随时看着。

❸至少1小时补充一次水分：发热时会带走身体的水分，会有脱水的危险。不论是冷水、电解水或天然果汁等都可以，要注意水分的补给，如果孩子想喝的话，母乳或配方奶也是可以的。

突然发热	虽然发热但精神尚好	细心观察
	嗓子痛	扁桃体炎、咽炎
	小便痛、尿频	泌尿系感染
	耳痛，流脓	中耳炎
	耳垂下肿胀	腮腺炎
	流鼻涕，咳嗽	腺病毒感染
发热呕吐腹泻	呕吐、腹痛、腹泻次数多	急性胃肠炎
	呕吐、黏液便、便中带血	食物中毒
	头痛，呕吐	脑膜炎
	强烈腹痛	阑尾炎等急腹症
发热咳嗽	流鼻涕、呕吐	上呼吸道感染、流感
	鼻窍抽动，呼吸急促	肺炎
	咳嗽较重	支气管炎
发热并出疹	手、足、口腔内长水疱	手足口病
	红色小疹	风疹
	退热后再发热，同时出疹	麻疹
	发痒的小水疱	水痘
	高热后红色小疹	幼儿急疹

❹选择容易消化的食品，少量提供：发热会降低食欲，除了要充分摄取水分，还要尽可能让孩子进食些易消化的食物。可以准备粥、面或蔬菜汤等，选择比平常吃得更软、更容易消化的食物，能吃多少算多少。如果是5～6个月的宝宝，不要吃辅食了，回到之前母乳或配方奶喂养的状态。

❺看孩子的状况与发热的程度决定洗澡：发热到38.5℃以上而且不太舒服，还有刚开始热起来还在发冷的状态时最好不要洗澡，用热毛巾擦澡就好。

发高热的时候，最要紧的就是水分补给。如果还伴随着呕吐与腹泻，更要特别注意。如果超过半天没有补充水分，就要尽快就医。热度不高，但因为其他症状而很不舒服的话，优先处理其他症状的照护。

呕　吐

宝宝的消化系统与中枢神经的机能还没有成熟，因此一点点的刺激就很容易呕吐。另外呼吸的同时还要吸奶，空气很容易跑到胃肠里，有时一打嗝就全部吐出来了。肚子胀气时，可以用棉花棒按摩肛门，刺激排气。

* 需要注意

吐的量不多同时精神不错时，就不用太担心。如果呕吐次数增加，或喂奶后像水柱一样喷射出来，如此反复持续，且体重都没有增加的话就要多注意。如果伴随高热与血便，或吐出绿色的东西，就要尽速就诊。

* 请先这样做

为了防止孩子误吸入口中残留的呕吐物，要用手指把嘴巴清理干净。

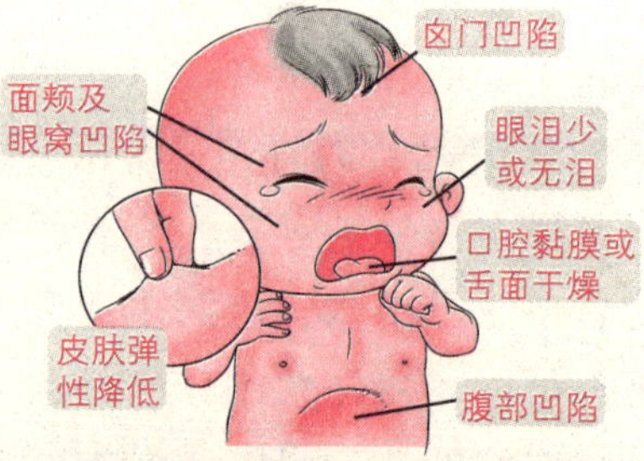

急性腹泻、高热、呕吐等都可能引起脱水，孩子脱水后的临床表现如上图所示

用蘸过开水的纱布巾，把嘴巴周边清理干净，换上干净衣服。刚吐完的时候如果立刻移动身体，很容易再次诱发呕吐。等孩子想吐的感觉消失平静下来时，再帮他换衣服。

为了防止再次呕吐的呕吐物塞住气管，睡觉时让孩子侧睡。在孩子的背后放着卷起来的浴巾或抱枕等，让他可以保持稳定的侧睡姿势。

确认呕吐的样子或呕吐的内容物。

为防止脱水，及时补充水分。

就算没有发热，如果孩子会不定时激烈大哭时，请立即就医。如果有发热的话，确认有没有咳嗽或流鼻涕、拉肚子、血便等症状。

* 就医的基准

当有下列症状时应尽快就医：

◎ 发高热活动力降低，意识不清。

◎ 每隔10～30分钟就会持续激烈的哭泣，有像草莓果酱般的血便。

◎ 绿色的呕吐物。

◎ 撞到头后呕吐。

以下情况可以白天门诊时间带去医院：

◎ 喂奶后像喷泉般呕吐，持续1～2周。

◎ 有打喷嚏、流鼻水、鼻塞、发热、拉肚子等症状。

◎ 持续呕吐与腹泻。

◎ 小便与大便次数减少，体重没有增加时。

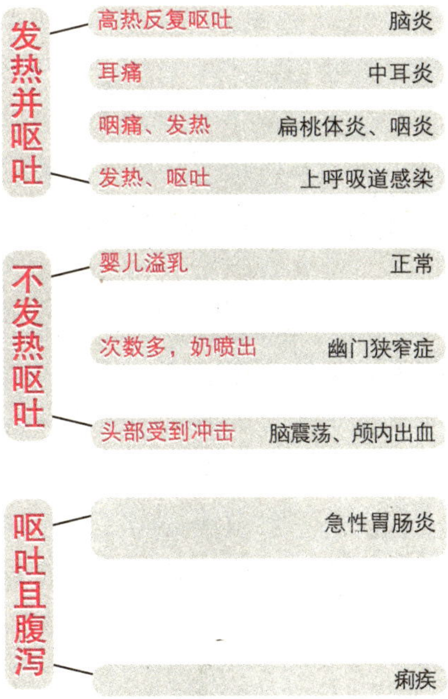

* 提供给医生的信息

呕吐的诱因、次数、最后一次呕吐的时间、吐出来的内容物、是什么状况下呕吐的、有没有小便。

* 有可能发生的疾病

先天性肥厚性幽门狭窄、幼儿肠胃炎、细菌性肠胃炎、风寒感冒、肠套叠、食物过敏（牛奶过敏）、肠梗阻、痢疾等。

＊让孩子舒服的居家照护

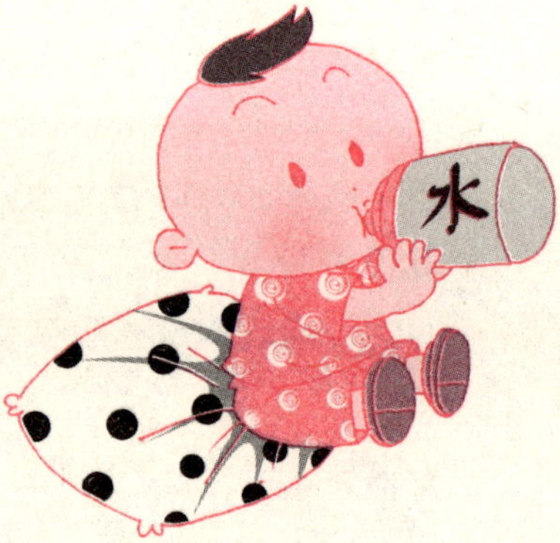

❶ 密集水分补给预防脱水：一吐完就马上给予水分，也许会因为刺激又再次呕吐。吐完30分钟到1小时不要给予任何东西，观察症状都没有再吐的话，每隔10～15分钟给予少量冷水或电解质水等，之后没有再吐的话，再慢慢加量。一次给太多的话，很容易再吐。最好用汤匙一点一点喂。

❷ 如果可以接受水分，再少量地给予牛奶：如果只有呕吐，其他状况良好，呕吐后1～2小时给予水分也没有再吐，就可以给予平常1/3～1/2的母乳或配方奶。为预防造成肠胃的负担，请不要任意改变配方奶的浓度。呕吐后让肠胃有1～2小时的休息，之后再开始提供少量的奶。

❸ 其他食物暂时停止，观察状态后再慢慢少量给予：如果持续呕吐，水分的补给更重要，可以暂停其他食物，直到呕吐的状况停止，孩子食欲恢复后，给予易吞咽的食物。最好是容易消化的碳水化合物或蔬菜类。就算恢复食欲也不要一下子回到原来的量，观察状态后慢慢恢复。

如果不仅仅是呕吐，还伴随着高热与腹泻，更提高了脱水的危险性。另外就算呕吐量不多，或者没有呕吐了，发热与腹泻依然会造成脱水症状，因此要多注意补给水分。

惊 厥

有的宝宝发高热时会发生惊厥，突然翻白眼全身颤抖。所谓的惊厥可以解释为，脑部细胞处于亢奋状态所发生的症状，但详细的起因至今还无法明确知道。

* 需要注意

妈妈先冷静下来，仔细观察孩子的状况是很重要的。大部分惊厥都会马上停止，不会残留后遗症，但如果惊厥持续5分钟以上不停止，或者不停发生惊厥，就要立刻送医。

* 先这样做

❶确认开始惊厥的时间：惊厥的诊断与持续的时间长短有关，发生惊厥时先冷静一下，看时钟计算时间。

❷解开衣物，让孩子侧躺：为防吐的时候气管被呕吐物堵塞。如果孩子平躺，脸侧向侧面，解开衣物与尿布，让呼吸顺畅，在旁边守候。

❸不要紧抱孩子，或塞东西在嘴巴里：抱着孩子或摇晃孩子都有可能延长惊厥的时间，另外也不要塞毛巾在嘴巴里，以免塞住气管。

❹确认孩子是否恢复意识：脸色变红，手脚伸展开或不再僵硬，眼睛睁开了或者哭泣的话，就没有问题了。如果睡着了，要把孩子及时叫醒，确定有恢复意识。

❺确认引发惊厥的原因：冷静下来以后，确认孩子发生惊厥之前的状况，是否有发热、大哭，或处在高温多湿的场所等，冷静地回想一下。

* 就医的基准

当孩子出现以下症状应尽快就医：

◎ 第一次发生惊厥的时候。

◎ 惊厥持续超过5分钟不停止。

◎ 惊厥后持续1小时精神恍惚、意识不清。

◎ 头部强烈撞击后的惊厥。

◎ 不停重复发生惊厥。

◎ 伴随不断地呕吐。

◎ 持续发热全身不适时的惊厥。

这种情况可以白天门诊时间带去医院：

◎ 发热的时候惊厥，在5～6分钟内停止，意识恢复。

◎ 没有发热却惊厥，但在5～6分钟内停止，意识恢复。

＊提供给医生的信息

什么状况下发生惊厥、是否伴随发热等、惊厥发生多长时间、惊厥停止后的模样，之前有没有发生过惊厥。

＊有可能发生的疾病

热性惊厥、脑膜炎、癫痫、急性脑炎、急性脑肿（非发炎性的症状）等。

腹 痛

常见的良性腹痛

◎ 排便前：每人都有这样的经验，腹痛常在解便后就消失了，原因在于排便前或腹泻时的肠蠕动会增加，而且肠腔内的推挤压力也增加，这两个因素可产生腹痛。在解便后，这两个因素都自然减缓，所以腹痛也跟着消失。

◎ 排便不顺（便秘）：是腹痛最常见的原因。大便在肠道内存留的时间越久，粪便中的水分被肠道吸收越多，所以大便会变得越硬，而不易排出，这就是便秘。

◎ 胃肠炎：感冒、腹泻都会腹痛。因症状很明显，所以不用担心是其他问题，且通常一两天内腹泻改善后，腹痛就会自然消失。

◎ 肠绞痛：婴儿肠绞痛并非一种疾病，而是一种“现象”，常发生于3个月内的婴儿，其典型的症状是，原本健康的宝宝半夜会突然哭闹不安，有时会持续数小时。引起的原因是多方面的，可能是宝宝情绪发泄、做噩梦、肠蠕动增加、环境压力等。通常在宝宝3个月大之后，会自然缓解。

◎ 牛奶蛋白或乳糖过敏：属于消化障碍，会造成胀气或肠蠕动过快，除了哭闹不安之外也伴有腹痛现象。

◎ 情绪性的腹痛：较神经质的人，紧张时如考试或接触陌生事物时，就会感觉腹痛或急着大便。同样的，婴幼儿如出现不高兴、怕上学、搬家（环境变迁）、撒娇闹脾气等情绪上的变动，可能会转化成身体实质上的头痛、胸痛及腹痛。

如何观察孩子是否腹痛

婴幼儿的语言表达能力有限，常不能正确地描述身体的感受，只能以哭泣、拒食、精神差及嗜睡来表示身体不适。所以父母平日应对宝宝的习性有基本了解，才能判断出什么表现属于异常，以便及早发现问题送医。

* 评估方法

◎ 进食及排便是否和往常一样规律？

◎ 观察孩子平躺或睡觉的姿势：如果两腿能伸直平卧或睡得很安逸，则肚子大概没问题；反之，若平卧或侧卧时身体及腿呈蜷曲状，而当欲将其双腿拉直时，却执意不从，那么肚子可能就有问题了。

◎ 检查孩子腹部：趁孩子安静睡觉时，将手平放在孩子肚子上，以压、按、捏来感觉孩子的反应。

◎ 最正常的情形：肚子松软、不鼓胀，而孩子一点反应也没有，仍继续安睡。

◎ 稍微扭动肢体，或肚子稍紧缩，但继续地安睡。

◎ 可能有问题：每次触压肚子（全部或某一点），孩子很明显地肚子肌肉变硬，表现不安、惊醒、疼痛或哭泣，则表示腹内确实有问题。

* 留意孩子的活动表现

孩子在清醒或哭闹、玩耍时，很难正确地做腹部检查，所以在孩子活动时也要仔细留意其表现。

◎ 观察孩子走路或快跑的样子：走路时腿部运动会牵引到腹部肌肉，所以腹内有问题时，可由脚步表现出。如果脚步左右有异，或不想走路、不愿迈步快走，则可能代表腿脚或肚子有问题。例如，急性阑尾炎的孩子，因右下腹会疼痛，所以在走路时，右腿的脚步就显得不自然或拖泥带水。

◎ 有无其他异常症状：如发热、呕吐、腹泻，或小便情形及颜色、脸色改变等。

＊腹痛的部位关系

将腹部以“井”字隔成九区，各个部位的疼痛略可代表不同的器官问题。

＊特殊的腹痛（严重疾病的表现）

◎ 阑尾炎：刚开始时，疼痛约在肚脐附近（5区）或上腹部（2区），但疼痛逐渐转移并集中在右下部（7区），且局部触压会疼痛。

◎ 肠套叠：顾名思义，是指一段肠子跑到另一段肠子里面，最常见的是盲肠附近的小肠套入大肠。1岁左右的婴幼儿，男孩及肥胖者更易发生。主要特点是除了阵发性地哭闹不安外，还有严重的呕吐、大便呈暗红色黏液状（如草莓果酱样），而且会在右上腹部触诊到一团像香肠形状的东西等。

◎ 胃、肠穿孔或破裂：无论外伤性或内生性都会有严重剧烈的腹痛，腹部肌肉僵硬、有严重压痛，会导致腹膜炎、败血症及脱水休克，需要立即就医接受手术治疗。

◎ 胃、肠扭转：除腹痛外，会有严重剧烈的呕吐、不能进食、腹部软但鼓胀，会导致脱水休克现象，需要立即就医接受手术治疗。

◎ 紫癜：除腹痛外，皮肤上（尤其下肢腿部）会出现许多小而

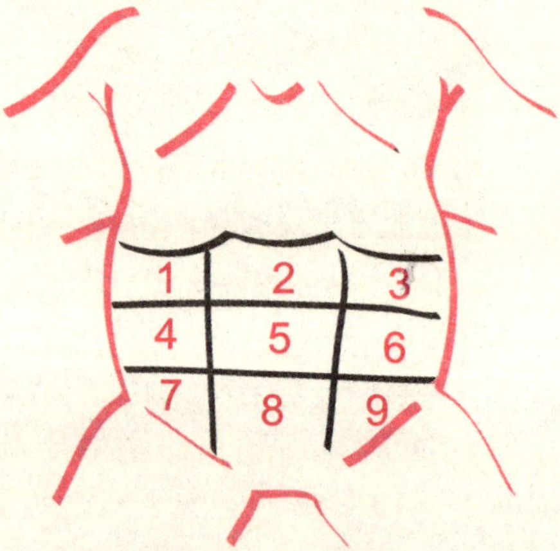

1区：肝、胆区	2、3区：胃、十二指肠区
4、6区：肾区	5区：肠区
7区：盲肠阑尾区	8区：膀胱、尿道区
9区：乙状结肠区	

腹痛的部位关系图

红的出血斑点。

◎ 其他如肺炎、尿路感染、撞（外）伤、幼儿糖尿病等疾病：会合并腹痛现象。因此为求安全起见，还是带宝宝给儿科医生仔细检查腹痛的原因吧。

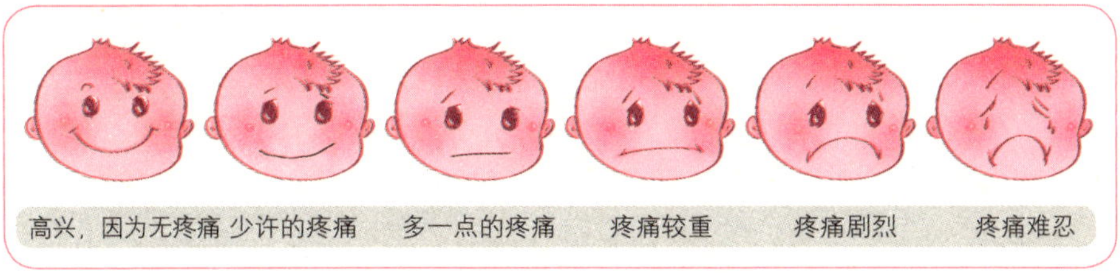

从面部表情观察小儿疼痛程度

孩子肚子痛要不要紧

* 良性的腹痛非急症，不需特别担心

◎ 腹部摸、触、捏、压时都柔软，内部无肿块或压痛感。

◎ 饮食正常，胃口食欲并无减少。

◎ 无特殊的呕吐，如带黄或绿色呕吐物。稍微的溢奶及呕吐对大多数宝宝来说都是正常的。

◎ 大小便排泄规律，无异样。

◎ 无呼吸急促现象，尤其在安睡时刻。

◎ 活动力佳，无发热，脸色正常、无发黄。

经儿科医生检查后，只要确定没有其他病理性因素，就请父母们不必太过焦虑这个问题，而应给予孩子更多的爱心和耐心，以及适当的安抚，如摸摸肚子或抱抱哄哄，可以减缓哭闹的现象。

* 有问题的腹痛，须迅速就医

◎ 腹部鼓胀且有越来越大的趋势。

◎ 肚子表面皮肤绷紧，且血管纹路很清楚。

◎ 摸、触、压、捏腹部时，感觉坚实僵硬，孩子有压痛及躲闪的倾向。

◎ 上吐下泻，发热以及精神不佳，面色差。

◎ 大小便颜色带血，或黑便、深茶色尿。

◎ 合并四肢水肿或出血点。

◎ 似乎能摸到腹内有肿块存在。

◎ 呼吸急促且有呻吟声。

以上皆属于严重的现象，务必紧急送医处理。

如何预防宝宝腹痛

* 防止便秘

挑食或喜欢吃零食的孩子，其排便习惯都不好，应改善饮食习惯，多食蔬果。此外，可采用下列方法来帮助孩子排便：

◎ 肛表刺激：以肛表温度计深入孩子肛门内约3厘米，然后以圆弧形的转动方式在肛门内摩擦约1分钟，以刺激排便。如此法无效，则改用下法。

◎ 灌肠剂通大便（一般市售浣肠剂一个约含20毫升）：一个月内的婴儿一次5毫升，1岁以内每次使用半个（约10毫升），1岁以上则可使用整个。

* 安抚孩子

可以用手或以薄荷油在肚脐周围轻轻按摩，有安抚作用。

* 让孩子趴睡或用温水袋

趴睡时要随时注意并清空周围杂物，以避免窒息；用温水袋时注意不要太烫，外面要包层毛巾再置于腹部，可舒缓孩子因胀气所引起的不适。但如果情况未能改善，最好还是请医生检查治疗才好。

发热并腹痛	脐周痛，移到右下腹	阑尾炎
	发热并腹痛	腮腺炎、流感
	发热、咳嗽、气促	肺炎
	咽痛	扁桃体炎
	发热、腹泻、腹痛、呕吐	急性胃肠炎、痢疾
不发热腹痛	持续腹痛	急腹症
	腹泻呕吐	食物中毒
	经常性，过后平静	神经性腹痛
	经常脐周痛	蛔虫症

小儿腹泻

哪些原因可能引起小儿腹泻

◎ 肠胃道感染：例如细菌、原虫、寄生虫、病毒等进入宝宝体内，造成腹泻，通常与饮用水源或吃的食物受到污染有关，其中以轮状病毒与沙门氏菌最为常见，会有季节及区域性差异。

◎ 肠胃道以外的感染：宝宝患有感冒、细支气管炎、肺炎、泌尿道感染、咽喉炎等疾病时，也会引起腹泻。

◎ 食物过敏：如对牛奶中的蛋白质或食物中的蛋白质、麸蛋白过敏。

◎ 先天性肠道异常：如先天性巨结肠症、短肠症或先天性肠道消化酵素不足症，都会引起消化不良，造成腹泻。

◎ 内分泌失调：如甲状腺机能亢进，会加快肠道蠕动。

◎ 药物：如长期服用抗生素，造成肠道内正常菌群失调，使幼儿抵抗力减退，造成稀水便。

◎ 其他：如副食品添加不当或牛奶冲调浓度不对，都会造成肠道渗透压的问题，导致腹泻。

此外，有些家长常常会认为，婴幼儿长牙也是导致腹泻的原因，但事实上是婴幼儿长牙期间，喜欢乱咬东西或伸手入口，容易吃到细菌或病毒感染的物品，因而也容易得肠炎而导致腹泻，并不是因为长牙的关系。

词汇解读

什么是“腹泻”。一般来说，解稀水便并不一定就是腹泻。所谓的“腹泻”必须是和宝宝平日固定的大便形式、次数来做比较。当其所含水分增多，可能带有黏液或颜色有所改变，大便次数也较平常增加才算。

腹泻可能造成哪些危险状况

＊脱水

腹泻会大量流失体内的水分及电解质，严重时会脱水、低血钠、低血钾，甚至导致急性肾衰竭、抽筋、昏迷、休克而有生命危险。

＊严重感染并发症

当腹泻症状严重时，肠黏膜受伤厉害，肠道的抵抗力减低，容易有一些严重并发症产生。例如肠梗阻、肠穿孔、败血症等。

在家照顾，还是必须立即就医

＊可在家自行照顾的情况

当宝宝的食欲和活动力很好，没有发热的现象，腹泻的情况经过简单的饮食调整就可以获得很快的改善，则可在家中自行照顾。

＊必须立即就医的情况

若宝宝有发高热，或食欲、活动力欠佳，或合并有腹痛、腹胀、呕吐等情形，粪便中有脓、血丝、黏液、产生酸臭味，这时要考虑可能有严重感染或脱水的可能，必须立即就医。

＊须再度回诊甚至住院的情况

经由医师诊治后，给予适当的药物治疗，加上饮食调整后，若宝宝腹泻次数没有减少，并出现高热不退、四肢无力、嗜睡、烦躁不安等情形时，则必须再度立即回诊，甚至住院观察。

宝宝腹泻时怎样照顾

＊补充水分与电解质

市售的运动饮料都可食用，但因其含糖成分及渗透压都太高，不符合世界卫生组织所建议，因此较小婴幼儿食用时，可加水对半稀释；或者是选用医疗专用的口服电解质液，其成分较合乎生理需求。

* 发烧的照顾

用温水毛巾擦拭身体，或口服退热药，尽量不要使用退热栓剂，以免刺激肛门，造成腹泻更严重。

* 皮肤的照顾

勤换尿片，大便后可用棉花蘸温水轻擦洗，清洗完可擦一点凡士林、婴儿油以减少摩擦，避免宝宝红臀。如果已有红臀，皮肤干后须依医院处方给予外用药。

* 观察并记下宝宝大便性质

如大便次数、大便量、颜色等，就医时最好能带最后一次的大便样本，供医师参考。

* 隔离污染源

如果腹泻是因传染病引起，须将宝宝及宝宝的排泄物、衣物、餐具和别人隔离，以免传染给家中其他成员。

* 停用抗生素

若先前因感冒在口服一些抗生素，可考虑暂时停用。

宝宝腹泻时怎么吃

* 继续喂母乳

喂哺母乳的婴幼儿应持续喂哺母乳，千万不要因为平常喂食母乳的大便比较稀，而在宝宝腹泻时不敢再继续喂母乳。基本上，母乳的吸收率很好，加上含有丰富的免疫球蛋白，是宝宝腹泻时最好的食物。

* 以“半奶”喂食

喂食婴儿配方奶的宝宝，可暂时提供半奶喂食，所谓“半奶”是“全奶”的一半浓度，也就是依正常水量给予双倍，或水量一定而奶粉量减半。不过这样的牛奶浓度不宜持续太久，腹泻症状改善后，应渐渐调回正常浓度，以免肠道营养不足，造成肠绒毛的萎缩，延后肠道功能的恢复。

＊选用“无乳糖配方奶粉”

若在使用半奶喂食宝宝之后，腹泻情况仍未改善，表示可能因腹泻造成肠绒毛上的乳糖与蔗糖酵素缺乏，无法消化配方奶中之乳糖与蔗糖，使得腹泻症状加重。这时可选用不含乳糖及蔗糖的“止泻奶粉”或“豆奶配方”，使用的时间约2～3周，之后再慢慢以渐进式的方法换回原来的配方。

＊用米汤代替奶粉

因米汤本身较易吸收、浓度较低，也是一种温和的收敛剂。1岁以上的宝宝或是轻微腹泻者可暂停喂牛奶，改吃米饭类食物，但须注意的是，不管是米汤、稀饭或米饭，最好添加少许蛋白质食物，如鱼松、肉松等，以免造成肠道营养不足，影响肠道的修复。

＊选择清淡饮食

◎ 不要吃太油腻、太甜的食物。

◎ 固体食物可选择白吐司、馒头或苏打饼干。

◎ 水果方面可选用苹果、香蕉，而木瓜、梨子则不适合。

如何预防宝宝腹泻

＊注意卫生

◎ 勤洗手，预防病从口入。

◎ 婴儿的餐具需经煮沸消毒。

◎ 吃剩的奶水应丢弃，奶水不宜在室温下放置超过2小时。

◎ 开水需煮沸，使用饮水机要注意清洁及沸点是否足够的问题。

◎ 平常尽量吃熟食。

＊增强抵抗力

多喂母乳，增强肠道的抵抗力。打疫苗可防范轮状病毒造成的腹泻。

皮　疹

婴儿皮肤的保护机能还没有成熟，流汗或一点脏污就可能引起肌肤不适的状况。如果是起疹子，也有可能是全身性疾病的症状之一。起疹子和一般生病的处理方式不同，因此要仔细观察全身整体的状态。

* 需要注意

如果只是肌肤问题，皮肤的清洁保湿就很重要。如果伴随着发热流鼻水等全身性疾病的症状，就要注意疹子的形状、颜色、出现的部位，另外如果有发热，也要注意疹子是发热前还是发热后出现的。

* 请先这样做

❶确认疹子的形状、颜色、出现部位：代表性的疾病有，水痘、汗疹、荨麻疹、猩红热、麻疹、幼儿急疹、过敏性紫癜等。家长应了解疹子的形状、颜色与出现部位，为医生诊断提供依据。

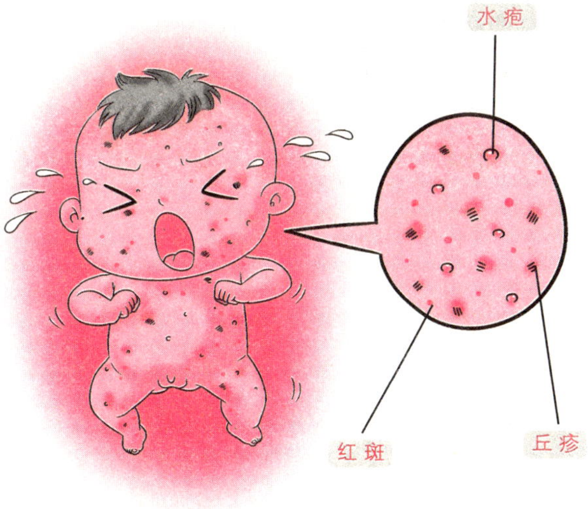

❷另外也要注意其他症状，首先是发热，细菌或病毒感染的疾病也可能会有发疹的现象，多半会伴随着发热。因此先量体温确认是否发热，另外也要注意疹子是发热前还是后出现的。

❸除了皮疹之外，也要观察肌肤其他症状：肌肤问题不单单只有疹子，肌肤是否太干燥有粗糙感，手足是否有肿胀现象，是否有瘀血，还是天生的痣等。

＊就医的基准

当孩子有以下症状时应尽快就医：

◎ 发高热、精神差、没有食欲等一般状况不佳。

◎ 小便次数减少，没有鼻水或口水的时候。

◎ 全身发荨麻疹，瘙痒并伴有憋气。

◎ 呼吸有哮喘声或咳嗽等呼吸困难的症状。

出现以下情况可以白天门诊时间带去医院就医：

◎ 发热同时起皮疹。

◎ 会咳嗽或流鼻水。

◎ 眼睛充血红红的。

◎ 手脚有肿胀的状况。

◎ 用手指压皮疹的部位，颜色也不会消退（紫斑）。

◎ 体温持续高热。

＊提供给医生的信息

皮疹的颜色、形状、是否会痒、何时发生的、皮疹有无诱因、皮疹的部位、有无发热。如果有发热的情况，是何时开始、几度、与出疹出现时期的关联。

＊有可能发生的疾病

幼儿急疹、小儿湿疹、汗疹、尿布疹、荨麻疹、水痘、脓疱疮、手足口病、异位性皮炎等。

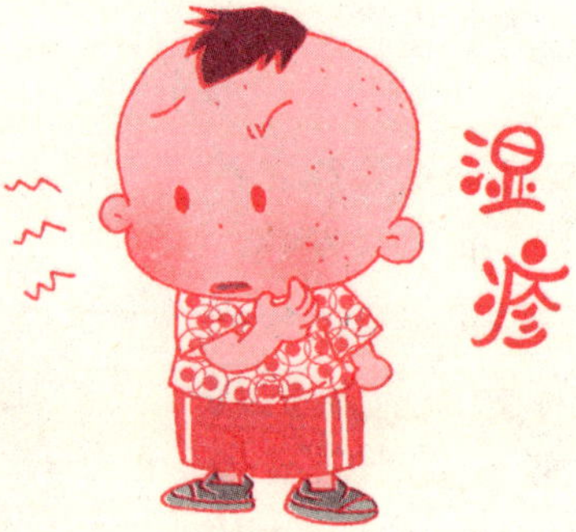

＊让孩子舒服的居家照护

❶依照医生的指示擦药：多数家长习惯在上药前为孩子清洁皮肤，但过度清洗对皮肤并不好，因此应询问医师皮肤清洁的方法及能否使用清洁剂。如果擦了药就不要再擦乳液了，但如果医生的处方里有保湿剂就可以使用。擦药的次数与量都要遵守医生指示使用。家长的指甲要剪短，手洗干净后再上药。

❷患部如果会痒，可以用冷毛巾冷却一下：痒的时候，用干毛巾包裹冰袋，轻敷患部可以减轻不适。体温升高时也会更痒。所以不要穿太

多的衣服，要多注意室内温度。如果流汗要马上擦干净，最好换上干爽的衣服。

❸ 把宝宝的指甲修剪整齐：如果因为痒去抓，很容易发炎，指甲要剪短修圆。如果怕晚上睡觉会乱抓，可以戴上手套。

❹ 如果有发热，要记得多补充水分：有发热的时候，可以多补充盐水，预防脱水症状。如果嘴巴里有皮疹，避免吃太热的东西，太咸或太酸的也不要，食物的味道也可以调淡一点。不要一下子喝太多水，最好用汤匙分多次慢慢喂。如果发高热，为了防止脱水，一定要优先补充水分。如果有咳嗽或呼吸困难，就有可能是食物过敏，最好尽快就医。

发热并出疹	
高热一退即全身出疹	幼儿急疹
退热后又发热，同时全身出疹	麻疹
全身出疹，通红，口周白色，杨梅舌	猩红热
发热同时出疹，痒，红色水疱，变成疮痂	水痘
手足、口腔内米粒大小水疱	手足口病
红色小疹分散全身，颈淋巴结肿大	风疹

不发热出疹	
手足、口腔米粒大小水疱可发热可不发热	手足口病
吃药后发生的皮疹	药疹
夏天头、额、颈、腹部等颗粒样小疹	痱子
片状或圆形突起，24小时内消退又再起	荨麻疹
皮肤痒，有红斑、丘疹	湿疹
皮疹集中于双下肢，用手压皮疹，颜色不退，可有腹痛、关节痛	紫癜

咳嗽

咳嗽是为了将气管里堆积的分泌物或异物排出，让呼吸机能维持正常的防御反应。喝牛奶后的轻咳或吸到冷空气的干咳，都不是因为生病而引起的，不需要担心。

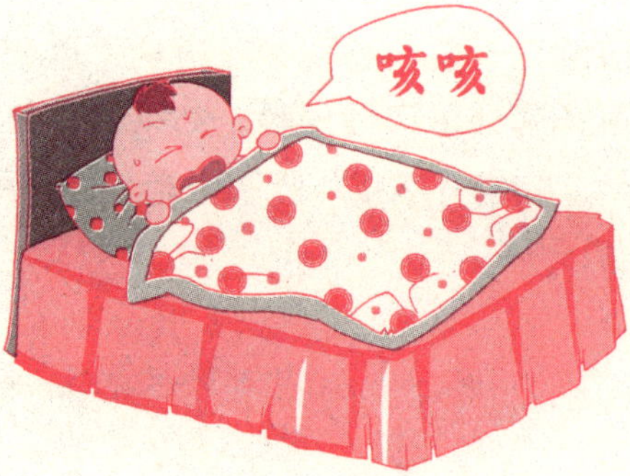

＊需要注意

就算咳嗽，还是很有精神，食欲良好，面色都很好的话，是不需要担心的。但如果咳嗽已严重影响呼吸，造成饮食困难，无法入睡，面色不好的话，就要去看医生。如果呼吸困难，就算是半夜，也要马上就医。

＊请先这样做

确认咳嗽时的状况：突然眼睛翻白的咳嗽，吸到香烟烟味的咳嗽，发热或流鼻涕感冒症状后的咳嗽，在夜里特别变严重的咳嗽等，先要了解什么原因造成咳嗽。

观察是什么样的咳嗽：充满痰浓稠声的咳嗽，喉咙干干的干咳，听起来很像小狗在很远的地方吠的咳嗽声等，观察是哪类的咳嗽，同时也观察呼吸有没有哮喘声或痰声。

观察除了咳嗽外有无其他症状：注意孩子的身体状况，有没有发热、鼻涕、喉咙肿、有痰等，确认除了咳嗽之外的症状。另外，有没有精神、睡得好不好、情绪如何、食欲怎么样等，也要看看和平常有无不同。

＊就医的基准

当孩子出现以下症状时应尽快就医：

◎ 突然好像喉咙被什么哽住一样，剧烈地咳嗽。

◎ 一整天一直咳嗽，没办法吃喝。

◎ 有痰声、哮喘声，没办法睡觉。

◎ 无法摄取水分时。

◎ 声音出不来。

有以下情况可以白天门诊时间带去医院：

◎ 除了咳嗽外，还有发热、流鼻涕、腹泻、呕吐等症状。

◎ 虽然可以睡，但会咳嗽。

◎ 咳嗽拖很久不好。

* 提供给医生的信息

是干咳、有痰、有哮喘声等，咳嗽声音的特色、有无发热、流鼻涕等其他症状、身体状况，食欲等全身的状态、是否睡得好、喉咙是否有异物哽住的可能、咳到吐的时候多不多。

* 有可能发生的疾病

风寒感冒、支气管炎、急性喉头炎、肺炎等。

* 让孩子舒服的居家照护

❶直立抱着，轻拍背部：直立抱着宝宝，轻轻地拍背部，痰会比较容易化，会觉得比较舒服，宝宝也会因为抱着觉得比较安心。另外睡觉时也可以用小枕头或抱枕放在宝宝背后，或者用婴儿躺椅斜躺，都是让宝宝身体保持直立的方法。

❷多补充水分，让喉咙保持湿润：用水分湿润喉咙，能够活化喉咙的净化作用，痰也比较容易化开。同时要避免容易刺激喉咙的柑橘类果汁与冷饮。用奶瓶喂比较容易呛到，用汤匙会比较好。水分不足时痰也比较浓稠，因此要多加强水分补给。

❸连续咳嗽容易导致呕吐，要减少食物的量：连续咳嗽比较容易导致呕吐，食物的量要比平常少一些，同时为了不诱发咳嗽，也要准备比平常软一点的食物。如果没有食欲就不要强迫，可以准备一些容易吞咽的蔬菜汤试试看，冷的东西容易刺激气管，要尽量避免。

❹如果身体状况良好，就可以泡澡：蒸汽可以暂时让呼吸比较舒畅，只要精神不错，可以泡泡温水澡；高热、咳嗽严重、有哮喘声呼吸困难时，就不要泡澡，可以用淋浴或者温毛巾擦澡就好。

❺要注意空气流通，室内湿度保持50%～60%，1小时开窗1～2次，让空气流通，空气干燥时也容易咳嗽，可以用加湿器让室内湿度保持50%～60%。如果是过敏体质，不要使用毛毯类，尽量避开诱发过敏的物质。多注意空气流通，冬天时也要注意不要让宝宝直接吸到冷空气。

咳嗽容易造成呕吐，同时也消耗体力，因此最好能够以和缓咳嗽为优先照顾的顺序。可以多拍背，抬高上半身睡觉，使用加湿器等。如果有发热的话，更要注意水分的补给。

发热咳嗽	
发热、咳嗽、呼吸急促	肺炎、气管炎
发热、流鼻涕、咳嗽	上呼吸道感染
咳不停，咳后带回声	百日咳
发热、咽痛、全身痛	流感
发热、咳嗽、喉痛	扁桃体炎

不发热咳嗽	
咳嗽、喘鸣	哮喘
咳嗽、鼻塞	慢性鼻炎
晨起轻微咳嗽	观察

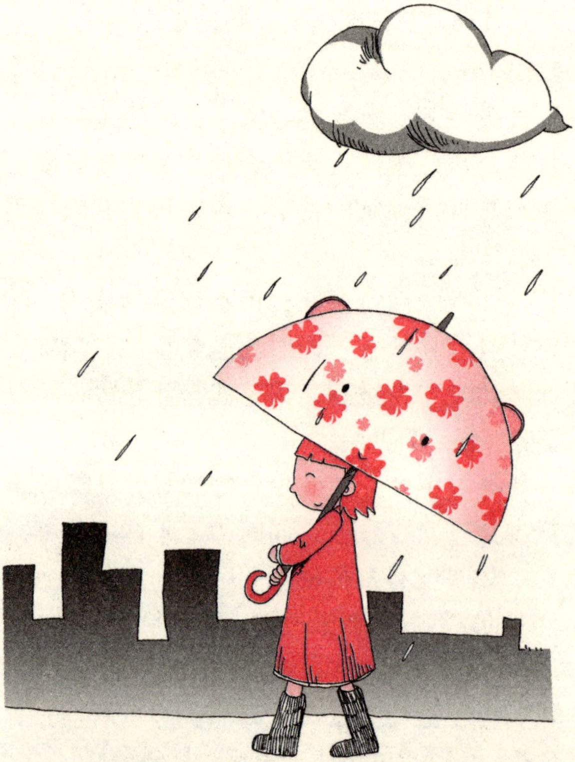

孩子身高发育问题

Q：孩子身高的标准是什么？

A：孩子身高的标准是要跟同种族、同性别、同年龄的孩子比较。大部分的孩子实际上是在正常的范围内高一点、矮一点。在生长发育曲线图里面，100个孩子排队，从矮的向高的排，比第3名还要矮的叫作矮小症；假如排在第10名还是偏矮；排在25名也是偏矮；排在第50名是中等个儿；排在第75名是偏高的。第97名到第3名叫作正常身高。

身材的高矮由很多的因素来决定，不是单一地看排名。

Q：身高发育的关键期是什么时候？

A：孩子出生时身长一般是50厘米左右，2岁以内的身高和终身高的相关性只占到20%，出生身高与成人后身高没有什么关系。但是2岁以后的身高排在哪个位置上将来基本就排在哪个位置上。孩子从出生到1岁，一年应该长25厘米，1～2岁应该是10～12厘米，2岁以后一年应该是5～7厘米，到青春发育期开始女孩子一年8～9厘米，男孩子9～10厘米。身高生长高峰有两个时期，出生以后第一年长25厘米；女孩子8岁以后，男孩子9岁以后开始青春发育。女孩子到发育结束应该是生长25厘米，男孩子大概是28厘米。所以，2岁到青春发育前的位置基本上就确定了将来的身高。这个阶段是身高发育的关键时期。

Q：孩子的身高是否有问题？

A：孩子的身高是一个连续的、不匀称的过程。宫内发育迟缓的孩子，他的差距在出生的时候就产生了，这是起步点的问题。还有一些孩子在某一个阶段由于喂养、疾病的问题，导致他的生长出现了一段时间的停滞，但差距不会逐渐拉大。最严重的是孩子的生长速度一直是慢的，这通常跟疾病有关系。

Q：如何通过骨龄来判断孩子的高矮？

A：人的生理发育有一个很准确的生物年龄，就是骨龄。正常的骨龄和时间年龄相差1岁到1岁半都属于正常的。如果孩子7岁了，但是他的骨龄只有5岁半或者6岁也是正常的。身高的障碍通常要拍骨龄片，最常用的是根据腕骨来进行判断孩子将来到底能够长到什么样的程度。如果骨龄比实际年龄小，意味着将来长个儿的时间要长一些，身高也许就是没有问题的。骨龄是准确地判断身高的一个很重要的标志。

Q：遗传对孩子身高有多大影响？

A：决定身高很重要的就是遗传因素。如果家族有矮小的人，有可能会有隔代遗传。遗传对身高的决定因素大概占到了80%。

遗传身高的算法是：女孩子是父身高加母身高，减去13再除以2。男孩子是父身高加母身高加13，再除以2。男孩子正常变异在6～6.5厘米，女孩子大概是5厘米。女孩子骨龄16岁闭合，男孩子骨龄18岁闭合。

有的父母都很矮孩子很高，或者父母很高孩子很矮。其中有隔代的问题，还有就是父母因为后天因素引起身矮。例如，母亲儿童时先天性心脏病等造成身矮。

Q：给孩子补充营养能助长个儿吗？

A：有很多家长认为，孩子营养不好，拼命地给孩子吃，给孩子吃保健品，补钙。这些都对身高发育不一定有什么作用。

身高的问题有时和疾病有关，并不是饮食。不能单纯地从饮食上考虑。急性病影响的是体重，慢性病通常才影响身高。

Q：激素是如何影响孩子身高的？

A：生长激素是促进人性腺生长的一个重要激素，生长激素是垂体分泌的，生长激素分泌有障碍，导致生长激素缺乏症，这样的孩子身材矮小。如果诊断是垂体的问题导致生长激素障碍的话，可用生长激素替代治疗。

生长激素的分泌白天比较低，在低血糖、运动等情况下可以分泌，到晚上是分泌高峰，通常在零点左右达到峰值，以后逐渐下降，到10点之间是生长激素分泌的高峰。孩子长期熬夜不利于生长，白天睡不能替代晚上睡。

甲状腺激素也是一个促生长很重要的激素。甲状腺激素减低如果发生在2岁以内通常伴有智力的低下，但是2岁以后的甲状腺激素减低最主要的表现为生长的障碍。

性激素适时的分泌会有助于第二个生长高峰的出现。女孩子在8岁的时候开始乳房发育、第二性征出现；男孩子是在9岁以后出现睾丸发育。性激素不仅有促进身高的作用，同时还促进骨龄提早闭合。如果孩子性腺发育太早了，孩子就会矮。孩子性发育过早，家长就要提高警惕。8～9岁前发现身高突然猛增，这时应该抑制性腺发育。

Q：用激素治疗的不良反应有哪些？

A：矮小需不需要治疗，这需要医生来判断，针对病因去治疗，不同的疾病给的剂量也是不一样的。

生长激素有不良反应，用不用的关键是值得不值得冒这个风险，要根据孩子的整个身高来进行评价，需要治疗还是不需要治疗？生长激素是一种蛋白质，用了以后不会发胖，通常会使肌肉的含量增长，骨骼的含量增加。但它的不良反应是影响糖的代谢，引起一过性的高血糖。目前有研究认为有使Ⅱ型糖尿病发病率增高的风险。

Q：如何干预性早熟来治疗矮小？

A：如果出现性早熟，医生会用抑制性腺发育的方法来解决。使用的药物是会代谢的，治疗结束以后，药效下降，性腺发育又该重新开始了。但是选择治疗方案，需要正规医院小儿内分泌专业的医生指导。同时对医生的建议不要过于慎重，拖延了治疗的时间。也不要盲目相信广告，选择保健品来干预孩子的身高。

Q：先天性卵巢发育不全综合征怎么办？

A：此病在我国发病率很高。其遗传学基础是一条X染色体的缺失或者变异。最早就表现为身材矮小，在出生的时候不矮，但是到两三岁的时候发现比别的孩子矮。如果不治疗，这种孩子的终身高就是1.3～1.4米，卵巢和子宫呈幼稚型，无法生育。但是如果及早发现、及早治疗，在外形上将来能够和正常的孩子一样。没有早期发现，往往是看不孕症或者月经不调时候才被发现，那已经很晚了。

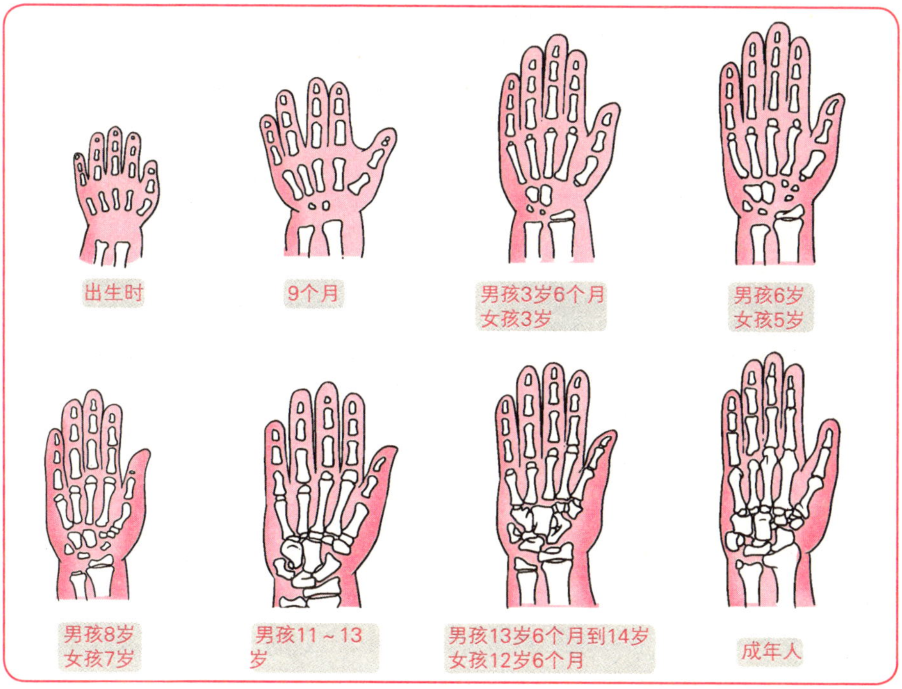

骨骼成熟度（骨骼年龄）基准模型图

幼儿生长迟缓

造成生长迟缓的原因

引起生长迟缓的原因有很多，可分为器质性、非器质性与混合型三大类。其中非器质性的原因，包括家庭因素、心理因素、社会问题及生长环境等，常因喂食不当或热量摄取不足而导致生长迟缓。引起生长迟缓的疾病非常多，任何器官的异常都可能会造成生长迟缓。

造成器质性生长迟缓的主要原因

胃肠道系统	胃食道逆流、肥厚性幽门狭窄、兔唇、腭裂、乳糖不耐受、巨结肠症、肝炎、肝硬化、胰脏功能不全、胆道疾病、克罗恩病、溃疡性结肠炎、吸收不良
肾脏系统	泌尿道感染、肾小管酸血症、尿崩症、慢性肾脏功能不全
心肺系统	心脏病、气喘、支气管发育不良、囊状纤维化、呼吸道结构异常、阻塞性睡眠呼吸暂停
内分泌系统	甲状腺机能低下、糖尿病、肾上腺功能不全、脑下垂体疾病、生长激素缺乏
神经系统	大脑出血、神经退化性疾病
感染性疾病	肠胃道寄生虫或细菌感染、病毒感染、真菌感染
代谢性疾病	先天性代谢异常疾病
先天性疾病	染色体异常、遗传性疾病

在医院，医生要问父母及照顾者的内容包括：

◎ 母亲病史：是否有疾病、抽烟及酗酒史，是否使用毒品或药物，怀孕的过程。

◎ 出生史：是否早产、出生体重、出生时是否有窒息或任何伤害性疾病。

◎ 家族史：是否有遗传性疾病家族史、父母及兄弟姊妹的身高体重、家庭饮食习惯及与家人的互动关系。

◎ 饮食记录：饮食的种类及用量、热量是否足够、奶粉的冲泡是否正确、辅食添加时体重的变化、个人的饮食习惯。

◎ 个人病史：历年的生长发育记录、用药记录、住院史，是否有各器官系统的不良症状。

另外，医生还要给孩子做实验室检查，包括以下几点：

◎ 血常规检查：以筛检是否有贫血、营养不良、慢性失血、慢性疾病及感染。

◎ 尿液检查：正常的尿比重及尿液分析的结果，可排除大部分的肾脏疾病。

◎ 粪便检查：粪便分析可知是否有肠道疾病，慢性腹泻时应做粪便培养及寄生虫检查。

◎ 生化检验：血糖、电解质、微量元素（包括钠、钾、氯、钙等）、血清尿素氮、肝功能、肌酸酐、血清蛋白、内分泌血液检查及检测骨龄等。

◎ 血液气体分析：可知是否有严重营养不良引起的酸血症，并可排除某些疾病，如先天性代谢异常等。

◎ 染色体检查、先天性代谢疾病筛检。

经过检查，基本上可以初步确认大部分的器官性疾病：

◎ 若单纯只是体重不足，身高、头围皆正常者，大部分为饮食不当、肠胃系统或营养吸收方面的问题。

◎ 若头围及身高皆不正常者，则另外要考虑内分泌、先天性代谢异常，甚至是染色体异常的问题。

针对不同年龄生长迟缓的处理原则

发生年龄	主要诊断上考虑
出生至3个月	非器质性的生长迟缓、围产期感染、胃食道逆流、先天性代谢异常、囊状纤维化
3~6个月	非器质性的生长迟缓、胃食道逆流、先天性代谢异常、囊状纤维化、肾小管酸血症、牛奶蛋白过敏
7~12月大	非器质性的生长迟缓、胃食道逆流、肾小管酸血症、固体食物添加太慢、肠胃道寄生虫
12个月以上	非器质性的生长迟缓、胃食道逆流、其他器官性原因

治疗与处置方法

若是器质性的生长迟缓，只要病因得到治疗或受到控制，加上适当的饮食指导，小孩的营养状况大部分都会得到改善。

若是非器质性的生长迟缓，虽然没法找到真正原因，但家长不要气馁，仍应按照医生及营养师的指导，加强营养方面的补充。一般医生会建议多摄取热量，但要以均衡饮食为前提，避免便秘。另外，可以每天添加复合维生素和营养牛奶。必要时医生也会开一些开胃药和健胃整肠的药物帮忙，但不建议自行购买成药服用或使用民间偏方，以免产生后遗症。再配合定期追踪检查，相信大部分都会有所改善。家长不要太焦急，要有耐心及恒心，毕竟瘦巴巴的小孩不可能马上就胖起来。

孩子的生长指标

* 体重

新生儿平均出生体重为3.2千克，满一个月长1千克，第二个月长0.9千克，第三个月长0.8千克，第四个月长0.7千克，即4个月大时体重约为6.6千克，大约刚好是出生体重的2倍。满周岁时为出生体重的3倍（约10千克），以后每年约增加2千克，即2岁12千克、3岁14千克、4岁16千克、5岁18千克、6岁20千克。

* 身高

新生儿平均出生身长50厘米，每月增加2厘米，满周岁时约为75厘米，为出生时身高的1倍半；满2岁时约85厘米；满3岁时约93厘米，4岁时约100厘米。

泌尿生殖系统器官异常

平常观察孩子小便的频率和尿液性状是很重要的。如果比平常次数增加、异常口渴要水喝，或小便次数减少不喝水，都需要注意。

* 需要注意

孩子生殖器官的构造与机能都还没有发育完全，因此特别容易细菌感染，家长在换尿布或洗澡的时候，要多观察孩子生殖器官的模样。如果感觉会痛、会痒，或者红肿的话，有可能是生病了。

* 请先这样做

❶观察小便的量与次数。

❷观察小便的颜色与解尿的状态。

❸观察外阴的情况。

❹检查尿布上有无分泌物。

❺观察外阴是否痛痒。

* 让孩子舒服的居家照护

❶ 要多补充水分：如果没有咳嗽或流鼻涕等感冒症状，但却发高热，而且小便次数增加。如果有呕吐或腹泻等症状，有可能是尿道感染，因此发高热时要多补充水分。

❷ 常换尿布，保持生殖器官清洁：要比平常密集更换尿布，帮女宝宝擦小便时，要从上往下、由前往后擦。如果有腹泻或软便的症状时，最好用水清洗干净。

❸ 清洁生殖器官：洗澡时，男宝宝要注意阴囊的皱褶，女宝宝则要注意阴唇的内部有无粪便或脏污，要特别清洗干净。妈妈用手温柔地清洗，洗完要仔细把泡泡冲干净。

* 就医的基准

当孩子出现以下症状时应紧急尽快就医：

◎ 小便次数极端减少，不喝水的时候。

◎ 身体不适，精神不佳甚至意识不清等其他症状。

出现以下情况可以白天门诊时间带去医院：

◎ 小便的量减少，颜色和平常不同。

◎ 小便时会哭泣。

◎ 身体不适的样子。

◎ 小便次数极端增加。

◎ 尿布上有深褐色的分泌物或脓。

◎ 有发热等其他症状。

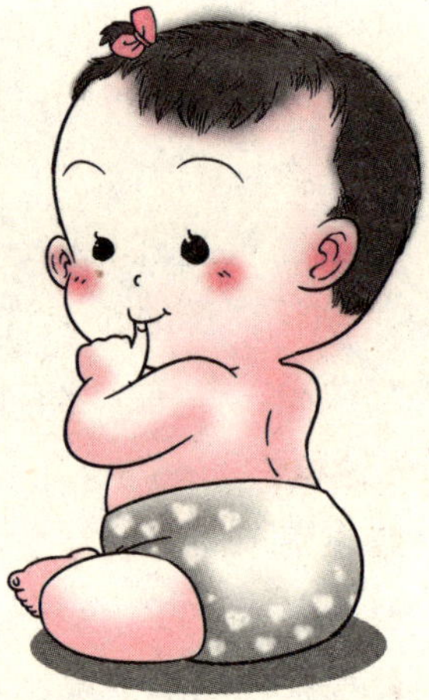

男宝宝：

◎ 阴囊肿大。

◎ 睾丸没在阴囊里。

◎ 阴茎红肿化脓。

◎ 包皮无法推开露出阴茎。

女宝宝：

◎ 大腿内侧肿胀。

◎ 有脓性分泌物。

＊提供给医生的信息

男宝宝：阴茎或阴囊会痛吗、有哪边会红肿吗、小便状况正常吗、身体状况与食欲。

女宝宝：尿布上是否有黄色分泌物、生殖器官是否疼痛。

＊有可能发生的疾病

尿道感染、龟头包皮炎、脱水、疝气、睾丸积水、隐睾症、包茎等。

小儿上火

小儿上火的五种表现

* 皮肤干燥

由于宝宝肌肤稚嫩，如果让宝宝长期待在湿度过低的环境中，皮肤很容易变得干涩，甚至发生皲裂，宝宝的毛发也会因此变得干枯无华或脱落。

* 口舌生疮

宝宝上火后大都会出现口角糜烂、干裂、嘴唇起疱疹、口腔黏膜及舌头溃疡等症状。

* 眼屎增多

宝宝眼内分泌物增多，尤其是早晨起床时可见眼角有眼屎，过多时会粘住眼睑。

* 腹泻

宝宝的消化系统比较娇弱，一旦上火就容易发生肚子胀满不适、腹痛、腹泻、大便酸臭、肛门发红等症状。

* 大便干结

有的宝宝上火后会引起便秘，排便时因肛门受干结粪便刺激出现疼痛而哭闹。

易上火的饮食

从饮食的宜忌上讲，上火的孩子或容易上火的孩子，要尽量避免食用以下食物。

* 辛辣食物

大葱、辣椒、胡椒、芥末、酒、咖喱等辛辣食物，属性为阳，助长火热。

＊ 油炸、肥甘厚味

如炸鸡腿、炸薯条、炸丸子、炖猪肉等，这些食物因为能产生较高的热量，会使人活力充沛，但过度食肉会使血液酸化，体内的新陈代谢迟缓，也是火气的来源。多吃可以阻滞气机，郁积生热化火。

＊ 热性水果

荔枝属于温性湿腻的食物，多吃易上火和消化不良，可导致便秘、牙龈肿痛、面部痤疮、口腔溃疡以及食欲下降、腹痛腹泻等。所以虚火偏旺及湿热体质的宝宝不宜食用。此外杧果、花生、巧克力等甜食这类食物也很容易引起火气。

＊ 冷饮冰品

冰品很好吃，宝宝尤其喜欢。可是火气大的宝宝食用过多的冰品，很容易导致体内的冷热失调，这种情况对于胃上火的宝宝尤其常见。

＊ 补品

有些家长为了宝宝能更健康，给宝宝吃人参、甲鱼等补品，这是大错特错的。儿童本身就是阳性体质，再服用补品导致内热丛生，就会出现流鼻血，口舌生疮。

＊ 某些肉类

羊肉性温热，常吃容易上火，狗肉也如此。

祛火的食物

＊ 水果

◎ 柚子、梨：性寒味微酸，除能清热外，其特点是能清润肺系，对于肺热咳嗽吐黄痰、咽干而痛的宝宝极适宜。

◎ 鲜莲子：生吃可以去心火，清热除烦、养心安神。

◎ 荸荠：其性微寒，果汁丰富，凡热病后余热未净的心烦口渴、口舌生疮、便干尿黄等宝宝都非常适宜食用。

◎ 柿霜：性凉，味甘，清上焦心肺热，对口舌生疮的宝宝有治疗作用。

◎ 阳桃：性寒，味酸甜，清热生津，内火炽盛、口腔溃疡破烂的宝宝最适宜。

* 蔬菜

◎ 白菜：性微寒，有清热除烦、利二便的作用。

◎ 芹菜：性寒凉，能去肝火解肺胃郁热，容易上火的宝宝常食有益。

◎ 莴笋：性微寒质地脆嫩、水分多，功效特点为清热、顺气、化痰。适合肺胃有热的宝宝食用。

◎ 莲藕：性平寒，最好生食或捣汁，功效是清热生津、润肺止咳，若与梨汁和匀同服其效更佳。

◎ 茭白：性寒凉适合心经有热、心烦口渴、便干尿黄症状的宝宝食用，具有清热解毒的功效。

◎ 茄子：性寒凉，可以清热解毒，给易上火的宝宝食用时不要用油烧的方法烹饪，可以采用蒸茄子的方法。

◎ 百合：性平微寒，具有清热润肺止咳功效，对热病后余热未清、咽喉肿痛、心烦口渴诸症均有疗效。

◎ 苦瓜：性大凉，味苦，泻六经实火，是一味苦寒清热食品。

常用祛火小中药

* 妙灵丹

适用于小儿感冒初起的鼻塞、流鼻涕、打喷嚏、嗓子肿痛、便干结，小便黄。特别适用于风寒感冒，又素有肺胃内热的咳嗽痰多、口渴便秘、烦躁易哭、睡眠不安的小儿。

* 导赤丹

适用于小儿食火重内热大引起的口腔、舌头出现溃疡，嗓子肿痛、眼睛红赤、眼垢多，口中有异味，大便干结，小便黄少。也适用于小儿患病后，出现口渴便秘、烦躁易哭、睡眠不安等症状的改善。

* 小儿化食丸

适用于平日食欲好、食量大、口渴便秘、手心热、烦躁易怒，夜间睡眠不安的小儿。对小儿食火内热引起的停食停乳、呕吐腹胀、口中有异味、大便干结、小便黄少有效。

Part 2

新生儿疾病与护理

新生儿筛检

当新生儿出生后满72小时或顺利喂奶满48小时后，就可以帮新生儿采血做新生儿筛检。

新生儿筛检的目的及项目

新生儿筛检为“新生儿先天代谢异常疾病筛检”的简称。如果新生儿体内的新陈代谢发生异常，常因早期症状不明显，错过有效治疗期限，有些甚至会造成身体机能与智能永久性的障碍。

新生儿筛检的主要目的在于及早检查出几种常见而又可在新生儿期间加以治疗的先天性代谢异常疾病，使患病的孩子能正常发育，而不致造成终身不治的身心障碍。目前新生儿筛检可以发现七种疾病。

* 先天性甲状腺低能症

先天性甲状腺低能症，大部分是因为缺乏甲状腺素，可能是无甲状腺、甲状腺发育不全或异位性甲状腺所致。部分原因为甲状腺素合成异常，下丘脑、脑垂体功能异常，母亲怀孕时缺乏碘或母亲服用抗甲状腺药物，母亲有自体免疫性甲状腺炎或不明原因所致。

甲状腺素对脑神经的发展非常重要。如果能早期发现，及早给予甲状腺素治疗，效果良好，其大脑、身体生长发育较为正常；若出生6个月以后才开始治疗，则大部分会变成智能障碍、生长发育迟缓、身材矮小。

* 苯丙酮尿症

这是一种常染色体隐性遗传病，患儿无法有效代谢食物蛋白质中部分的氨基酸，促使血中苯丙氨酸上升。若不治疗，通常会导致严重智能不足甚至死亡。若能早期发现，于出生3个月内给予特殊饮食，则大部分患儿可有正常的智能发展。

＊高胱氨酸尿症

这是一种常染色体隐性遗传的氨基酸代谢异常疾病。主要是高半胱氨酸合成胱氨酸的过程发生机能障碍，导致患儿由尿液中排出大量的高胱氨酸。而罹患此症者，亦无法有效代谢食物蛋白质中部分的氨基酸，促使血中甲硫氨酸升高。

若未加以治疗，孩子即会出现全身骨骼畸形、智能不足、眼晶球体脱位、血栓形成、心肌梗死、肾性高血压等并发症。

若能早期发现并以大量维生素B_6治疗，合并维生素B_{12}、叶酸及甜菜碱的补充，可以减少患儿智能不足的程度。而对维生素B_6反应不佳的患儿，则限制甲硫氨酸的摄取。如肉、鱼、蛋、奶类，而从豆类摄取蛋白质，并补充胱氨酸，则可以改善并发症的严重度。

＊半乳糖血症

是因为缺乏酵素，以致无法将半乳糖经由正常代谢途径转变为葡萄糖的一种先天性常染色体隐性遗传的代谢异常症。此类患儿于出生时往往无特殊症状，但喂乳几天后，由于无法正常代谢乳糖，就会发生呕吐、腹泻、喂食困难、呈昏睡状、体重减轻、肝脏肿大、黄疸等情形，严重时会因营养不良而死亡；存活者会出现生长发育障碍、低能儿、白内障、肝硬化等现象。若及早发现，可以用控制饮食的方式来治疗，即给予不含乳糖及半乳糖的奶制品来代替母乳或一般婴儿奶粉。含有半乳糖的食物包括牛乳、乳类制品、内脏等，均不可食用。

＊G-6-PD缺乏症

俗称蚕豆症。G－6－PD缺乏症是一种单基因疾病，为性染色体隐性遗传，其控制基因在X染色体上。临床症状为新生儿黄疸、急性溶血症、先天性慢性溶血性贫血等。

患儿通常外观正常，但接触到特殊的环境因素，如穿有萘丸（俗称卫生球）气味的衣服、食用蚕豆及其制品、吃抗疟疾药物、擦紫药水、服用部分磺胺剂及解热镇痛剂等，易产生急性溶血性贫血，若不及时处理会有生命危险。

若能早期筛检，了解宝宝的体质是否缺乏此种酵素，避免接触致病的因素，则可使宝宝平安长大。因此，患儿要避免接触以上之诱发因子，随身携带“G－6－PD缺乏症”卡片，并告知医师，以避免使用危害健康之相关药物。

* 先天性肾上腺增生症

肾上腺增生症是合成肾上腺皮质素的一种酵素（21-羟酵素）先天缺陷所导致的问题，属于常染色体隐性遗传疾病。由21-羟酵素缺乏所导致的失盐型先天性肾上腺增生患儿，因肾上腺皮质素合成不足，会在出生后10天左右因盐分的大量流失，造成低血钠、高血钾、呕吐、体重不增等现象，若不及时处理，患儿可能因肾上腺危症而致死。

如果能得到及时且适当的治疗，则预后良好。先天性肾上腺增生的治疗原则，依患儿所缺乏的类固醇种类加以适量补充，即可使患儿与正常人差异不大。

* 罕见先天性代谢异常疾病

罕见先天性代谢异常疾病种类很多，患儿在新生儿期发病初期的症状可能和一般疾病一样，如新生儿有不正常的高血氨、酸中毒、低血糖、喂食困难、呕吐、腹泻、呼吸窘迫、抽筋等症状要及时确诊。如果患儿没有得到适当的治疗，可能发生昏迷，甚至死亡。较晚发病的患儿则会有生长不良、身体有特殊的气味、突发性代谢异常（呕吐、抽筋、昏迷）、慢性神经学异常、走路不稳、智能不足等症状。因此一有怀疑，必须立刻请遗传专科医师会诊，并安排特殊代谢项目检验，以便及时给予特殊治疗。

新生儿筛检的流程及方法

新生儿筛检通常必须在新生儿进食48小时之后，也就是出生后3～5天，生理状况稳定的情形下，且食物经适当代谢后，才采取血液检体送验。新生儿筛检的检体是采集脚跟两侧部位微量血液（0.2～0.3毫升）。

若新生儿筛检呈现阳性怎么办

筛检阳性只表示新生儿血中之异常代谢物的浓度明显高于正常参考范围，或酵素活性明显低于正常活性，罹患该先天代谢异常疾病的危险性比一般新生儿高，并不代表一定患病。父母应立即带孩子到综合性医院或专业儿童医院接受诊断。

新生儿听力筛查

新生儿听力筛查是立足于早期发现、早期诊断、早期干预听力障碍的三级预防。

Q：所有出生的宝宝都要做听力筛查吗？

A：新生儿听力筛查技术规范的要求，所有出生的宝宝都应该接受新生儿听力筛查。

因为有的宝宝出生时看起来很健康，但可能在妈妈肚子里就已经出现听力问题了。宝宝出生以后，一般情况下父母难以在1岁内发现其听力问题，多数孩子到了2～3岁不会说话时，才引起家长注意。如果出生后不及时进行听力筛查就不能早期发现，以后可能会给孩子造成不同程度的言语一语言发育和认知发育障碍。如果2～3岁才发现宝宝有听力问题的话，就错过了早期干预的最佳时期，即使这时候进行干预，其言语—语言和认知发育水平仍会落后于同龄儿童。

孩子出生后如果听不清或听不到声音，在语言发育的关键年龄（3岁以内）缺乏言语和环境声的刺激，听觉一言语链就会出现障碍，这样会影响他们日后的言语一语言发育。轻者会导致辨音不清，重者会导致听觉言语障碍，甚至会导致性格孤僻、注意力不集中和学习困难等一系列问题。

只有通过新生儿听力筛查才可以早期发现宝宝的听力损失；给予及时干预和康复，减少其对言语一语言和认知发育的影响。新生儿听力筛查是早期发现听力损失最有效的方法。

Q：家长应该如何配合做听力筛查？

A：按照新生儿听力筛查技术规范的要求，新生儿出生后48小时至出院前完成初筛，未通过者及漏筛者于42天内均应当进行双耳复筛。复筛仍未通过者应当在出生后3个月龄内至听力障碍诊治机构接受进一步诊断。对确诊为永久性听力障碍的患儿应当在出生后6个月内进行相应的临床医学和听力学干预。

新生儿低血糖

新生儿低血糖常给小儿带来很大的危险，轻者可造成智能落后，重者则可造成脑性瘫痪。因此，必须重视新生儿低血糖症的防治，尤其是对早产儿、双胎儿、母亲患糖尿病的新生儿更要高度重视。

新生儿低血糖症一般出现在出生几小时至一周内，以24～72小时多见。其表现有：轻度面色苍白，出冷汗，哭闹不安，心动过速；重者可有反射亢进、嗜睡、抽风甚至昏迷。必要时应测定血糖。

婴儿生下6～8小时如无母乳，可喂10%葡萄糖水，早产儿也应早给糖水。如果发生低血糖症，在医生指导下静注25%或50%葡萄糖注射液。好转后逐渐停用。

* 新生儿低血糖的标准

新生儿低血糖的标准，以全血标本检测，足月儿最初3天内的血糖低于1.7mmol/L（30mg/dl），3天后血糖低于2.2mmol/L（40mg/dl）；小于胎龄儿和早产儿生后3天内血糖低于1.1mmol/L（20mg/dl），3天后血糖低于2.2mmol/L，均称为新生儿低血糖症。

新生儿产伤骨折

新生儿产伤骨折是指胎儿娩出过程中发生的骨折。常见的为大腿骨折、上臂骨折及锁骨骨折。骨折后多出现明显畸形，局部凸起，患儿活动受限，而医生又多不做严格的接骨。很多父母都很担心：骨折后不做特殊治疗能长好吗？会遗留后遗症吗？

其实父母的担心是多余的，新生儿骨骼的特点是：骨膜比较厚，骨皮质薄且较软。骨折时多不连同骨膜一起折断，骨折断端虽会刺破骨膜而错位，但至少仍有一侧骨膜保持原来的连续性。新骨沿骨膜生长，10天后愈合的新骨仍然是直的。而刺出骨膜外的骨尖会逐渐被吸收。

所以，新生儿产伤骨折一般不需特殊处理。锁骨骨折不需要任何绷带固定，生活护理时轻抱轻放，避免压迫伤处或牵动患肢，7～10天即可痊愈。上臂骨折（肱骨干骨折）可用压舌板（小竹片）绑直或用绷带等物固定于躯干。大腿（股骨干）骨折用小木片（夹板）绑直或做悬吊牵引。2周左右可愈合。

只要宝宝活动自如、不痛，父母就不必惊慌。因为宝宝在骨发育过程中的塑形能力定能使畸形得到矫正。一般一年后再做X线片检查时就可正常。

新生儿黄疸

黄疸的成因

人体血中的红细胞老化后经代谢产生一些废物，其中一种称为“胆红素”的废物最后经由肝脏排出体外。如果这种废物产生过多（如红细胞破坏过度）或无法排出（如肝胆系统疾病造成排出异常）就会累积在体内，引起皮肤、眼白泛黄，也就是所谓的“黄疸”。所以说，黄疸是许多不同的原因，造成胆红素堆积在体内而形成的临床表现。

在医学上以血中胆红素的浓度来代表胆红素累积的程度，如胆红素浓度为12mg/dl，表示100毫升的血中有12毫克的胆红素。而医护人员解释病情时会以“黄疸指数”来简称胆红素的浓度，如黄疸指数12表示胆红素浓度为12mg/dl。新生儿黄疸包括“生理性黄疸”及“病理性黄疸”。

生理性黄疸

新生儿红细胞较成年人多（因此红细胞代谢后废物较多），而且肝脏较不成熟，胆红素较不易排出，所以比较容易产生黄疸。这种因生理现象导致的黄疸称为“生理性黄疸”。一般婴儿或多或少，在出生第2天开始就会有生理性黄疸的出现，第4～5天达到最高峰（最黄），1～2个星期后会逐渐消退。这是一个生理过程，这个生理现象有一定的标准限制。比如一般的黄疸出现也有一定时间，不能太早出现。如果生下来几个小时甚至24小时以内就出现，一般都是病理性黄疸。普遍的标准是足月儿黄疸指数不超过12毫克。早产儿的范围可更宽一点，到15毫克。过了一周以后会开始逐渐降下来，到两周应该完全退掉。如果超过这样的范围，出现过早或者太高了，持久不退，或者退了以后又发生，这种就不属于生理性黄疸，就需要医生的治疗。

生理性黄疸，除了皮肤、眼白泛黄外，无其他症状，通常不需治疗就会消退。

病理性黄疸

如果是病理因素造成的黄疸，被称为病理性黄疸，这些病理因素包括：

❶新生儿血液方面的疾病，如ABO血型不合、Rh血型不合、先天性溶血疾病等导致红细胞破坏，使胆红素代谢增加。ABO血型不合：若母亲为O型，婴儿为A型、B型或AB型，则有可能因红细胞破坏增加而出现黄疸。

❷肝脏疾病，如先天性胆道闭锁、先天性肝炎等，导致胆红素无法排出。

❸新生儿感染，导致红细胞破坏、肝功能降低。

❹生产过程导致新生儿头皮瘀血，瘀血内的红细胞破坏而产生胆红素。

足月儿病理性黄疸的黄疸指数通常大于12，早产儿大于15。不但需要治疗，而且若不注意，有可能导致严重的后果。

黄疸最大的危害，就是血液里疸黄素通过血液传输到全身各处，但是最关键的是到脑子里去了。到脑子里面去以后，形成一个病叫“疸红素脑病”，原来叫“核黄疸”，这个“核”指的是神经核。引起这样的病有一定的条件，不是说所有的黄疸都出现这样的问题。比如黄疸进展非常迅速，到了一个危险的水平。如足月的孩子，出生24小时疸黄素超过15毫克以上，第二天疸黄素就超过20毫克以上，第三天甚至能超过25毫克，越高的水平疸黄素越容易到达大脑。孩子血液和脑子组织中间有一个屏障结构，血脑屏障在某种病理下容易开放，越开放疸黄素就越容易进去，比如早产或者缺氧或者孩子血液里白蛋白很低，这种情况下血脑屏障可能会开放，或者血液疸黄素水平很高，如果病理性黄疸不治疗的话，很快就会发生核黄疸。一旦出现了脑细胞损伤就是不可逆的。怎么观察这种孩子有没有疸黄素脑病问题，尤其是在很早期，在黄疸短时期内增高过程当中，如果孩子反应不好，吃奶明显减少，爱睡觉，能睡4～5小时都不醒，嗜睡。身体软了，一些正常的反射也做不出来，问题就非常严重了。

父母应注意什么

需注意的是，黄疸是否有需住院治疗的病理性状况。父母应注意三点。

* 注意黄疸的程度

若腹部或以下皮肤泛黄，或是皮肤泛黄的速度很快（如泛黄很快由脸延伸至胸部、腹部时），须送医检查。此外，出生24小时内就有黄疸，或是足月儿黄疸超过1～2周，早产儿黄疸超过2～3周，也是病理性黄疸的表现，最好送医检查。

* 注意病理性黄疸可能出现的症状

包括呕吐、肤色苍白、活力变差、食欲不振、腹胀、腹泻、发热、小便变浓茶色、大便颜色变白等情形。若有以上情形须立刻送医检查。

若有大便颜色变灰白、小便变浓茶色等情况，可能是先天性胆道疾病，有时严重到需要换肝，甚至会危及生命，需多加注意。

＊注意某些使黄疸加重的因素

如早产、生产时曾缺氧、家族史中有溶血性疾病（如蚕豆症）、母婴血型不合。此外，婴儿产前或产后可能有感染（如妈妈产前有发热感染、早期破水）也是需注意的事项，并于送医时告知医生此病史。

患黄疸新生儿的居家照顾

如果无异常状况，生理性黄疸只需多加观察，按照一般照顾的方式照顾宝宝即可，不需特别处置。建议方法如下：

◎ 给予足够的喂食。

◎ 不建议给予葡萄糖水、开水或退胎水，因为不但无法改善黄疸，反而会加重症状，甚至会影响食欲，造成离子不平衡等严重后果，八宝粉等药物也不可服用。

◎ 照阳光或一般日光灯照射或许会有点帮助，但效果如何仍无定论，而且须小心不要被晒伤。

◎ 一些会导致黄疸或加重黄疸的情况需避免，如蚕豆症婴儿需避免接触萘丸、紫药水等会引起溶血的物质。

◎ 用药时须经医生处方，因为某些药膏或药物也会引起蚕豆症婴儿溶血。

◎ 避免感染、饮食不足、环境温度过高或过低等情形。

◎ 如果是生理性黄疸，出现得早，水平也不是太高，给孩子吃一些药。如中药三黄汤、茵栀黄口服液，吃这些药的目的是增加代谢。但药吃完之后孩子会拉稀。还有一部分孩子的黄疸与喂养量不足有关系，喂养不足会造成胎便排不出去，或者排出去太慢。胎便里面有很多的胆固醇，胆汁分泌出来的胆固醇，胎便在肠道里待的时间越长，胆固醇越多，其实增加喂奶也好、喂糖水也好，目的是增加胎便的排出。这些办法可以解决生理性黄疸的减轻。

患黄疸宝宝的住院治疗

＊什么时候需要住院

在小儿科门诊，医生通常会询问病史，对婴儿进行身体检查，必要时抽血检查黄疸指数。当足月儿黄疸指数大于12（早产儿大于15），就需要住院照光治疗。此外，根据致病原因，再辅以其他危险因素以及临床症状，也是医生判断是否住院的依据。

＊住院时的检查

住院时，除了病史询问和身体检查外，还会视情况进一步抽血检查。如怀疑感染时，会检测尿液、血液白细胞。怀疑溶血疾病时，会检查血红素浓度、血型等。怀疑肝胆疾病时，会检查大便颜色、肝功能、肝胆超声波检查等。

＊住院时的治疗

病理性黄疸一般以照光治疗为主。照光的原理，是以特殊波长的光线照射婴儿皮肤，以将胆红素改变为无害的物质并加速排出体外。照光时，应给宝宝的眼睛戴上眼罩，以避免光线伤害。除了照光，针对引起黄疸的病理性因素同时治疗。但因肝胆疾病造成的黄疸，其治疗方法为针对肝胆疾病治疗（如开刀等方法），而非照光治疗。

＊治疗多久可以出院

一般在治疗3～5天之内，黄疸值会降至可出院的标准。但此时间会随着引起黄疸的疾病不同而改变，会因体质、是否喂母乳及是否早产等因素而不同。至于黄疸值降至多少出院才好，也会根据宝宝的情况以及不同医生而有不同的判断标准。一般而言，黄疸指数降至11～12时即可出院，但同样也因各种不同的因素而有所调整。

黄疸有何并发症或后遗症

黄疸本身只要经过适当的处置，通常不会产生任何后遗症。后遗症或并发症通常是引起黄疸的疾病所造成的。但胆红素浓度过高时，可能导致严重的并发症核黄疸。核黄疸是过高的胆红素伤害脑部所导致的并发症，此并发症在急性期有肌肉张力改变、活力变差、发热等症状；几年后会有听力障碍、运动失调、轻度智能障碍等后遗症。因此遇到黄疸指数过高的宝宝，医生会以换血的疗法快速降低血中胆红素浓度，以避免脑部伤害。

至于胆道闭锁引起的黄疸，需要尽早治疗。一般希望在3个月内诊断并治疗完毕，否则胆红素会伤害肝脏引起严重的后果。

Q：宝宝是否有黄疸？

A：首先，需注意宝宝是否有黄疸。把婴儿置于明亮处，观察婴儿皮肤及眼白的部分，若比前一天观察到的黄，或比其他婴儿黄，就可能有黄疸。同时观察不同的部位，若只有脸部泛黄，表示黄疸程度并不是很严重；若泛黄的情形向下延伸至腹部或以下时，则黄疸可能已经到达需要照光治疗的程度了。

Q：在家晒太阳就可以了吗？

A：蓝光效果最好，绿光、白光也可以。但是有一个问题，在家里能不能做到让他有足够的面积晒，光晒脸效果就差，因为需要一个范围。如果家里温度足够，也可以做到保温比较好，不让孩子着凉，晒晒太阳也是一个好办法。

Q：喝母乳会引起黄疸吗，黄疸儿可以继续喝母乳吗？

A：少数情况下喝母乳可能引起黄疸。若黄疸出现时间在第2～4天，称为“早发性母乳性黄疸”，原因与喂食不足、导致排便量减少（随粪便排出的胆红素因而减少）有关，所以需给予足够的喂食。若黄疸在出生后10～14天才出现，则称为“晚发性母乳性黄疸”，可能持续2～3个月才会完全消退，原因和母乳内所含的物质有关。一般而言，母乳性黄疸极少引起严重的病情，不需因怕黄疸而停止哺喂母乳。

根据儿科医生的建议，当黄疸指数小于15～17时，仍可放心地哺喂母乳并且照光治疗。超过此指数时可以持续哺喂母乳，或暂时以母乳加配方奶喂食，或暂时换成配方奶，再加上照光治疗。至于该采用什么方法，可以和医生讨论比较适合宝宝的处理方式。

新生儿脐炎

新生儿脐炎表现为新生儿脐根部有脓性分泌物，有臭味，脐周皮肤发红。脐部是细菌侵入新生儿机体的重要途径，不但能造成局部炎症，表现出局部症状，也可由此引起败血症，出现全身症状。患儿可出现发热、精神萎靡、拒食、吐奶、黄疸加重等症状。

为了预防脐炎，在接生时应在严密无菌消毒的情况下进行，断脐时要严格执行无菌操作，盖上消毒纱布。

断脐24小时后应将纱布打开，用75%酒精消毒脐周及脐残端。如果脐残端已干缩就不必再盖纱布，脐带暴露更有利于干燥，促使其脱落。以后每日用75%酒精棉消毒脐根部1～2次，直到脐带干燥脱落为止。平时要避免尿液及大便污染脐部，尿布不要盖到脐部，洗澡时要保护脐部，尽量不要浸湿脐部，以防脐炎发生。

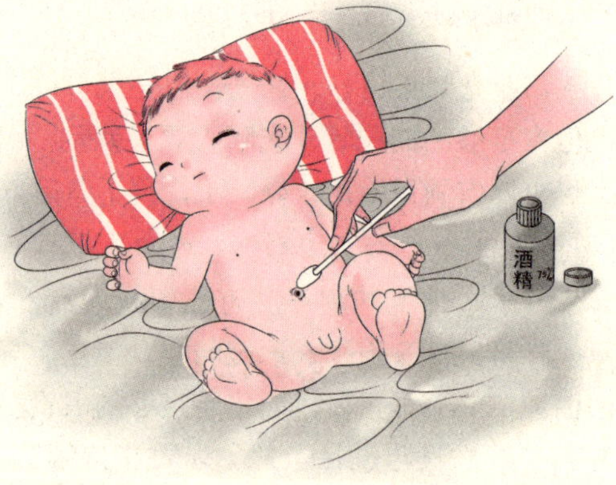

一旦发现脐部发红、有分泌物渗出时，除用酒精消毒外，还可用3%过氧化氢溶液消毒。局部有脓肿形成时，应立刻去医院诊治。发生脐炎后，有时不仅要局部处理，还应遵医嘱服用抗生素，重症者还需住院治疗。

新生儿呕吐

新生儿成长很快，出生后4个月时体重就可以达到出生时体重的2倍，满周岁时体重就可以达到出生时体重的3倍。新生儿体重增长如此迅速，营养的需求当然很高。

有不少的新生儿，在喝完奶后会吐奶，甚至没喝奶也会出现呕吐现象，令家长为他们的营养状况担忧。这个时候建议家长对照以下五大征兆，作为送医与否的参考。

* 发热

新生儿呕吐伴有发热常需要验血、验尿液甚至做脑脊液检查，必须住院治疗。

* 含有绿色似胆汁的呕吐物

常是小肠或大肠狭窄或闭锁，或是胎便性肠阻塞（甚至造成胎便性腹膜炎）、肠道旋转不良等先天异常的表现，需医师安排影像检查确认后转小儿外科手术处理。

* 胎便超过两天未解

胎便是胎儿在子宫内时形成的大便，于出生后不久排出，呈现黏稠墨绿色状。研究指出95%的胎便会在出生后24小时内解出，99%的胎便是在出生后48小时内解出。原则是：若胎便超过1天未解要提高警觉，1～2天有解出胎便可以稍微安心，但是若超过2天未解胎便，常肇因于肠梗阻或巨结肠等先天异常，因此需要医师安排影像检查确认后会诊小儿外科处理。

* 活动力下降或嗜睡

常是败血症或脑膜炎等严重疾病的表现，需至医院做紧急的处理。

* 体重增加不理想

在出生前1～2周，新生儿的体重会稍降低，而后到出生的第3个月平均每天会增加30克体重，出生的第3个月到第6个月平均每天会增加

20克体重，出生的第6个月到周岁平均每天会增加10克体重。这是大原则，当然不需天天用婴儿磅秤来量宝宝的体重，只要2～4周量一次体重，或是出生后4个月大时体重可以达到出生时体重的2倍，满周岁时体重可以达到出生时体重的3倍，就表示宝宝营养状况不错。

宝宝出生体重增减平均值

出生月数	体重增减（平均值）
1～2周	—稍微降低
第3个月	+30克／日
第3～6个月	+20克／日
第6个月～周岁	+10克／日

新生儿便秘

便秘是指大便次数明显减少，大便坚硬及排便费力。

新生儿早期有胎粪性便秘，是由于胎粪稠厚积聚，在乙状结肠及直肠内，排出量很少，若于出生后72小时尚未排完，则新生儿表现为腹胀、呕吐、拒奶，这时可用温盐水灌肠或开塞露刺激，胎粪排出后症状消失不再复发。如果随后又出现腹胀，这种顽固性便秘要考虑先天性巨结肠症。

新生儿便秘大多发生在吃牛奶或配方奶的宝宝中，2～3天解1次大便。如果宝宝排便并不困难，并且大便也不硬，宝宝精神好，体重也增加，这种就不是病，而是宝宝排便的一种习惯。如果除大便次数明显减少外，每次排便时还非常用力，并且排便后可能出现肛门破裂、便血，应及时处理。

可在宝宝的肛门内放置甘油栓，或细小的肥皂条以帮助排便。切忌用泻药，因为泻药有可能导致肠道的异常蠕动而引起肠套叠，如不及时诊治，可造成肠坏死而危及生命。

如真的是硬大便解不出来，须就医，排除肛裂或先天性巨结肠症等可能导致便秘的疾病。

处理方法：

◎ 若是喝配方奶出现便秘，可让宝宝在两餐之间喝水，但不要自行改变奶粉的浓度，一定要按说明使用。

◎ 可双手摩擦热之后按摩宝宝的肚子，可协助解便。

胀 气

* 宝宝为什么会胀气

哭泣太久而吸入太多空气；奶嘴孔过大或过小，都容易让宝宝因为吸奶用力而吸入空气；便秘，有时因为大便阻塞在肠内，气体排不出来而造成胀气；喂奶方法不正确，以奶瓶喂食的宝宝，奶瓶中的奶喝完了却没被发现，因而一直吸入空气；或食物引起等。

* 处理方法

◎ 一般婴孩喂奶前肚子是软软的，喂奶后肚子摸起来较胀、较鼓，那是正常的。但如肚子一直是硬硬的，宝宝哭闹不安，要赶快就医，因为可能是腹腔感染，或肠道阻塞、肠扭转，要立刻处理，以免造成肠坏死。

◎ 如果是有病理性的问题，按摩也不能解决问题，重点是要去看医生。至于觉得揉了有效，那可能是吸入太多空气。

◎ 若确定妈妈吃了某种食物之后喂母乳，会让宝宝胀气而不舒服，要避免吃这些食物。目前都还是鼓励妈妈们正常饮食，不需要特别去避开某些食物。

◎ 建议妈妈采取分批喂奶方式。喂奶时，先让宝宝喝点奶水，接着让宝宝休息一下，帮宝宝拍打嗝，接着再继续哺喂奶水。如此一来，便可减少宝宝胀气或是溢奶情况的发生。

新生儿鼻泪管阻塞

以胚胎学的角度来看，鼻泪管在怀孕第6～7个月时即已发育完成，而鼻泪管在鼻腔出口处有一层哈氏膜，这层膜理应于胚胎末期或出生后慢慢消失。新生儿鼻泪管阻塞，就是因为这层膜退化得较慢或没有退化而造成的。婴儿出生后2周，泪腺才开始正常分泌，此后若小婴儿一整天都泪眼汪汪，严重者甚至会流泪，这时就很有可能是鼻泪管阻塞。因为眼泪无法经由鼻泪管系统顺利流至鼻腔内，而只能逆流回眼睛内的关系。经统计6个月之前的婴儿有50%～90%会出现此现象，一般可在1岁之前得到缓解，故通常只需进行保守治疗，即泪囊按摩，如有感染可在医生指导下局部用抗生素药水或药膏治疗。

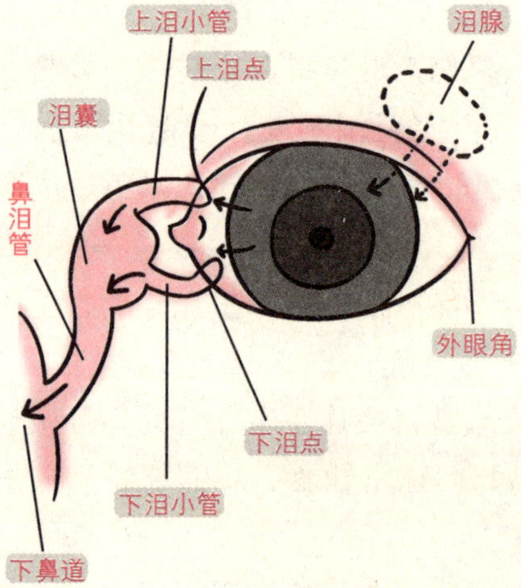

眼部结构示意图

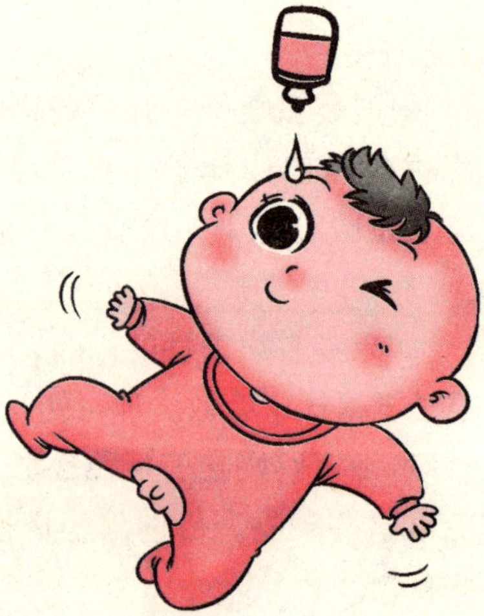

使用抗生素药水治疗

新生儿鹅口疮

鹅口疮是一种称为白色念珠菌的霉菌感染所导致的疾病，是婴儿常见的疾病之一，尤其好发于6个月以下的宝宝。

多数新生儿的鹅口疮是出生时因为接触到妈妈阴道内的念珠菌所感染，而其他少数的感染原因则有：奶嘴或奶瓶消毒不完全、哺喂母乳妈妈的乳房不清洁、小孩常把手或玩具放进嘴里、长期使用抗生素或类固醇药物治疗、免疫功能低下等。

通常健康宝宝的鹅口疮不使用抗霉菌药物，1～2个月也会自行痊愈。医师诊治给予使用抗霉菌药物口腔涂抹，通常治疗效果很好。

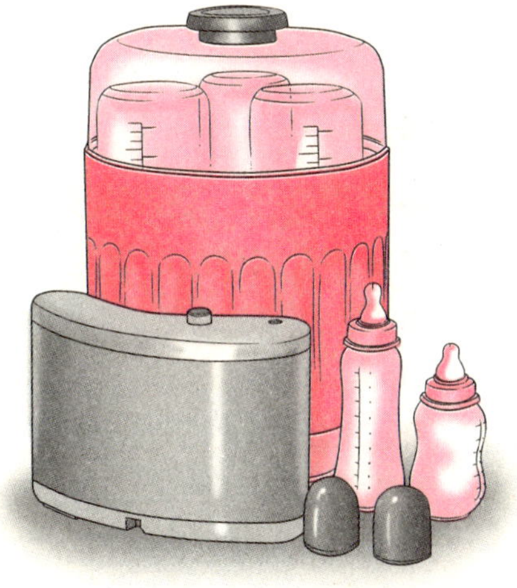

* 预防鹅口疮的注意事项

◎ 照顾者及爱吃手的宝宝要常洗手，尤其是在喂奶前，且要确实洗干净。

◎ 保持宝宝口腔清洁，喝完奶后要用开水沾湿的纱布清洁口腔。

◎ 奶瓶、奶嘴、餐具要确实清洗干净并消过毒才可使用，有习惯用安抚奶嘴的宝宝，要多备几个安抚奶嘴，常常清洗、消毒。

◎ 哺喂母乳的妈妈要保持乳房、内衣的清洁，要每天洗澡、更换胸衣，并且保持胸衣的干燥、定时更换溢乳垫。

◎ 宝宝的玩具要定时清洗。

◎ 注意家中清洁、除湿，以减少霉菌滋生。

新生儿败血症

新生儿败血症是指各种病菌侵入新生儿血液循环并在血液中生长繁殖、产生毒素使患儿出现严重感染中毒症状的全身感染性疾病。感染可经过以下途径：

◎ 宫内感染：母亲孕期有感染时，细菌可经胎盘血感染胎儿。

◎ 产时感染：产程延长、难产、胎膜早破时，细菌可由产道上行进入羊膜腔，胎儿可因吸入或吞下污染的羊水而患肺炎、胃肠炎、中耳炎等，进一步发展则成为败血症。

◎ 产后感染：最常见。细菌可从皮肤黏膜、呼吸道、消化道、泌尿道等途径侵入血液循环，脐部是细菌最易入侵的门户。

症状

❶体温变化：足月儿多有体温升高，早产儿及低出生体重儿则常表现为体温不升或体温不稳定。

❷呼吸系统表现：患儿可出现呼吸急促、发绀，重症有呼吸暂停、三凹征等。

❸消化道症状：可出现呕吐、拒奶、腹胀及腹泻。

❹黄疸及肝脾肿大。

❺神经精神症状：患儿常有精神萎靡、嗜睡、反应低下、激惹、惊厥等。

诊断

患儿到医院就诊时，需做如下检查。

❶病原菌检查：要做细菌培养或直接涂片查细菌。还可做免疫法检

测细菌抗原，从而确定致病菌。

❷其他实验室检查：包括外周血检查，杆状核细胞/中性粒细胞总数（I/T）比值≥0.2，提示有感染存在。若同时伴有白细胞总数<5000/立方毫米，或3天后白细胞总数>20000/立方毫米，则表明感染严重。

治疗

❶根据细菌培养及药敏试验按医嘱选用有敏感的抗生素。

❷补充营养维持体液平衡。采用物理方法使患儿保持正常体温。发绀时可吸氧。

预防及护理

做好产前保健，及时治疗孕妇感染性疾病。产时做到无菌操作，对难产及羊水污染严重的新生儿可用抗生素预防性治疗，与新生儿接触的人（包括产母、医护人员等）均应先洗手，这是切断感染途径的重要方法，做好新生儿皮肤黏膜（包括脐带、口腔黏膜等）的护理，一旦发现皮肤化脓感染应立即就医。

词汇解读

三凹征

是指吸气时胸骨上窝、锁骨上窝、肋间隙出现明显凹陷，是由于上部气道部分梗阻所致吸气性呼吸困难。常见于气管异物、喉水肿、白喉等。出现“三凹征”是因为呼吸极度困难，辅助呼吸肌如胸部及腹部的肌肉都强力运动以辅助呼吸活动，此时虽企图以扩张胸廓来增加吸气量，但因肺部气体吸入困难，不能扩张，致使在吸气时可见胸骨上窝、两侧锁骨上窝以及下部肋间隙均显凹陷。此时亦可伴有干咳及高调吸气性喉鸣。常见于喉部、气管、大支气管的狭窄和阻塞。当伴随出现发绀、双肺湿啰音和心率加快时，提示为左心衰竭。

早产儿护理

早产儿又称未成熟儿，是指胎龄未满37周的活产婴儿，多数体重不足2500克，身长不足47厘米。主要特点是孕期不足；各器官形态和生理功能尚未成熟，生活能力较弱。在宫内生长发育正常，体重、身长和成熟程度是与胎龄相称的早产儿，为适于胎龄儿。

病因

发生早产的原因，主要与促使子宫收缩的各种因素有关。

母体因素，如母亲患急性热性病、过度劳累或精神紧张、外伤；患妊娠高血压综合征、生殖器官畸形或炎症、内分泌失调等。

胎盘因素，如前置胎盘或胎盘早剥。

胎儿因素，如双胎、畸形、脐带异常等。

无论上述任何原因都可使胎儿在不满37周出生，从而导致早产的因素。

临床表现

❶外观特点：皮肤鲜红薄嫩，水肿发亮，毳毛多，胎脂丰富，皮下脂肪少。头大，占身长的1/3，囟门大，骨缝宽。头发纤细不易分开。耳壳紧贴于颅骨，耳舟不清楚。肋骨软，肋间肌无力，吸气时胸壁易凹陷。乳腺无结节，乳头隐约可见。腹壁薄弱，易有脐疝。指甲软，未达指端，足跖纹理仅拇趾跟部有1～2条，足跟光滑。男婴睾丸未降，女婴大阴唇不能遮盖小阴唇。

❷体温：体温不升，易并发硬肿症，在高温环境中易引起高热。

❸呼吸：呼吸浅表，节律不整，易出现呼吸暂停，肌张力低下，胎龄越小，越易出现并发症，如肺不张、肺透明膜病、吸入性肺炎、肺出

血等而出现缺氧、酸中毒和呼吸衰竭等。

❹消化功能：吸吮、吞咽功能差，造成喂养困难，易溢乳、呛奶而引起窒息或吸入性肺炎。

❺肝功能：黄疸持续时间长，易发生病理性黄疸，且程度重，易出现高胆红素血症和胆红素脑病。凝血功能差，易发生颅内出血及肺出血。肝功能不完善，易导致低血糖、贫血、佝偻病、低蛋白血症而出现水肿。

❻肾功能：肾功能低下，易导致酸碱失衡、高血糖、电解质失衡等。

❼免疫功能：免疫功能低下，易感染。

❽神经系统：多处于抑制状态，活动少，哭声细小或不哭，肌张力低下，四肢呈伸直状。拥抱反射、握持反射不完全，无恶心及咳嗽反射，易引起气管内吸入。易发生脑室管膜下出血。

护理

* 保暖

早产儿由于产热少、散热快，体温多偏低，故需注意保暖，防止发生硬肿症。生后立即擦干羊水，勿擦掉胎脂，放入暖箱进行生后护理及抢救。根据体重调整暖箱温度，要求皮温逐渐达到36℃～37℃。待体温稳定后逐渐降低暖箱温度。如已处于低温状态，要逐渐复温，防止肺出血。

* 呼吸管理

早产儿由于呼吸功能发育不成熟，易发生呼吸暂停或阵发性青紫，出生后必须立刻将呼吸道分泌物吸出，采取各种措施清除干净。生后数小时及喂奶前后均应短时间给氧，用面罩小流量给氧，一般不超过3天，氧浓度勿超过40%。无论用何种方式给氧，要保证氧气吸入。呼吸困难者好转后要及时停用。早产儿给氧时间长，或给氧浓度过大，易致氧中毒，可发生晶体后纤维组织增生症和支气管肺发育不良、红细胞破坏增加，加重黄疸和贫血。

* 居家注意事项

由于早产儿的体质特别敏感，且比一般足月宝宝更需要充足的睡眠，因此，给予他们一个明亮温暖的空间，让他们感到舒适安全，是爸妈要特别注意的。须注意的事项有：

◎ 保持一定的空气湿度。白天时，可将窗户打开，不仅让空气流通，还可达到阳光杀菌的效果。

◎ 房间避免铺设地毯以及毛毯。早产儿的心肺功能尚未发育完全，地毯以及毛毯中的毛屑，容易引起早产儿过敏。此外，加装窗帘的家庭，也应尽量定期清洗、让阳光曝晒、杀菌。

◎ 浅粉色调可以安定宝宝心灵。从医院回到家中，早产儿面对的是全然陌生的环境，爸妈要如何增加宝宝的安全感呢？在婴儿房的色调上，可以选择较温暖的颜色，譬如浅粉红色调、淡鹅黄、淡黄绿色等。

* 需要爸妈温暖的怀抱

从怀胎开始，早产儿就沉浸在妈妈的子宫里，感受妈妈温暖的怀抱。如今宝宝提早出来会有不安全感。这时候，建议让宝宝整个贴在自己的胸部上（爸爸或是妈妈必须将身上衣物褪去），让宝宝整个身体贴在爸爸或是妈妈的身体上，感受肌肤之间的温度。早期适当地给予早产宝宝刺激，不但可增进早产宝宝的感官发展，也让亲子间更加亲密。

* 合理喂养

早期喂养：合理喂养是提高早产儿成活率的关键，目前主张出生后4～6小时即开始喂奶。早喂奶可防止低血糖、高胆红素血症、酮尿症的发生、生理体重下降时间过长，并可减少蛋白质的分解代谢。吸吮、吞咽功能差者可采用鼻管喂养。如有反复呼吸暂停或严重呼吸困难不能鼻食者，可采用静脉高营养输液。

强调母乳喂养：因人乳营养适于婴儿吸收，并含有各种免疫球蛋白，尤其是初乳，能提高呼吸道和消化道的防御能力。

有些早产儿在医院时，就已经习惯喝配方奶。不过，早产儿回家后的6个星期内，还是要先以院方的配方奶为主，之后再慢慢地改变比例，依照医护人员的指示，调整早产儿的牛奶配方。冲泡奶粉前及喂食前，都要将双手洗净擦干。

监测生长速度：对体重<1500克者应每日测量体重，计算液体入量和热量，用生长曲线来监测生长速度。一般生后第5～6天体重开始逐渐恢复，平均约16天后恢复出生体重，以后每日增加10～30克。

＊ 预防感染

早产儿由于免疫功能低下，要严格执行消毒隔离制度。

＊ 预防核黄疸

早产儿由于肝功能差，易发生高胆红素血症。由于血脑屏障通透性高，血清白蛋白含量低，以及易发生缺氧和酸中毒。当血清未结合胆红素达171moI/L（10mg/dl）时即可发生核黄疸。生后应注意监测胆红素。

＊ 预后

胎龄越小，体重越低死亡率越高。主要死亡原因为窒息、肺透明膜病、颅内出血、感染和硬肿症等。小于胎龄儿生长发育常有障碍。

小贴士

保温箱住多久

一般足月宝宝在妈妈肚子里需要待上38～40周，在妈妈子宫内待不到37周的宝宝，就可以算是早产儿。因此，医院会将这些早产儿放置在保温箱内，待早产儿已经可以像足月儿般正常喂食，体温也正常时，才可以离开保温箱。如此一来，就可以大约推算出早产儿必须待在保温箱的时间长短。假使早产儿在妈妈肚子里只有待上30周，那么在保温箱的时间就是（37−30=7）约7周，以此类推。

Part 3

感染性疾病

半岁以后小儿的抗病力下降

7个月以前的宝宝，体内有来自母体的抗体等抗感染物质以及铁等营养物质。抗体等抗感染物质可防止麻疹等多种感染性疾病的发生，而铁等营养物质则可防止贫血等营养性疾病的发生。

一般从出生后7个月开始，由于宝宝体内来自母体的抗体水平逐渐下降，而宝宝自身合成抗体的能力又很差。因此，宝宝抵抗感染性疾病的能力逐渐下降，容易患各种感染性疾病，如各种传染病以及呼吸道和消化道的其他感染性疾病，尤其常见的是感冒、发热。有的宝宝6～7个月之前是好好的，几乎没有出现过感冒、发热，可一到6～7个月以后，宝宝就像变了个人，三天两头的感冒发热。

同样，一般从出生后7个月开始，因宝宝体内出生前由母体提供储备的营养物质已接近耗尽，而自己从食物中摄取各种营养物质的能力又较差，如果不注意小儿的营养，小儿就会因营养缺乏而发生营养缺乏性疾病，如小儿缺铁性贫血、维生素D缺乏性小儿佝偻病等。

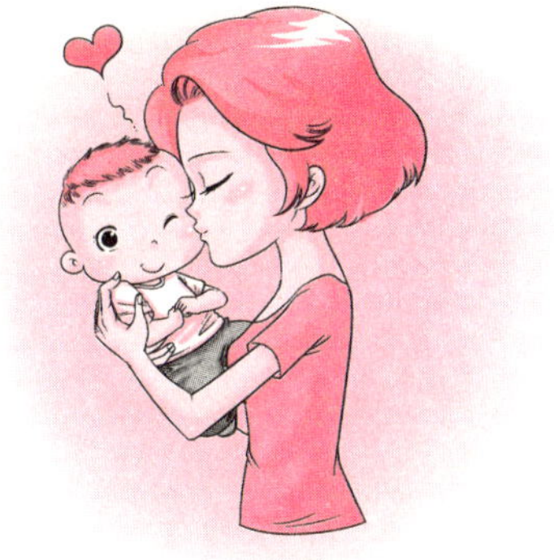

因此，要积极采取措施增强宝宝的体质，提高抵抗疾病的能力，主要应做好以下几点：按期进行预防接种，这是预防小儿传染病的有效措施；保证小儿营养，各种营养素如蛋白质、铁、维生素D等都是小儿生长发育所必需的，而蛋白质更是合成各种抗病物质如抗体的原料，原料不足则抗病物质的合成就减少，小儿对感染性疾病的抵抗力就差；保证充足的睡眠也是增强体质的重要方面；进行体格锻炼是增强体质的重要方法，可进行主、被动操以及其他形式的全身运动；多到户外活动，多晒太阳和多呼吸新鲜空气。

麻疹

麻疹是一种由麻疹病毒引起的急性出疹性传染病，具有高度传染性。临床以发热、流涕、结合膜炎、咳嗽、麻疹黏膜斑（可氏斑）和全身斑丘疹，疹退后糠麸样脱屑，并留有棕色色素沉着为其特征。已有麻疹减毒活疫苗普遍应用，有效控制了流行发生。

患者是唯一的传染源。患者在潜伏期末2～3天和出疹后5天内，均有传染性。带病毒的飞沫通过喷嚏、咳嗽、说话等，直接传播入呼吸道，也可污染日用品、玩具、衣服等间接传播。

症状

❶潜伏期6～18天不等，一般为10～12天。

❷前驱期指从发热开始至出疹，一般为3～4天。以发热、上呼吸道炎（包括结合膜炎）和麻疹黏膜斑为主要症状。

❸出疹期在发热3～4天后出现皮疹，持续3～5天。

❹恢复期在出疹3～5天后，皮疹按出疹顺序消退，同时皮疹颜色由红色逐渐转为棕褐色。

肺炎是最常见的并发症，也是引起麻疹死亡的主要原因。其他并发症还有喉炎、麻疹脑炎和亚急性硬化性全脑炎、营养障碍，并可致使结核病恶化。

发热、流鼻涕，流眼泪，白眼珠发红，有眼屎，一声声地干咳，发热4天左右开始出淡红色的皮疹。由脖子、脸开始，进而全身发展，四肢的疹子逐渐增多，都是孩子出麻疹的常见症状。

治疗与护理

麻疹是由麻疹病毒引起的，抗生素对它无效，因此，出麻疹一般不需用抗生素。有的人为了“保险”，就给病儿使用抗生素，这样做只会给病儿增加痛苦，没什么好处。但是，在少数麻疹病儿合并了细菌性肺炎时是需用抗生素的。

一般麻疹患儿，只需多喝些开水，做好口腔、鼻及眼的清洁卫生。可用芦根煮汤喝，或银翘解毒丸类药物，吃点五粒回春丹更好。高热时可用物理退热法降温，咳嗽厉害时服用小儿止咳糖浆。一般麻疹病儿，只要没有其他并发症，经过几天（疹子出3天，落3天）就会逐渐恢复。

预防

按照我国政府规定的儿童计划免疫程序，将8～12个月儿童定为初次免疫接种对象，皮下注射麻疹减毒活疫苗。对体弱有病的婴幼儿，未接受过麻疹预防接种者，在接触麻疹病毒后，于5天内给予肌内注射人丙种球蛋白或胎盘球蛋白，可降低罹患麻疹的可能。

风疹

风疹是一种由风疹病毒引起的急性出疹性传染病。胎儿早期感染可造成严重的先天畸形。

本病多在冬、春两季发病，可在儿童群体内流行，主要通过空气飞沫传播。感染风疹病毒后，约1/3病例出现临床表现，其他大多为隐性感染，但也有传染性。感染后能获得稳固而持久的免疫力。

潜伏期为12～23天，平均18天。

症状

❶ 前驱期短暂或不显，易被忽略。此期可有低热、不适、轻微上呼吸

道炎症表现，如咳嗽、流涕、结合膜充血和咽红等。

❷通常于发热第1～2天就开始出疹。另一典型表现为淋巴肿大，多见于枕后、耳后和两侧颈部。可在皮疹出现前发生，并持续1周或更久。有的患者伴有轻度脾脏肿大。

皮疹出现5天后即无传染性，一般可不隔离。主要是使用支持疗法，对症治疗。可酌情给予退热剂，止咳剂及镇痛剂。喉痛用复方硼砂液漱口，皮肤瘙痒可用炉甘石洗剂或生油涂拭，结膜炎用0.25%氯霉素滴眼液滴眼数日。

治疗与护理

＊可使用传统方法缓解症状

◎ 花生油50克，煮沸后稍冷加入薄荷叶30克，完全冷却后过滤去渣，外涂皮肤痒处，有止痒作用。

◎ 板蓝根冲剂，每次1包，每日3次，用于解表。

◎ 银翘解毒片，每次1片，每日3次。

＊家庭护理注意

❶发现风疹病患儿，应立即隔离，隔离至出疹后5天。

❷风疹流行期间，不带易感儿童去公共场所，避免与风疹病患儿接触。

❸患儿卧床休息，避免直接吹风，防止受凉后加重病情。发热期间多饮水。饮食宜清淡易消化，不吃煎炸与油腻之物。

❹防止搔破皮肤，引起感染。

孕妇，尤其在妊娠早期，不论以往是否患过风疹或接种过风疹疫苗，均应避免与风疹患者接触，以免感染或再感染，引致胎儿发生先天性风疹综合征。对于易感者可接种风疹疫苗。对于密切接触者，可以使用特异性高效价免疫球蛋白。

水痘

水痘传染方式与潜伏期

水痘是一种传染性很强的出疹性传染病。

它是人与人之间主要经由飞沫的传染或经皮肤直接接触。此外，也可被经由被水疱液和黏膜分泌物污染的器物间接传染。痂皮则不具传染性。此症是最具传染性的疾病之一，特别是在发疹早期。

潜伏期2～3周，一般为14天左右。由出红疹以前5天起（通常为前1～2天）到第一批水疱出现后5天之间，在患者出现水痘疹前的传染力最高。带状疱疹患者的传染力可持续到水疱出现后1周。水痘痊愈后，病毒潜伏于体内，至成年时复发为带状疱疹。

症状

❶潜伏期：10～21天，一般为14～16天。

❷ 前驱期：出疹前24小时可有一些前驱期表现，如轻微发热、不适，食欲差，颤抖、腹痛、肌肉或关节酸痛，有时伴有猩红热样或麻疹样皮疹。

❸ 出疹期：初起时为成批的细小、红色斑丘疹或斑疹，由脸、头皮往躯干及四肢延伸，全身性的皮疹逐渐快速显现，在6～8小时内变成表浅的水疱疹，疱壁薄，很易破裂。24小时内，疱液从清亮转为云雾状，然后疱液干燥而结痂。可能出现于头皮、腋下、口腔、上呼吸道黏膜和眼结膜。

除上述典型水痘外，尚可见到下列少数不典型类型，如出血性、进行性、弥漫性水痘。

疱疹平均数量为200～300个，严重病例可达上千个，剧烈瘙痒。疱疹开始为红色斑点，发展为含清亮且具有感染性液体的疱疹，随后疱疹内液体变浑浊，4～5天后疱疹干燥、结痂、脱落并在皮肤上留下粉白色区域，最后皮肤复原。由于出疹是此起彼伏的，所以完全康复需要1～2周。

并发症主要有继发性皮肤细菌感染、水痘脑炎和水痘肺炎等。其他可有横断性脊髓炎、周围神经炎、视神经炎、急性肾炎、肝炎、心肌炎、关节炎等并发症。

治疗

主要是抗病毒治疗及对症治疗，预防皮疹继发细菌性感染，局部可涂以龙胆紫。对重症水痘或水痘肺炎，可进行抗病毒治疗，也可应用干扰素或阿糖腺苷等治疗。

出水痘的护理

宝宝患水痘并不可怕，可得到终身的免疫。得水痘期间，要做好隔离，多让宝宝休息，多喝水，给宝宝吃些清淡的食品，不要吃鱼虾等刺激性的东西。要保持室内卫生，室内要常通风换气。不要给宝宝洗澡，要勤换内衣。由于在皮疹期有严重的瘙痒感，因此要注意给宝宝剪短指甲，以免宝宝用手抓破水痘，造成感染，留下疤痕。

配合日常的清洁护理，饮食上宜选择清热解毒的食物，如绿豆、海带、薏米等。“绿豆薏仁海带汤”适合水痘患儿食用。

* 绿豆薏仁海带汤

原料：绿豆100克，海带50克，薏米30克，冰糖10克。

制作与服法：将绿豆浸泡一天后，用手心轻轻揉搓去皮；海带洗净后切成丝；薏米洗净备用；将去皮的绿豆放入高压锅中，加入适量清水（约绿豆的2倍），煮约20分钟，使其成为豆沙；锅置火上，放入煮好的绿豆沙、海带丝、薏米和适量清水，先用大火烧开，再改用小火煮至烂熟，放入冰糖即可食用。

功效：清热解毒、消暑利水。

预防

❶隔离患者直至全部皮疹结痂为止。对接触的易感者，观察3周。

❷带状疱疹患者恢复期的免疫球蛋白和具有高滴度抗体水平的成人血清均可用来作为被动免疫，保护衰弱儿或免疫缺陷患者接触水痘后不发病。

❸接种水痘疫苗。能有效防止70%～90%的水痘发生。

◎ 1～12岁健康儿童：施打一剂。

◎ 12岁以上：接种两剂，间隔4～8周。

◎ 使用禁忌：先天性免疫功能缺陷、淋巴瘤或肿瘤、有症状的艾滋病患者、接受高剂量类固醇治疗者、孕妇、21天内有接触水痘或带状疱疹病患等。一般疾病治疗期、发热者缓用。

◎ 不良反应及处理：接种本疫苗后一般无反应，在接种后第6～18天内少数人可有短暂一过性的发热或轻微皮疹，一般无须治疗会自行消退，必要时可对症治疗。

水痘致死率相当低，其致死原因在小孩以败血症和脑膜炎最常见。但是对于某些特殊的患者，如白血病孩童和新生儿，则致死率会高达5%～10%。

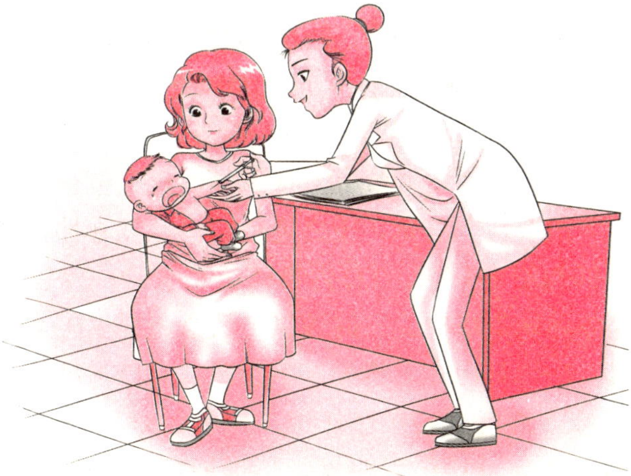

幼儿急疹

幼儿急疹又称婴儿玫瑰疹，是婴幼儿常见的急性发热出疹性疾病，其特点为婴幼儿在高热3～5天后，体温突然下降，同时出现玫瑰红色的斑丘疹。为小儿常见病毒感染性疾病之一。

本病一年四季可见，但以冬、春季为最多。发病人群以6个月以上至2岁的婴幼儿为主。尤以1岁以下婴儿最多。80%以上为生后6个月发病。病儿、无皮疹的患者和隐性感染者都是本病的传染源，健康带毒者可能是原发感染的主要来源，可经唾液及血液传播。发病后人多可获得终身的免疫力。

症状

❶ 前驱期：患儿无明显诱因突然出现高热，体温达39℃～40℃或更高，持续3～4日后体温骤降，也有少数病例体温逐渐降落，或高热24小时后降至正常，再继以间歇发热2～3日降至正常。大多数患儿除高热外，一般情况良好，少数患儿于高热时出现惊厥和脑膜刺激征。发病在冬季常有呼吸道症状，如咳嗽、流涕，多数有鼻炎，咽部轻或中度充血。夏、秋季发病者常伴有恶心、呕吐、腹泻等。

❷ 出疹期：皮疹大多出现于发热3～4日，体温骤退后，少数在退热时出现皮疹，是本病的主要特征。皮疹呈淡红色斑疹或斑丘疹，直径约1～3毫米，周围有浅色红晕，压之褪色，多呈散在性，亦可融合，不痒，皮疹由颈部和躯干开始，1日内迅速散布全身，以躯干及腰臀部较多，面部及四肢远端皮疹较少，肘膝以下及掌跖部多无皮疹。皮疹数小时后开始消退，1～2日内完全消失，不脱屑，无色素沉着。发热期少数患者在软腭及悬雍垂可见淡红色斑疹，出疹后即消失。颈部淋巴结肿大，尤以枕后及耳后淋巴结为明显，热退后可持续数周才逐渐消退。

在发病第1～2天，血常规检查白细胞计数可增高，但发疹后白细胞计数下降，淋巴细胞相对增加。

本病一般症状较轻，预后多数为良性。

并发症可见脑炎、脊髓膜炎、面神经麻痹、急性肝炎、心肌炎、血小板减少性紫癜等。

治疗

幼儿急疹具有自愈性，预后良好，治疗原则以对症处理为主。高热时给予物理降温，并适当应用退热剂，防止高热惊厥；患儿宜卧床休息，补充足量水分，给予易消化食物；适当应用清热解毒的中药，如板蓝根冲剂、清解合剂或抗病毒口服液等。发生惊厥时，可予以镇静剂；腹泻时，可予以止泻及助消化药。

护理

❶ 保持室内空气流通，注意温度和湿度，避免过冷过热。

❷ 饮食宜进易消化的食物，应富含维生素、热量和适量蛋白质，适当增加饮水量，忌食生冷油腻。

预防

目前无有效预防方法。一般患者不需要隔离，在集体儿童机构中，对接触患者的易感儿应密切观察10日，如有发热，需暂时隔离治疗。

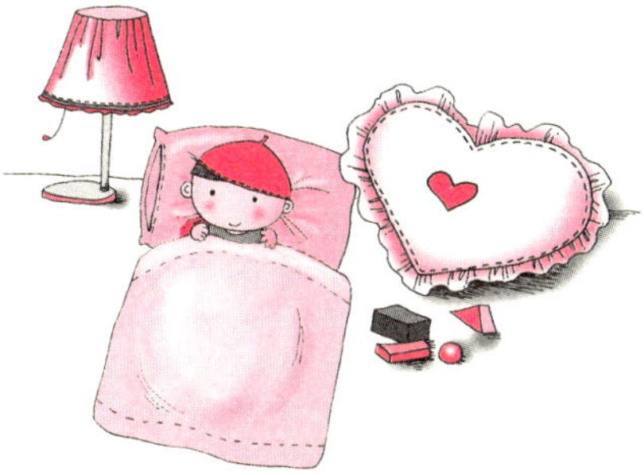

流行性腮腺炎

流行性腮腺炎是一种由腮腺炎病毒引起的急性呼吸道传染病，其临床表现特征为唾液腺肿大，尤以腮腺肿大最常见。

传染源为患者和隐性感染者。在腮腺肿大前6天到肿大后9天，均可自病人的唾液中检出病毒。传播途径为含有病毒的唾液或其他分泌物，借直接接触或飞沫，经咽喉部侵入易感者。人对本病普遍易感。感染后具终身免疫。婴儿可自母体获得被动免疫，可维持至9个月之久，因而1岁以内婴儿很少发病。本病全年均可发病，冬、春尤为多见。在集体儿童机构内易有流行。

流行性腮腺炎潜伏期为8～30天，一般为16～18天。约30%～40%为患者隐性感染，其余60%～70%患者可有下列各种不同表现，以腮腺炎最为常见。

症状

* 腮腺炎

典型病例先有发热、头痛、厌食和不适。在24小时内，患者诉“耳痛”，疼痛位于耳垂，咀嚼时加剧，次日出现腮腺肿胀，于1～3日内达高峰。经1～6日，发热消退。腮腺炎时，腮腺以耳垂为中心呈马鞍形肿大，凹陷部位贴近耳垂。

* 脑膜脑炎

患者表现为发热、头痛、呕吐、颈抵抗、神志改变，但很少惊厥。脑脊液呈无菌性脑膜炎改变。

* 睾丸炎、附睾炎

青春期及成人男性患者有20%～35%发生，常在腮腺炎发生1～2周内出现症状。多为单侧受累。患者病起会出现发热、寒战、头痛、呕吐和下腹痛等症状，随着发热出现，睾丸很快肿胀变硬，疼痛和触痛。

*** 胰腺炎**

常与腮腺炎并发，亦可单独出现。

*** 其他**

尚可有甲状腺炎、乳腺炎、泪腺炎、关节炎、肝炎、间质性肺炎、肾炎、心肌炎等表现。

治疗与护理

目前，还没有能杀灭腮腺炎病毒的药物，所以，对腮腺炎尚无特效疗法。抗生素类药物对病毒不起作用，故不需用抗生素治疗。主要为对症治疗。急性期注意休息，给予流质和软性食物，避免摄入酸性饮食。

这是一种可以自愈的疾病，病程10～14天，先是体温恢复正常，随之腮腺逐渐消肿，不留痕迹。一般不需内服药，如果发热很高时可用些退热药，以中成药为好；腮痛时可用毛巾冷敷，或用金黄散、紫金锭外敷。经常用淡盐水漱口，保持口腔清洁。如果有持续性高热，呕吐频繁，脖子发挺，甚至抽风，可能是病毒侵入了胰腺或脑子里，发生了胰腺炎或脑膜炎。要注意经常观察患儿，如发现有并发症的可疑症状时，应及时去医院诊治。

隔离患者至腮腺肿胀完全消退为止。集体儿童机构内的易感儿应检疫3周。

中医认为本病的发生与感受风瘟病毒有关，可用清热解毒的药膳加以治疗。

*** 绿豆白菜心**

原料：绿豆100克，白菜心3个（约500克）。

方法：先将绿豆置小锅内大火煮开花，用文火炖烂，加入白菜心，再煮20分钟，取汤顿服，每日1～2次。

功效：清热解毒，对流行性腮腺炎有效。

＊银花薄黄饮

原料：金银花15克，薄荷6克，黄芩3克，冰糖15克。

方法：前三味水煎取汁，入冰糖溶化服用。

功效：辛凉解表，清热解毒，适用于痄腮初起，发热恶寒，腮部肿胀等症。

＊银花赤小豆羹

原料：金银花10克，赤小豆30克。

方法：金银花装入纱布袋，扎口；赤小豆淘净，加水先煮至熟烂，入金银花袋，再煮3～15分钟，去药袋，食豆饮汤。

功效：辛凉解表，清热散结。适用于痄腮初起，发热恶寒，身痛、头痛。

民间流传的单方、验方：

❶ 板蓝根15～30克，水煎服。

❷ 紫花地丁15～30克（鲜者30～60克），水煎服，日1服。

❸ 夏枯草15～30克，甘草6克，水煎服，日1服。

❹ 大青叶15～30，菊花10～15克，水煎服，日1服。

❺ 蒲公英15～30克（鲜者30～60克），金银花10～15克，甘草6克，水煎服，日1服。

外治法治疗：

❶ 把如意金黄散（中成药）用蜂蜜调和，外敷。

❷ 仙人掌1片（约50克），去刺捣烂，敷患处。

❸ 青黛适量，醋调外敷。

患本病后宜食清淡、流质、无刺激食物，如米汤、藕粉、豆浆、牛奶、蛋花汤、梨汁、蔗汁，要避免食热性食物，忌食酸性、辛辣、海货、河鲜等发物。患病期间，小儿要隔离，直至腮腺肿胀完全消退为止。平时要注意休息，多喝开水。纤维素多的食物和易产生胀气的食物，如芹菜、黄豆芽，红薯、土豆、白萝卜等不可食用。给予流质和软性食物，避免摄入酸性饮食。

猩红热

猩红热是由A组β型溶血性链球菌引起的急性出疹性传染病。猩红热患者、链球菌性咽峡炎患者和健康带菌者都是传染源。直接与患者或带菌者接触，带菌飞沫、污染玩具、日用品和食物等经口传播，或通过皮肤创伤入侵，都可传播。1岁前婴儿不易感染。自然感染获得的免疫持续终身。

猩红热潜伏期一般为1～7天，通常为2～4天。

症状

普通型猩红热症状可分为三期：

❶ 前驱期：骤起发热，体温高低不一。同时伴有咽痛、呕吐和头痛、全身不适等症状。舌被白苔，舌尖和边缘红肿，突出的舌乳头也呈白色，称为白草莓舌。起病4～5天时，白苔脱落，舌面光滑鲜红，舌乳头红肿突起，称红草莓舌。

❷ 出疹期：多在起病12小时内出疹，有时可延至2天。猩红热皮疹具有下列特点：

◎ 出疹顺序和形态：皮疹最早见于颈部、腋下和腹股沟处，于24小时内很快由上而下遍及全身。皮疹特点为红色细小丘疹，呈鸡皮样，抚摸时似砂纸感，皮疹密集，点疹间呈一片红晕，偶可见正常皮肤。用手指按压皮疹可褪色，暂呈苍白，10余秒后又恢复原状，称“贫血性皮肤划痕”。

◎ 颜面特征：面部潮红，口唇周围苍白，形成环口苍白圈。

◎ 腋窝等处特征：皮肤折叠处如腋窝、肘窝、腹股沟等处，皮疹更密，可夹有出血点，形成明显的横纹线。

❸ 恢复期：皮疹沿出疹顺序消退，体温正常。

治疗

❶抗生素治疗。孩子出现症状，要及时到医院诊治，医生会选用抗生素治疗。

❷做好呼吸道隔离，并嘱患者于急性期卧床休息，供给充分的营养和水分，防止继发感染。

食疗与护理

◎ 绿豆50克煮至半熟，再放入大米30克共煮成粥，食前加入冰糖适量。功效：清热解毒。

◎ 鲜芦根30克，加水1500毫升水煎，取汁去渣，入粳米50克，煮粥加糖后服食。功效：解毒、生津。

◎ 金银花15克，水煎加糖代茶饮。功效：退热利尿。

◎ 菊花10克，用开水沏泡，加适量白糖饮服。功效：清热解毒。

◎ 胡萝卜60克，切片水煎，饮汁，每日数次。功效：退热消炎。

◎ 鲜荸荠10～20个，洗净切片水煎，饮汁吃荸荠。功效：清热、凉血、止血。

目前尚无有效的主动免疫，预防着重于控制细菌的传播。

猩红热患者、同时患急性咽炎或扁桃体炎患者和健康带菌者都是传染源，均需隔离。接触患者应戴口罩。流行期间，禁止小儿去公共场所。对密切接触患者的小儿易感者，可给予抗生素预防。

细菌性痢疾

细菌性痢疾（简称菌痢）是由痢疾杆菌引起的常见肠道传染病。临床以发热、腹痛、腹泻、里急后重感及黏液脓血便为特征。因各型痢菌毒力不同，临床表现轻重各异。

痢疾杆菌随患者或带菌者的粪便排出，通过污染的手、食品、水源或生活接触，或苍蝇、蟑螂等间接方式传播，最终均经口入消化道使易感者受感染。

学龄前儿童患病多，与没有良好卫生习惯有关，患同型菌痢后没有巩固的免疫力，所以有的孩子反复多次发病。细菌性痢疾以夏、秋两季多见。

症状

潜伏期一般为1～3天。病前多有不洁饮食史。依据其病程及病情分为急性与慢性两期以及六种类型。其中以急性中毒型细菌性痢疾在儿童中多见。

急性中毒型多见于2～7岁健康儿童，起病急骤，进展迅速，病情危重，病死率高。患儿突然高热起病，肠道症状不明显，依其表现分为三种类型。

周围循环衰竭型以感染性休克为主要表现：面色苍白，口唇或指甲紫绀；上肢湿冷，皮肤呈花纹状；血压下降，脉压差变小；心率快；尿少；出现意识障碍。个别病例可于24～48小时内转化为中毒型菌痢。因此，小儿发生菌痢，家长一定不能大意，不能随便吃点药看看再说，应该及时到有资质的医院化验确诊。

呼吸衰竭型为一种严重临床类型。早期可有剧烈头痛、频繁呕吐，典型呈喷射状呕吐；面色苍白、口唇发灰；伴嗜睡或烦躁等不同程度意识障碍。晚期表现为反复惊厥、血压下降、呼吸节律不齐、深浅不匀等。

混合型是以上两型同时或先后存在，是最为严重的一种临床类型，病死率极高（90%以上）。

急性菌痢一般预后良好，发病后2周左右可以痊愈。少数患者可因治疗不当或不及时，或因体质衰弱等因素，转变为慢性或遗有肠功能紊乱。中毒型菌痢因诊治不及时，病死率高。

治疗

怀疑孩子患细菌性痢疾一定要及时到医院诊断治疗，不可随便服用止泻药拖延。

❶首先要抗感染：选择敏感抗菌药物，联合用药，静脉给药，待病情好转后改口服。

❷控制高热与惊厥。

预防

❶家中发现患者和带菌者，早期隔离，直至粪便培养隔日一次，连续2～3次阴性方可解除隔离。做到早期治疗，彻底治疗。

❷管好水源、食物和粪便，消灭苍蝇。注意个人卫生，养成饭前便后洗手的良好卫生习惯。

❸孩子的食物，一定要卫生。生吃的水果蔬菜，要洗净消毒。买来的熟食，有真空包装的要看看保质期。要加热消毒后再吃。不要给孩子吃街边摊贩制作的食物。不要给孩子吃剩菜、剩饭。

手足口病

手足口病是由柯萨奇病毒和肠道病毒引起的传染病，多发生于婴幼儿，可引起手、足、口腔等部位的疱疹，个别患者可引起心肌炎、肺炎、无菌性脑膜炎等并发症。引发手足口病的肠道病毒有20多种（型），其中以柯萨奇病毒A16型（Cox A16）和肠道病毒71型（EV 71）最为常见。

传染源

手足口病的传染源是患者和隐性感染者。患者在发病1～2周自咽部排出病毒，3～5周从粪便中排出病毒，疱疹液中含大量病毒，破溃时病毒即溢出。该病的潜伏期为2～7天。

传播方式

该病传播方式多样，病毒可通过唾液、疱疹液、粪便等污染的手、毛巾、手绢、玩具、食具、奶具以及床上用品、内衣等引起间接接触传播；患者咽喉分泌物及唾液中的病毒可通过飞沫传播；如接触被病毒污染的水源及饮食，也会发生感染。

临床特征

急性起病，部分患者有发热，1～2天后开始出现皮疹，通常在手足、臀部出现，或出现口腔黏膜疱疹。有的患儿不发热，只表现为手、足、臀部皮疹或疱疹性咽峡炎，病情较轻。疱疹为小米粒或绿豆大小、周围发红的灰白色小疱疹或红色丘疹。宝宝因口腔疼痛而变得烦躁不安、流涎不停，且不肯进食。疼痛明显；手掌或脚掌部疱疹稍大，疱内液体较少。部分患儿可伴有咳嗽、流涕、食欲不振、恶心、呕吐、头疼等症状。该病为自限性疾病，多数预后良好，不留后遗症。大多数患儿在一周以内体温下降、皮疹消退，恢复健康。重症患者病情进展迅速，在发病1～5天出现脑膜炎、脑炎、脑脊髓炎、肺水肿、循环障碍等，极少数病例病情危重，可致死亡，存活病例可留有后遗症。重症患者表现为精神差、嗜睡、易惊、头痛、呕吐，甚至昏迷；肢体抖动，肌阵挛、眼球运动障碍；呼吸急促、呼吸困难，口唇紫绀，咳嗽，咳白色、粉红色或血性泡沫样痰液；面色苍白、四肢发凉，指（趾）发绀；脉搏浅速或减弱甚至消失，血压升高或下降。

诊断

手足口病只是可引起口腔溃疡的许多种传染病中的一种。另一种常见的口腔溃疡的原因是口腔疱疹病毒感染，它使口腔和牙龈产生炎症（有时称口炎）。

临床诊断主要依据表现为初起发热，白细胞总数轻度升高，继而口腔、手、足等部位黏膜、皮肤出现斑丘疹及疱疹样损害。病程较短，多在一周内痊愈。6%是无症状的，70%有简单症状，比如发热、脑炎、出疹，还有20%很重，可以是肺炎等。

早期处理的方法

在鼻咽黏膜感染的时候，或是感觉到是眼睛感染，会感觉到眼睛干涩，还有咽部感染，这是最早期的感染症状，早期感染的时候可以吃一些中药，冲一点感冒冲剂、板蓝根。早期感染后过一两天开始发热，在发热之前如果发现孩子情况不好，可以给他吃0.5克的维生素C，吃到症状消失为止。也可吃点维生素E，吃点微量元素，然后注意休息。维生素C早期抗病毒效果非常好。

早期症状时作为家长很难判断，孩子早期感觉是不好说的，疼了，拒食，哭闹家长才会发现。如果在家3天还不退热的话，应该去医院。

目前对于病毒感染，尤其对于手足口病毒感染有效的是两个药，一个是干扰素喷鼻早期用，系统感染以后喷鼻是没有用的。还有另外一个是利巴韦林。

＊中药治疗方

◎ 对症治疗皮肤疱疹：苦参、野菊花、紫草、地肤子各30克，加水3000毫升，煎至2000毫升，凉至35℃～38℃，泡洗手足臀部10～15分钟。

◎ 对症治疗口咽部疱疹：西瓜霜吹敷口腔患处，或口腔炎喷剂喷患处，每日2次。

◎ 对症治疗口疼牙龈肿：可用板蓝根10克，黄芩、白蘚皮各6克，金银花3克，竹叶、薄荷各2克，煎水含漱。

预防原则

◎ 托幼机构做好晨间体检，发现疑似患者，及时隔离治疗。

◎ 被污染的日用品及食具等应消毒，患儿粪便及排泄物用3%漂白粉澄清液浸泡，衣物置阳光下曝晒，室内保持通风换气。

◎ 家长尽量少让孩子到拥挤的公共场所，减少被感染机会。

◎ 饭前便后要洗手，预防病从口入。

◎ 注意婴幼儿的营养、休息，避免日光曝晒，防止过度疲劳，降低机体抵抗力。

◎ 在流行期间尽量少到医院，严防交叉感染。保持居室内的清洁、通风；经常给宝宝的餐具、玩具进行清洗消毒。

◎ 预防方：金银花6克，大青叶6克，茵陈15克，生薏仁10克，生甘草3克。水煎服，一日分两次服用，连续5～7天。本方剂具有清热解毒、健脾化湿之功效，适用于易感人群预防。此为3～6岁剂量，3岁以内婴幼儿可减量服用，6岁以上者可加量服用。

家庭护理

❶患儿居室内应保持空气新鲜，温度适宜，定期开窗通风，每日进

行空气消毒。

❷一周内应多休息，多饮温开水。饮食宜清淡、可口、易消化，口腔有糜烂时可以吃一些流质食物。禁食冰冷、辛辣、酸咸等刺激性食物。

❸应保持口腔清洁，预防继发感染，每次餐后用温水漱口。口腔有糜烂时可涂金霉素、鱼肝油，以减轻疼痛，促使糜烂早日愈合。

❹患儿衣服、被褥要清洁，衣着应宽大、柔软。床铺应平整干燥。剪短患儿指甲，必要时包裹患儿双手，防止抓破皮疹。

❺臀部有皮疹的婴儿，应随时清理患儿的大小便，保持臀部清洁干燥。

❻疱疹破裂者，局部可涂擦1%紫药水或抗生素软膏。

Q&A

Q：得过一次手足口病是不是就能获得终身免疫了？

A：一次得病后，虽然孩子能对引起此次感染的肠道病毒产生一定的抵抗力，但是多种肠道病毒都可以引起这种疾病。所以，得过一次手足口病的孩子，以后还有可能再次感染。

Q：目前有没有能预防手足口病的疫苗？

A：由于每次引起手足口病流行的病毒不确定，而且这种病的病程轻微，因此没有特别针对这种疾病的预防接种疫苗。

Q：不发热是不是就不传染了？

A：一般发热的话2～7天，平均3天左右，孩子多数经治疗或者自己抵抗力好扛过发热期。在口腔溃疡愈合以后，一周以内呼吸道分泌物还会有排毒，在发热完全好了8～11周之内，粪便还会有病毒。肠道这个病毒是很顽固的，它可以通过胃酸感知的消化，在肠道黏膜不断地隐性地排毒，所以这种排毒期是很长的，把刚愈合的孩子放到幼儿园是很危险的，很有可能再传染其他人。

Q：对手足口病毒应怎样消毒呢？

A：肠道病毒酒精消毒效果不好，84消毒液好一些，还有就是高温加热，紫外线。家里如果有人感染这个病毒，主要是以煮沸的方式消毒。可以用84消毒液泡一泡。但入口的东西不能用84消毒液消毒，以煮沸为首选方法。

肠胃型感冒

肠胃型感冒的正确名称是病毒性肠胃炎。当病毒侵入喉咙，被称为感冒，当病毒侵入肠胃道，会引起种种肠胃不适症状。因此被视为是肠胃的感冒，其中轮状病毒、诺罗病毒、腺病毒，都是常见的病毒类型。

三大病毒类型

轮状病毒感染，主要由进食、体液及飞沫传染，发病初期会出现如感冒症状及呕吐，1～2天后则开始出现严重水便的情况，整段病程约3～7天可痊愈。

诺罗病毒是最常造成肠胃型感冒的主要病毒，因具有高度传播力，会经由被污染的食物、饮水、粪便及体液进入人体，传染性很强，主要症状为呕吐、腹泻，也可能合并发热及肌肉酸痛。

腺病毒好发于2岁以下婴幼儿，主要症状为腹痛、腹泻、呕吐、发热、头痛，不会引起其他呼吸道病变，通常经由粪-口传染，一般会维持5～12天的腹泻，其中2～3天可能伴有呕吐及轻度发热。

发病症状

肠胃型感冒的症状与一般肠胃炎相似，如果病毒作用在胃部，通常会先出现呕吐的症状；如果病毒作用在肠道，则腹泻、腹胀及腹痛症状较明显；如果肠胃同时受到波及，就会出现上吐下泻的情况。

通常一开始受到感染，会先出现恶心，有时伴随腹胀、腹痛的症状；接着依个人体质与感染病毒不同，开始进入6～24小时的呕吐期，较严重的情况甚至可能连喝水都会造成呕吐；呕吐期过后会有持续数天的腹泻症状；整段染病期间还可能伴有轻微发热的情况，体温最高不会超过38.5℃。

由于肠胃型感冒的症状与一般细菌型肠胃炎的症状极为相似，家长可先从粪便中初步辨识，若孩子是细菌型肠胃炎，粪便中会带有黏液及恶臭味；如果是肠胃型感冒，拉出的粪便则多为水样，且带有些微酸味。

家庭护理

通常治疗肠胃型感冒没有所谓特效药，必须靠自体免疫力自行复原，当家中孩子出现疑似肠胃型感冒的症状，家长不需过度担心，只要留意是否出现异常症状，并辅以正确的居家照护方式，即可帮助孩子早日摆脱病情。

❶让患儿增加睡眠是不错的复原方式，可减少体力耗费，但需多留意是否有昏睡不醒的情况。

❷如有轻微发热，可多泡温水浴缓解热症，夏天则建议保持舒适的室温。

❸若有腹痛、腹胀等肠胃不适的症状，可选用含有薄荷成分的乳液或按摩油轻轻按摩腹部。

什么情况须立即就医

肠胃型感冒的典型症状为腹胀、水泻、呕吐，伴有轻度发热。通常在呕吐期过后，症状可逐渐缓解，若症状无法自行缓解，或发现宝宝的活动力持续低落，或有昏睡、抽搐等状况，则需考虑是否为其他病症。若有以上情况，家长应前往医疗院所进一步确认病情。

若病程期间有严重呕吐或腹泻症状，家长应密切观察孩子是否出现脱水情况，如果发现孩子尿量明显减少，皮肤及嘴唇变得干燥，甚至哭闹时不见眼泪，应尽快帮孩子补充电解质及水分。如果因为严重呕吐无法饮水，或超过24小时无法进食，最好送医接受点滴治疗。

全奶哺育期患儿的饮食照护

*** 急性期**

此阶段会有较明显的呕吐感或较严重的呕吐症状，应该以少量多餐的方式减少肠胃负担。母乳宝宝可持续哺喂母乳，以每半小时哺喂5分钟的方式持续进食；配方奶宝宝须立即停止喝奶，以免加重刺激呕吐症状，改以喂食电解水，每次1茶匙，每10分钟喝一次。

*** 缓解期**

通常急性期会维持1天左右，如果连续4小时没有出现呕吐或腹泻现象，可开始增加进食量。母乳宝宝可拉长哺喂时间，配方奶宝宝所添加的奶粉量应比平常少1/2，视情况逐步增加奶粉浓度。

持续观察8小时以上，若已停止呕吐及腹泻症状，应尽早给予进食，逐步恢复正常奶量，此举可帮助宝贝逐渐恢复体力及抵抗力。

辅食阶段以上婴幼儿的饮食照护

*** 急性期**

此阶段不要给予固体食物，可先给予米汤取代平日饮食；如严重呕吐，应停止喝水1小时，视情况再少量多次补充水分或电解液，以10分钟喝1汤匙水为原则，持续观察4小时以上，若已停止呕吐，可慢慢增加饮水量，连续8小时没有呕吐，则可恢复正常饮水量。

*** 缓解期**

当呕吐停止后，除了可食用母乳及不含乳糖的配方奶，也可先给予不添加调味料的米汤试食，再逐步进阶到水果泥、蔬菜泥；大一点的孩童则恢复进食较清淡的淀粉类主食，如稀饭、白饭、馒头、吐司、面条、马铃薯，胃口较差的孩子，可多吃苏打饼干，或是苹果、香蕉等水果增加进食量。清淡饮食需持续1～2天，待症状缓解后再慢慢恢复正常饮食。

肠胃型感冒预防方法

由于肠胃型感冒的病毒多以接触或是飞沫等方式进入人体，只要杜绝接触感染途径，即可避免病灶上身。

◎ 平时就要养成勤洗手的好习惯，尤其是如厕后及进食前，大人准备食物前及返家后也应该保持先洗手的行为。

◎ 在流行高峰期尽量避免出入公众场合，或长时间处在人潮较密集的空间，如无法避免，最好戴上口罩。

◎ 病毒在超过80℃高温环境便无法生存，因此食物必须彻底煮熟才能达到杀菌效果。平时少吃生食或未煮熟的食物，幼童则须完全避免食用这类食物。

◎ 从出现症状到恢复后3天内，最好与家中老人及儿童隔离相处，并避免负责烹煮食物的工作。

◎ 清理呕吐物及粪便时须戴上手套，处理完毕后以热水及清洁剂清洗双手，换下的尿布不要堆放在家中。

◎ 衣物如被污染，应尽速换掉，换下的衣服立刻以热水和清洁剂清洗；避免将患者的衣物与其他待洗衣物一同放置，须单独清洗。

◎ 平时经常以75%的酒精或稀释50倍以上的漂白水消毒居家环境。

Q&A

Q：孩子呕吐后，要强迫给他喂食大量水分吗？

A：饮用过量水分可能会造成水中毒危机，若正当呕吐期时，进食大量水分反而更容易刺激呕吐。如担心脱水，须以少量多次的方式补充盐水。

Q：孩子腹泻4～5次是否会引发脱水症？

A：虽说脱水会导致严重病情，但也并非稍微呕吐或腹泻就会引发脱水，尤其1岁以上的孩子更不容易发生脱水情况，除了适当补充水分以外，如有出现眼睛凹陷、婴儿囟门明显凹陷、嘴唇及皮肤干燥、尿液及泪液减少的症状，应立即就医治疗。

Q：施以止吐治疗后是不是可立即停止呕吐现象？

A：即使使用止吐药、止吐塞剂，或是注射止吐针，也无法使呕吐立即停止，只是会逐渐缓解，在缓解过程中仍然必须维持适当的饮食及照护原则。

小儿甲型病毒性肝炎

甲型病毒性肝炎简称甲型肝炎、甲肝，是由甲型肝炎病毒（HAV）引起的，主要通过粪-口途径传播，以疲乏、食欲减退、肝肿大、肝功能异常为主要表现，部分病例出现黄疸，主要表现为急性肝炎，无症状感染者常见。任何年龄均可患本病，但主要为儿童和青少年。冬春季节常是甲肝发病的高峰期。本病为自限性疾病，无慢性化，引起急性重型肝炎者极为少见。

甲型肝炎病毒抵抗力较强，能耐受56℃达30分钟，室温一周。在干燥粪便中25℃能存活30天。100℃煮沸5分钟，紫外线照射，高锰酸钾（30mg/L，5分钟），碘（3mg/L，5分钟），氯（自由氯2.0～2.5mg/L，15分钟），75%酒精（25℃，3分钟）均可有效灭活甲型肝炎病毒。甲型肝炎患者仅从粪便中排出病原体，血液中病毒主要出现在黄疸发生前14～21天，黄疸发生后患者血液通常无传染性。甲型肝炎患者绝大多数为急性，无黄疸型病例占病例总数的50%～90%。患者在起病前2周和起病后1周传染性最强。病后可获得持久的免疫力。

症状

甲型肝炎潜伏期5～45天，主要表现为急性肝炎，分为急性黄疸型及急性无黄疸型。

小儿多为黄疸型，常伴有发热、畏寒、全身乏力。在消化道症状中，有恶心、呕吐、腹胀、腹泻等，一半以上的孩子会表现为腹痛。因此，黄疸出现前容易被误诊为上呼吸道感染、肠胃炎、阑尾炎、肠蛔虫症，甚至急腹症等。以上症状可持续2～6周。到恢复期黄疸逐渐消退，症状减轻至消失，肝脾回缩，肝功能逐渐恢复正常。总病程2～4月。

测定谷丙转氨酶（ALT）有助于早期肝炎的诊断，患儿谷丙转氨酶明显异常，常常>10倍正常值以上，血清胆红素>17μmol/L，尿胆红素呈阳性。单项谷丙转氨酶升高2倍以上才有诊断意义。确诊甲型肝炎应检查病毒学指标。

治疗

甲型肝炎是自限性疾病，治疗以一般及支持治疗为主，辅以适当药物，避免饮酒、疲劳和使用损肝药物。强调早期卧床休息，至症状明显减退，可逐步增加活动，但以不感到疲劳为原则，急性黄疸型肝炎宜住院隔离治疗，至隔离期（起病后3周）满，临床症状消失。血清总胆红素在17.1μmol/L以下，谷丙转氨酶在正常值2倍以下时可以出院，但出院后仍应休息1～3个月，应定期复查半年至1年。

预防

◎ 流动水洗手及洗餐具，养成饭前便后洗手的良好习惯。

◎ 避免吃可能已被污染的水、新鲜水果、蔬菜以及贝类食品。

◎ 幼托机构儿童实行一人一巾一杯制。

◎ 对甲肝患者的食品、便器、衣服、床单、注射针头及其排泄物均应做消毒处理。消毒方法主要采用煮沸、福尔马林、强力戊二醛、有效氯以及紫外线等灭活病毒。

◎ 甲肝疫苗目前在我国已经成为儿童普遍接种的疫苗之一。国产甲肝减毒活疫苗免疫效果好，接种方便，价格也便宜，只需接种一次；进口甲肝疫苗则需接种两次，接种完第一针后相隔6个月后还需接种第二针。国产减毒活疫苗免疫力一般可持续5～10年。5～10年后补种一针，可以保持对甲肝病毒的免疫能力，获得长期的持续保护。进口灭活疫苗免疫力据称可持续20年及以上。

过敏体质、存在免疫缺陷的儿童不宜注射小儿甲肝疫苗。另外，小儿正在患急性传染病或其他严重疾病、发热、体温超过37.5℃；正接受免疫抑制药物治疗不宜甲肝疫苗接种。

接种甲肝疫苗一般不会有严重的反应，注射后少数情况可能出现局部疼痛、红肿。一般在注射小儿甲肝疫苗72小时内会自行缓解。极少情况有皮疹出现，不需特殊处理，必要时可咨询医生或对症治疗。注射小儿甲肝疫苗后还有一些轻微的症状，如头痛、食欲不振、感觉疲倦等。

◎ 对密切接触者包括已流行甲肝的学校、医院、家庭或其他单位中的成员，应及时行丙种球蛋白的预防。注射时间越早越好，最迟不宜超过接触感染后7～10天，免疫效果可以维持35天。

患儿家庭护理

肝炎患儿一般要住院治疗，在家休养的患儿要加强营养和适当的锻炼，帮助身体的恢复。

❶要求孩子保持每天午睡2小时。孩子活泼好动，病情稍好些就坐不住了，家长很难控制。可多给他讲故事，看书、电视，保证其休息。

❷饮食以易消化的清淡食物为宜。应含多种维生素，有足够的热量及适量的蛋白质，蛋白质摄入争取达到每日1～1.5g/kg，适当补充B族维生素和维生素C，进食量过少时可以静脉补充葡萄糖及维生素C，不强调高糖及低脂肪饮食。可以多给他吃些易消化、易吸收、富有营养的食物，如牛奶、水果、新鲜蔬菜等。饮食恢复正常以后，要防止孩子进食过多，因为吃得太杂、太多会伤及肠胃或出现脂肪肝。

儿童甲型肝炎可选用以下饮食调理方法：

* 绿豆粳米粥

原料：绿豆、粳米各25克，葡萄糖1匙。

方法：将绿豆、粳米洗净，一同下锅，加水2碗，大火煮沸，改用小火煮至豆烂粥稠时，加葡萄糖1匙，即可食用。每天早晚各服1次。

功效：补脾和胃，清热解毒，保肝。适宜于小儿肝炎恢复期治疗。

* 马兰头菜粥

原料：鲜嫩马兰头菜15克，粳米50克，调味品少许。

方法：粳米洗净，放入砂锅，加水2碗，加热煮至米烂粥稠时，加入洗净切碎的马兰头菜及少量的调味品，再煮熟即可。趁热吃粥，每日早晚各吃1次，连服数日。

功效：清热解毒、清肝降火、补脾和胃。适宜于小儿肝炎恢复期，口渴舌红、食欲不振等症状者。

小儿乙型病毒性肝炎

乙型病毒性肝炎，简称乙肝，是一种由乙型肝炎病毒（HBV）感染机体后所引起的疾病。乙型肝炎病毒主要存在于肝细胞内并损害肝细胞，引起肝细胞炎症、坏死、纤维化。我国小儿乙肝感染者大多数来源于母婴传播，病毒感染后多成为慢性无症状携带者，只是有轻微的病变缓慢进展，随年龄增大肝炎发生增多。儿童感染乙肝病毒，只有少数发生轻型急性乙型肝炎，大多是亚临床和轻度慢性乙型肝炎。

感染乙型肝炎病毒时的年龄是致乙肝慢性化的最主要因素，在围产期（母亲怀孕后期至婴儿娩出42天内）和婴幼儿期感染乙型病毒中，有90%和25%～30%发展为慢性感染，而5岁以后感染仅有5%～10%发展为慢性感染。

急性乙型肝炎

按病程长短分类，乙肝可分为急性乙型肝炎和慢性乙型肝炎，二者的治疗原则不同，预后也有很大差异。

急性乙型肝炎是一种自限性疾病，常常不需要抗病毒治疗，患者血液中乙肝病毒表面抗原HBsAg（+）持续时间低于6个月，6个月内乙型肝炎病毒被机体免疫系统清除，乙肝病毒表面抗原（HBsAg）转阴，可遗留乙肝病毒e抗原HBeAg、乙肝病毒e抗体HBeAb及乙肝病毒表面抗体HBsAb三个抗体阳性，但某些患者抗HBs出现时间较晚。急性乙型肝炎的关键特点是半年内乙肝病毒表面抗原HBsAg转阴。而慢性乙型肝炎病毒存在于机体内超过6个月。

* 急性乙型肝炎分类

❶无黄疸型乙型肝炎。无黄疸者远较黄疸者为多，不易发现。症状轻，有轻度乏力、纳差、恶心等不适，恢复较快，常是仅有轻度血清转

氨酶增高。即使有较明显的症状，因无黄疸，也常常被误诊为上呼吸道感染、急性胃肠炎。

❷ 黄疸型乙型肝炎。急性黄疸型有比较典型的症状，如黄疸前期大多有发热，少数有高热，一般仅持续1～7日。有鼻塞、流涕、咳嗽、咽充血等呼吸道症状，可有食欲不振、恶心、呕吐等肠胃道症状；婴儿常有腹泻。有的出现与肝区无关的腹痛，剧烈者可被误诊为胆道蛔虫症或急性阑尾炎。约有10%的患儿有关节炎或皮疹。黄疸期尿色加深，可较早被细心的家长发现；继而出现巩膜和皮肤黄染，大都较轻。绝大多数患儿肝脏肿大，年龄越小越明显；脾脏也常有肿大。有些小儿出现颜面毛细血管扩张、蜘蛛痣和肝掌。血清谷丙转氨酶（ALT）显著增高。

恢复期在2～4周内黄疸消退、血清谷丙转氨酶（ALT）下降正常；肝脏可在2～3个月内恢复原状。

绝大部分小儿急性乙型肝炎完全恢复，6个月内清除乙肝病毒表面抗原HBsAg，近80%乙肝病毒表面抗体HBsAb血清转换，1年内几乎均有乙肝病毒表面抗体HBsAb转换。不到1%的小儿急性乙型肝炎发展为暴发性乙型肝炎，围生期感染的多发生在2～6个月的新生儿期。

小儿急性乙型肝炎可合并溶血和再生障碍性贫血。肾炎常发生在无肝炎的慢性无症状病毒携带者，抗病毒治疗后病情多可缓解。

词汇解读

自限性疾病，就是疾病在发生发展到一定程度后由于人体免疫系统的活性，会逐渐恢复痊愈，并不需特殊治疗，只需对症治疗或不治疗，靠自身免疫就可痊愈的疾病。常见的自限性疾病有：幼儿急疹、水痘、流感等。

慢性乙型肝炎

轻度：病情较轻，可反复出现乏力、头晕、食欲有所减退、厌油、尿黄、肝区不适、睡眠欠佳、肝稍大，有轻触痛，可有轻度脾大。部分患儿无症状。肝功能指标仅1项或2项轻度异常。

重度：有明显或持续的肝炎症状，如乏力、纳差、腹胀、尿黄、便溏等，可有肝掌、蜘蛛痣、脾大，肝功能检查反复或持续升高，白蛋白降低、丙种球蛋白明显升高。

围生期获得感染的婴幼儿，儿童期有发展为慢性侵袭性肝病的高危性，可进展至肝硬化，甚至进而发展为肝癌。男性倾向十分明显。

有些小儿2～3岁就能发展为肝硬化，发生率约3%。小儿虽发生了活动性肝硬化，却常无症状；静止的肝硬化很少发生肝衰竭或门脉高压。

目前国际国内公认的有效的抗乙肝病毒药物主要有两大类：干扰素类和核苷（酸）类，这两类药物的治疗时限也相对较长。干扰素治疗为半年至2年，核苷（酸）类治疗3～5年甚至更长时间。对失代偿期肝硬化患者需要长期服药治疗。小儿使用干扰素治疗具体剂量由医生根据孩子年龄、体重情况来确定，其中病毒变异型慢乙肝和乙肝相关肾炎疗程相对较长。

千万不能迷信所谓的“澳抗转阴”“转阴率百分之百”之类的宣传。急性乙肝是一种自限性疾病，其自然阴转率在90%以上，而慢性乙肝表面抗原很难阴转，自然阴转率在1%～3%，是需要长期治疗的。

按期检查

在乙肝治疗过程中，家长不要忽视按期带孩子检查。

＊血常规

开始治疗后的第1个月，应每1～2周检测1次血常规，以后每个月检测1次，直到治疗结束。

＊生物化学指标

治疗开始后每月检测1次，连续3次，以后随病情改善可每3个月检测1次。

＊病毒标志物

治疗开始后每3个月检测1次HBsAg、HBeAg、抗HBe和HBV-DNA（乙肝病毒基因）。

其他

每3个月检测1次甲状腺功能、血糖和尿常规等指标。

慢性乙型肝炎携带者或患者更要定期复查。慢性病毒性肝炎疾病进展大多数是在“没有感觉”的情况下造成的，病毒潜伏于肝细胞内，在日积月累中静悄悄地引起肝细胞损害、纤维化甚至肝硬化。因此对这个过程，要密切监护，定期复查肝功及病毒学各项指标，观察抗病毒的疗效，及时调整和更改治疗方案。

词汇解读

HBV-DNA是乙肝病毒感染最直接、特异性强和灵敏性高的指标，HBV-DNA阳性，提示乙肝病毒复制和有传染性。HBV-DNA越高表示病毒复制越厉害，传染性强。

乙肝患儿的饮食

* 急性乙肝肝炎的饮食

❶在急性肝炎早期，患儿常有明显的恶心、呕吐和食欲差，此时患儿所吃的食物往往不能满足身体的需要。因此这个阶段可进食以碳水化合物如面条和粥等易消化、清淡的食品为主，适量蔬菜和水果，少量多餐。饮食应以患儿感到舒适的量和餐次为原则，不可强求孩子多进食。

❷在急性肝炎恢复期，患儿食欲明显改善，应适当增加蛋白质和不饱和脂肪酸的摄入。蛋白质可选择豆制品、奶、鸡肉、淡水鲜鱼等脂肪含量少的优质蛋白，不饱和脂肪酸主要来源于植物油，饮食量要逐渐增加。急性肝炎，特别是在恢复期，大量摄入蔗糖、葡萄糖容易造成肝细胞脂肪变性，对肝炎恢复不利。

* 慢性乙肝肝炎的饮食

❶供给适量的碳水化合物：碳水化合物应提供总热量的50%～70%，适量的碳水化合物能保证患者总热量的供给，减少身体组织蛋白质的分解，促进肝脏对氨基酸的利用，增加肝糖原储备，增强肝细胞的解毒能力。

❷适当限制脂肪饮食：不必过分地限制脂肪饮食。全日脂肪供给量占总能量的25%左右为宜。

❸补充适量的维生素和矿物质：维生素常作为慢性肝炎的辅助治疗药物。补充维生素主要以食物补充为主，在摄入不足的情况下适量补充维生素制剂还是有益的。

Q&A

Q：与乙肝孩子接触会传染吗？

A：乙、丙型肝炎通过血液、母婴垂直及性传播。日常工作或生活接触，如同一办公室工作（包括共用计算机等办公用品）、握手、拥抱、同住一宿舍、共同用餐、共用厕所等无血液暴露的接触一般不传播乙肝和丙肝。因此，患儿家长要具备正确的医学常识，对慢性乙肝、慢性丙肝不要怕。只要有科学正确的防护手段，避免血液暴露，是不会被传染的。

Q：是不是“小三阳”好而“大三阳”不好？

A：大、小三阳只反映机体的乙肝免疫标志物状态，并不代表病情轻重或传染性大小。病情轻重要看肝脏功能各项指标及肝脏影像、病理等指标，传染性大小要看血中病毒载量。因此，大三阳患者中有许多携带者暂时不需要治疗，但应定期复查，而小三阳患者也应具体情况具体分析，首先明确病毒是否阳性（即HBV-DNA是否阳性），肝功是否正常，肝脏影像检查是否有肝纤维化甚至肝硬化征象。如果肝功异常，DNA阳性的“小三阳”是需要积极治疗的。

Q：HBV-DNA阳性是什么意思？

A：HBV-DNA阳性从乙肝病毒定量上分析，通常说明乙肝患者体内的乙肝病毒数目超过了10的3次方，说明机体内含有大量的乙肝病毒，而且复制比较活跃，传染性较强，但是HBV-DNA阳性只是乙肝病毒定性检查的结果，与肝脏病变没有直接关系。

通常HBV-DNA低于10的3次方结论为阴性。HBV-DNA阳性的乙肝携带者，未必需要治疗，还要结合谷丙转氨酶（ALT）水平。一般来说，只有当转氨酶大于正常值的2倍时才应考虑治疗；HBV-DNA值的多少和肝损伤的程度没有直接的关系。乙肝大三阳携带者的HBV-DNA一般都比较高，但肝损伤未必就严重，因为乙肝病毒本身并不直接伤害肝细胞。

Q：HBV-DNA检查需要空腹吗？

A：HBV-DNA检查是不需要空腹的。但在观察乙肝抗病毒治疗效果时，除了检查HBV-DNA，还需要检查肝功能，检查肝功能是必须空腹的，因为肝功能检查多项内容测定值与饮食有一定关系，如饮酒易使某些血清酶值升高，进食油腻食物后可以使血脂增高等。

流　感

流感约有六成是0～6岁的小儿感染，身体脆弱的婴幼儿若遭受感染，也非常容易引起其他危险的并发症，如肺炎等，严重时还可能危害孩子的性命，家长面对流感的问题不得不慎。

幼儿流感可以预防

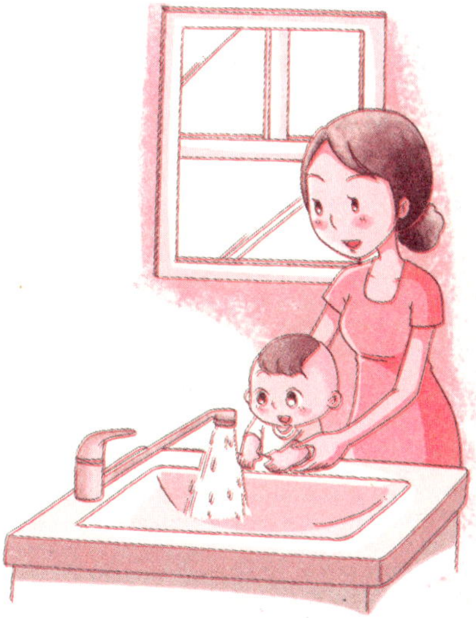

预防重于治疗，面对流感来袭，家长除了自身保持良好的抵抗力、并勤带宝贝洗手外，更重要的是杜绝病毒的来源。流感的传染性强，当家中有人感染时，很快的其他人也会一起得流感；幼儿园和学校更是流感传染的重要场所。因此若是自己的孩子已经生病了，就尽量不要再带到幼儿园中，以免将病毒传染给其他孩子，让孩子在家中好好休养；若孩子的抵抗力较差，那么当班上开始有很多人感冒时，也尽量让孩子维持良好的生活形态，勤洗手或是戴口罩等，尽量避免病毒入侵。

除了被动的预防之外，面对孩子的流感，最好的方式仍是每年秋冬注射流感疫苗，通常打疫苗后，要经过1～2星期产生保护力。研究发现完整施打流感疫苗可降低该类婴幼儿因流感引起的住院率71%。

流感病毒与腺病毒的区别

腺病毒感染症状类似流感，都有发热的现象，其传染途径是借由飞沫、近距离接触以及媒介，媒介的定义是孩子接触到其他生病孩子接触过的东西，也会造成感染。而感染到腺病毒会发生的症状与流感相当类似，都会有上呼吸道的疾病，如咳嗽、流鼻涕。比较特别的是感染腺病毒之后，眼睛可能会出现红红的结膜炎现象，扁桃体也会化脓，而发热有时可以热到7天之久。由于其症状与流感相当类似，有时连医生也不一定能完全判别感染的是流感还是腺病毒。

流感与普通感冒的差异

普通感冒症状通常以鼻塞、流鼻涕、咳嗽居多，而流感通常会伴随明显的高热、头痛、全身酸痛、疲倦无力、发冷等症状。一般经常误将流感当作普通感冒，但是流感通常来得比较突然，且症状也严重许多，只要出现高热酸痛的现象，并观察旁人是否已经得了流感或是类流感，即可了解自己是否染上流感，并应在48小时内尽速就医治疗，遵从医嘱选用抗病毒药物，自然能远离流感，免于重症威胁。

小儿流感食疗方

* 葱白大蒜

原料：葱白250克，大蒜125克。

方法：将葱白、大蒜洗净切碎，加水1升煎煮，日服2次，每次1小茶杯。

功效：主治小儿流感。葱白的挥发性成分，能刺激分泌而发挥祛痰、发汗和利尿作用。临床治疗感冒有效。大蒜可杀灭乙型流感病毒。

* 绿豆青茶冰糖茶

原料：生绿豆50粒，青茶3克，冰糖15克。

方法：将绿豆洗净捣碎，与青茶叶、冰糖同放入茶杯，冲沸水加盖闷20分钟即可。随时饮服。

功效：主治流感，对咽喉肿痛、热咳者效果更佳。茶叶中的儿茶素具有抑制流感病毒活性的作用。

* 贯仲青茶汤

原料：贯仲6克，青茶3克。

方法：将贯仲、青茶制成粗末，用沸水冲泡10分钟即可。亦可煎汤饮，连饮5天。

功效：主治小儿流感。贯仲味苦，性微寒，能清热解毒，对流感病毒有较强抑制作用。

百日咳

百日咳是一种由百日咳杆菌引起的急性呼吸道传染病。自从推广百日咳菌疫苗后，本病已大为减少。本病临床特征为咳嗽逐渐加重，呈典型的阵发性痉挛性咳嗽，在阵咳终末出现深长的鸣啼样吸气性吼声，病程长达2～3个月。

病人是唯一的传染源。从发病前1～2天至病程6周内，均有传染性，并以病初2～3周内传染性最强。本病通过飞沫传播，传播范围一般在患者周围2.5米以内。由于百日咳杆菌在外界环境中生存能力较弱，故很少通过衣物、玩具、书籍等媒介物传播。

症状

潜伏期5～21天，一般为7～14天。临床表现轻重随病原、患者年龄和免疫状态不同而异。典型患者的全病程6～8周，分为下列3期：

❶ 卡他期。1～2周，主要表现为上呼吸道感染征象。

❷ 痉咳期。持续2～4周或更久，突出表现为阵发性痉挛性咳嗽。新生儿和幼小婴儿患者常无典型阵发性痉咳，往往开始或咳嗽数声后即出现屏气，面色发绀、窒息和惊厥，甚至心跳停搏。

因为剧烈的痉挛性咳嗽，患儿常咳得面红耳赤、涕泪交流、舌向外伸，最后咳出大量黏液，并由于大力吸气而出现犹如鸡鸣样吼声，如此一日发作几次乃至30～40次，尤以夜间明显，年龄越小，病情越重。3个月的婴儿常表现为阵发性屏气、青紫、窒息，而没有大婴儿出现典型剧烈的痉挛性咳嗽，有的甚至出现全身痉挛、意识丧失乃至死亡。也可能合并脑病，均可导致脑缺氧和脑组织损害，如不能及时治疗，可影响小儿智力发育。

❸ 恢复期。1～2周，咳嗽发作次数减少、程度减轻，不再出现阵发性痉咳，逐渐痊愈。但遇到冷空气、浓烟等刺激，或有上呼吸道感染时，可以重复出现阵发性痉咳，不过程度减弱。

治疗

得了百日咳早期医生给予抗生素治疗，多选用红霉素、阿奇霉素、罗红霉素等。一般红霉素1个疗程为7～14天，阿奇霉素为3天，罗红霉素为7～10天。如用药5天不见效时应换用另外一种抗生素。

对于阵发性咳嗽，无特殊的祛痰镇咳药。在发病的不同时期可以选用不同的中药制剂。一般不使用过强的镇咳药，因为可抑制咳嗽反射，不利于排痰。阵咳影响睡眠时可适当给予镇静剂。

家庭护理

❶ 卧床休息，病室内要空气新鲜。温度18℃～22℃、湿度60%，避免烟尘刺激而诱发咳嗽。

❷ 咳嗽引起呕吐时，要让孩子把头歪向一边，以免呕吐物呛入气管。呕吐完了，要及时给孩子漱口。

❸注意口腔卫生，经常给孩子刷牙、漱口。年龄小的孩子可用棉花蘸淡盐水擦拭口腔，每天 3 ～ 5 次，以免发生口疮。

❹饮食注意选择细、软、易于消化吸收，且宜吞咽的半流质食物或软食。因病程较长，注意选择热能高，含优质蛋白质，营养丰富的食物。饮食要少吃多餐。

❺忌油腻辛辣等刺激食物。姜、蒜、辣椒、胡椒等辛辣食物对气管黏膜有刺激作用，可加重症状。肥肉、油炸食品等油腻食物易损伤脾胃，使病情加重。百日咳对海鲜之类食物特别敏感，咳嗽期间食入海虾、梭子蟹、带鱼、蚌肉、淡菜、河海鳗、螃蟹等会导致咳嗽加重。

生冷食物往往损伤脾胃，并且使痰量增多。特别是冰汽水、冰淇淋，又冷又甜，吃下去会引起痉咳加剧。

❻忌温补。温补类药物在炎症期和痉咳期忌用，如红参、生姜、丁香、菟丝子、淫羊藿等，以免助阳生火，导致病情加重。即使在恢复期也一般以不用为好。

❼药膳：

◎ 大蒜，2～3头切片与白糖120克同煎，3岁以上1天服完，2岁以下2天服完。

◎ 何首乌，6～12克，甘草1.5～3克，水煎服。

◎ 鲜芦根、茅根各30克，冬瓜仁15克，水煎服，每日1剂。

预防

应隔离患者，特别是卡他期和痉咳初期患者。对密切接触的易感者检疫21天。目前国内已普遍施行百日咳菌苗、白喉类毒素和破伤风类毒素三联制剂计划免疫。密切接触患者后，可给予红霉素。即使接受过预防接种的儿童也最好给予红霉素预防。

对婴幼儿及体弱小儿，未经预防接种而与百日咳患者密切接触者，可选用百日咳免疫球蛋白肌内注射，或恢复期血清肌内注射。

狂犬病

人患狂犬病，主要是被患狂犬病的狗或其他病兽咬伤引起，但亦可因含病毒物质污染了皮肤黏膜而造成。病犬发病前5天，唾液中可有病毒，人被咬后，病毒通过伤口进入身体，一般经过1～3个月潜伏期后发病，但也有短至1周，或长达数年才出现症状者。潜伏期的长短取决于被咬伤部位与头部的远近、伤口深浅、病毒的数量以及个人免疫力等。

症状

患者早期症状有发热、头痛、乏力、伤处周围有刺痛感、流涎、流泪，继而出现兴奋性增加，吞咽或饮水时喉头肌肉发生痉挛，甚至闻到水声或其他轻微刺激均可引起痉挛发作，故此病又称为恐水病。发病3～5天后，患者转入麻痹、昏迷，最后呼吸和循环衰竭而死亡。病死率几乎达到100%。

人被犬或其他动物咬伤后，检查动物是否患有狂犬病，对采取防治措施极为重要。一般不宜将咬人的动物立即杀死，应将其捕获观察，若一周后不发病，一般可认为该动物未患狂犬病，或咬人时唾液中尚无狂犬病病毒。

防治原则

当孩子被疑似狂犬病动物咬伤后，不管咬犬等有否查到阳性结果，被咬人均应采取下列措施预防：

❶ 伤口处理。立即用20%肥皂水、去垢剂或清水充分洗涤伤口。再涂以40%～70%乙醇、碘酒或季铵盐类化合物。

❷ 疫苗接种。狂犬病的潜伏期一般较长，人被咬伤后应及早接种疫苗，以预防发病。

蛲虫病

蛲虫病是由蛲虫寄生于人体所致的常见寄生虫病。蛲虫因为虫体细小、色白，好像线头一样，有人叫它白线虫。蛲虫症主要症状是肛门瘙痒，并有炎症。蛲虫寄生在近肛门口的直肠壁上，在肛门口产卵。虫卵极小，如果沾在手上，蹭在裤头、被褥或单子上，很容易污染食物，不知不觉吃下去了。当虫卵经过胃到小肠后，便脱壳变成小虫爬出来，经过三四周，渐渐发育为成虫，雌雄蛲虫就在肠内交配，交配后雄虫死去，雌虫体内充满虫卵后，夜晚就爬到肛门或会阴附近产卵，数量很多，在几分钟可连续产卵1万只左右。由于蛲虫产卵时引起肛门奇痒，患者尤其是儿童，往往用手搔抓，手上也就沾上了虫卵。小孩得了蛲虫病，对身体健康很有影响。常使患儿烦躁、睡不安宁、不爱吃饭，有时还有夜惊的现象，时间久了会使身体消瘦，影响孩子健康。小女孩还会因此引起外阴炎。

驱除蛲虫常用局部外用药有3%噻嘧啶软膏，可涂于肛周和肛门内，连用1周。肛门周围瘙痒者，可于睡前清洗肛周、会阴皮肤后，涂擦蛲虫油膏，连用10～20天，睡觉要穿死裆裤。第二天清晨内裤要用开水烫，被褥要太阳晒。用药同时玩具要用肥皂水洗，注意个人卫生：常剪指甲，不吮手指，饭前便后洗手，打断病从口入这一环节。

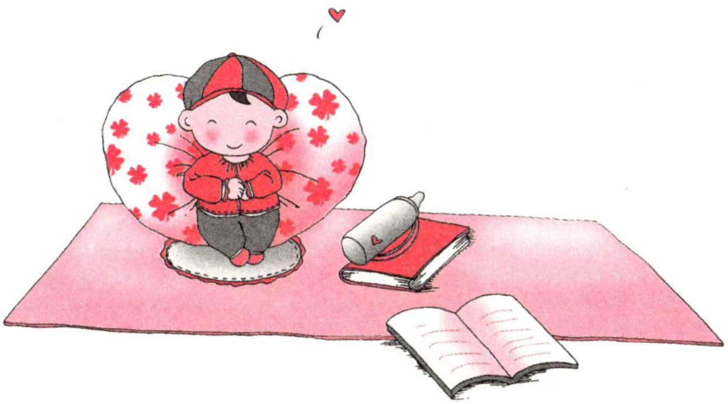

小儿蛔虫病

蛔虫病是儿童常见的肠道寄生虫病，影响孩子的食欲和肠道功能，妨碍孩子的生长发育。其并发症较多，若蛔虫误入邻近器官，有时可危及生命，所以必须积极防治。

人吞食感染性蛔虫卵到发育为成虫，要在人体内经过60～70天的时间。蛔虫卵进入人体以后，先在小肠里孵出幼虫，大约经过2小时，便钻进人的肠壁，经小血管至门静脉，随着血液在人体内循环，进入肝脏、心脏，4～5天后移到肺部。幼虫在肺内经过两次蜕皮，穿过微血管入肺泡，再经过气管入咽部，然后被咽下，经胃再次到达小肠，并在小肠中定居下来，发育为成虫。而目前各种驱虫药都只能驱除成虫，对正在“旅行”途中的幼虫是不起作用的。

病因

蛔虫卵主要通过手和食物传染。生吃瓜果不洗烫，饭前便后不洗手，喜吃生凉拌菜和泡菜，喝不洁净生冷水，特别是河水，都是感染蛔虫的重要因素。孩子玩物不洁，吮指，喜用嘴含东西，也能带进蛔虫卵。

蛔虫寄生在体内主要以小肠内乳糜液为食物，不但掠夺营养，同时又分泌对胃蛋白酶、胰蛋白酶、胰凝乳酶及组织蛋白酶等的抑制剂，影响人体对蛋白质的消化和吸收。

症状

肠道蛔虫病可无任何症状，仅有食欲不佳和腹痛，疼痛一般不重，多位于脐周或稍上方，痛无定时，反复发作，持续时间不定。痛时揉按孩子腹部，多无压痛，亦无肌紧张。个别孩子可有偏食或异食癖，喜吃炉渣、土块。患儿易发生恶心、呕吐、轻泻或便秘。大量蛔虫寄生不仅消耗营养，而且妨碍正常消化与吸收。即使宝宝食量较大，也常造成营养不良、贫血，甚至发生生长发育迟缓、智力发育较差等现象。

宝宝蛔虫病的另一特点是易出现精神、神经系统症状。虫体代谢产物或分解物被吸收后易引起患儿低热、精神萎靡或兴奋不安、头痛、易怒、睡眠不好、磨牙、易惊，甚至反复呕吐等。

蛔虫有游走钻孔的习性，当蛔虫过多或高热、消化不良、驱虫不当时均可使蛔虫产生骚动，引起严重的临床现象。常见的并发症有蛔虫性肠梗阻、胆道蛔虫症、蛔虫性脓肿、蛔虫性阑尾炎。

治疗

应教育孩子养成良好的卫生习惯，保持手的清洁，常剪指甲，不吸吮手指。年长儿无症状的感染，不必急于治疗，除非发生再感染，虫体一般于一年内可自然排出。对于感染较重或症状明显的，应给予治疗。

孩子2岁以后可以进行一次常规驱虫治疗。驱虫药是指能将肠道寄生虫杀死或驱出体外的药物，驱虫药可麻痹或杀死虫体，使虫体排出体外。驱虫常用西药有肠虫清、驱蛔灵、驱虫净等，晚8时（睡前）用温开水一次服下。最好不要自己给孩子买药服，应咨询一下儿科医生。

小贴士

怎样判断孩子肚子里是否有了蛔虫？

①孩子常喊肚子痛，尤以脐周部位为多，揉按后可缓解。

②孩子夜间睡眠易惊醒、磨牙和流口水。

③在小儿面部、颈部皮肤上常有淡白色近似圆形或椭圆形斑片，上面有细小灰白色鳞屑，即俗称“虫斑”。

④无明显原因，孩子的皮肤常反复出现“风疙瘩”。

⑤孩子有偏食表现，并好吃稀奇古怪的东西，如泥土、纸张、布头等。

⑥孩子吃得多且好饥饿，爱吃零食，吃得多也总胖不起来。

* 使用驱虫药时，应注意如下方面

❶ 服药前家长要带孩子去医院化验大便，确定有无寄生虫，是哪种寄生虫，并有针对性地选用驱虫药。因为有的驱虫药对多种寄生虫有效，有的只对一种寄生虫有效，切勿自认为孩子有虫，就盲目服用驱虫药，影响孩子健康。

❷ 驱虫药一般在空腹时服用。可在饭后两小时服用，这时胃肠食物已基本排空，药物易与虫体充分接触，驱虫效果更好。如果服药前1小时食用适量酸醋，有助于虫体的驱除。如果服药后较长时间不排便，应适量服些泻药促便排出。

❸ 服药剂量要按照医嘱。剂量不足，虫体没有被麻痹，虫体受到药物刺激出现游窜，易引起腹痛、肠梗阻和胆道蛔虫等，而且驱不出来。剂量过大，易中毒而且损害肝脏，因此，要避免常服或过量服用驱虫药。肝、肾功能不全、脾胃虚弱、急性发热的儿童应慎用或禁用驱虫药。

❹ 用药时，要注意观察不良反应。有些广谱驱虫药，极少数患者在服药后10～40天逐渐出现缄默少动、情感淡漠、思维抑制、记忆力障碍和计算力锐减等精神呆滞的症状，有的有不同程度的意识障碍。因此有驱虫药过敏史或家族过敏史者儿童要慎用该类药物，并向医师说明。

❺ 两岁以下的幼儿肝肾发育尚不完善，药物会伤害幼儿的肝肾，因此应慎用驱虫药。

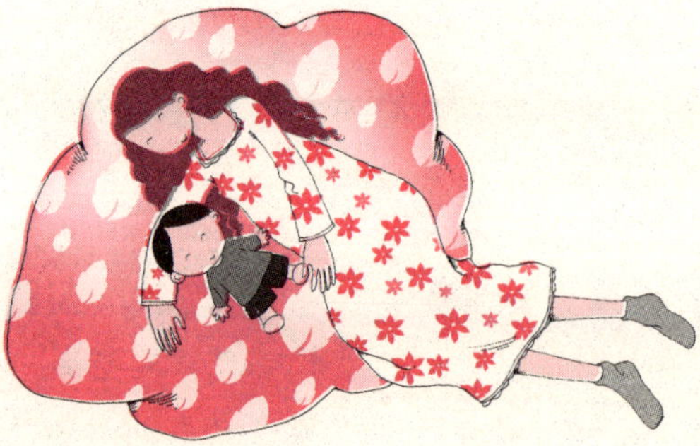

Part 4

内科疾病

小儿口臭

口腔对外是接受生理所需物质的入口，对内与牙齿、牙龈、咽喉、扁桃体、唾液腺、耳腔、呼吸道、消化道有极大关联性。当这些部位发生问题，会在口腔产生独特气味，也就是俗称的“口臭”。

发生口臭的原因除了与上述部位相关，还可进一步区分为生理性及病理性，生理性口臭可经去除发生原因后自行恢复，至于病理性口臭则需要透过治疗才能获得解决。

口腔卫生不佳

大部分生理性口臭都是因为口腔清洁不够彻底所引起。例如宝宝喝奶后未立即刷牙、漱口，残留在口腔内的乳汁经分解发酵后，就会产生异味；牙齿表面的牙垢或牙间隙的食物残渣若未清洁彻底，被细菌分解后也会产生腐败气味。

生理性口臭

* 食物气味暂留

某些具有辛香味或腥臭味的食物，如葱、姜、蒜、洋葱、韭菜、鱼、虾等，吃下肚子后，会产生暂时性的口臭，这类型的口臭对健康无害，但可能影响人际关系，大约在进食8小时后即可慢慢散去味道。

* 水分摄取不足

喝水就如同漱口，可以带走口腔内的食物残渣，减少细菌于口腔内大量繁殖，若平时摄水量不足，即有可能出现口臭症状。

* 饮食习惯不佳

喜欢吃零食、甜点、高蛋白、高脂肪等食物的宝宝，容易因为消化不良或是微生物分解作用，在口腔内形成难闻的气味。

病理性口臭

＊口腔疾病

口腔若有疾病，如龋齿、牙结石、牙龈炎、牙髓炎、牙周病、口腔溃疡、疱疹性口腔炎，这些疾病都会造成口内异味；有些则是因为患有“干口症”，唾液分泌量过少，导致口腔内太过干燥，唾液中的抗体无法适当发挥杀菌功能，使嘴巴出现不佳口气。

＊耳鼻喉腔疾病

当发生感冒、鼻子过敏、鼻窦炎等疾病而出现流鼻水症状时，鼻水的腥臭味有可能经由口腔散发出来。如有鼻塞症状，鼻腔内会增加脓状黏液，滋生细菌，加上宝宝可能因为改由嘴巴呼吸，造成口腔干涸，使口臭更加严重；某些治疗鼻过敏、鼻窦炎的药物，因为含有抗组胺成分，会导致口干，也会加重口臭问题。

罹患中耳炎、扁桃体发炎及咽喉炎的宝宝，说话或呼吸时所发出的气体也可能带有阵阵臭味。在门诊中也曾发生宝宝误将异物塞入鼻腔内，造成鼻腔发炎、出血，亦可能导致口腔内出现臭味。

＊呼吸道疾病

如果宝宝患有气管炎、肺炎、肺脓肿、支气管扩张等呼吸道疾病，痰液积留于肺部及气管内，会使细菌大量繁殖，产生难闻的腐败气息，再经由呼吸带出口腔成为口臭。

＊消化道疾病

若宝宝的肠胃功能失调，发生消化不良、肠胃溃疡、胃食道逆流或是感染胃幽门螺杆菌，这些消化道疾病将使宝宝表现出厌食、口臭及便秘，消化失调会在口中出现酸臭气味。

口腔祛味

当宝宝出现口臭，家长应该先找出口臭原因，再对症治疗，如果确认非其他疾病所引起，则可透过养成日常良好习惯的方式改善宝宝口腔内的难闻味道。

* 餐后清洁口腔

刷牙、漱口、喝水都有助于清除口内残留食物，减少微生物繁殖，家长应该从宝宝出生起就保持良好的口腔清洁习惯，每次喝完奶后用纱布巾蘸水彻底清洁宝宝口腔。大一点宝宝则改以漱口或喝水的方式，冲去停留在口中的食物，或使用软毛牙刷清洁牙齿表面、牙间隙及舌苔。

* 保持良好饮食习惯

多吃新鲜蔬果及高含水食物，可帮助身体获得大量膳食纤维，大一点的宝宝则可进食部分粗食，以此促进肠道蠕动，减少便秘发生；此外家长应养成宝宝不偏食、不暴饮暴食的良好饮食习惯，睡前不给予甜食或过度油腻的食物。

* 增加水量摄取

从小养成宝宝多喝水的好习惯，保持口腔湿润，减少口腔疾病发生，尽量避免给予饮料或在开水中加入糖分，以免造成宝宝龋齿，或养成宝宝嗜吃甜食的坏习惯。

* 不与宝宝共食

有些家长喜欢和宝宝共食，或使用同一套餐具喂食宝宝，这样的行为将可能把成人口中的细菌传染给宝宝，造成宝宝发生蛀牙。

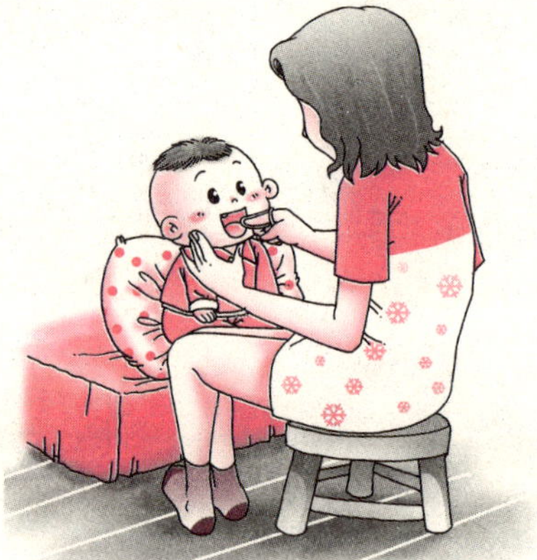

* 定期检查牙齿

即使乳牙也要妥善照护，以免将蛀牙的情况延续至恒齿，家长应定期带宝宝检查牙齿，了解牙齿保养状况，在牙齿上涂抹氟剂也有助于降低蛀牙的发生率。

小儿腹胀

为何胀气

婴幼儿的肚子因为腹壁肌肉尚未发育成熟，看起来鼓鼓胀胀的。婴幼儿在腹肌没有足够力量承担的情况下，腹部会因此显得比较突出，特别是被抱着的时候，凸凸的腹部还会下垂。此外，婴幼儿的身体前后是呈圆形，不像大人因为身长略呈扁平状，所以肚子也会因此看起来圆鼓鼓的。

* 摄取易胀气饮食

6个月前的宝宝，其肠内的肌肉较薄，而且发展也尚未成熟，肠胃的蠕动和运作无法很顺畅，腹胀情况就很常见。无论宝宝是喝母奶还是配方奶，都较容易产生气体，当气体停留在这些器官的时间较长时，宝宝就容易产生腹胀。

宝宝若以母乳为主，妈妈就要小心自己的饮食摄取，早餐吃的玉米或是中餐吃的辛辣凉面，或许就是孩子下午腹胀难耐的罪魁祸首呢。哺喂母乳的妈妈，要避免食用如豆类以及辛辣食物等易胀气食物。此外，妈妈还要限制自己摄取的糖量，因母乳中含的糖分过多也会引起宝宝胀气；当糖分在宝宝的肚子里过度发酵，就会出现大便稀、次数多、泡沫多、酸味重等现象，也会引起腹胀问题。当宝宝喝完母奶后常有胀气情形，妈妈就要开始节制自己的饮食内容。控制饮食后能改善孩子的胀气问题就好，倘若没有改善，就要深入检查其真正原因。

如果孩子是使用配方奶粉喂养，胀气多半来自其中的成分，不妨改个牌子。选择配方奶粉的时候，要特别注意包装袋上印制的营养配方，不含乳糖、不含豆质或低致敏性的配方奶粉较有助于减少宝宝的腹胀情形。若是因为奶粉的问题而产生胀气，调换后至少得要两个星期以上才能有效地减缓腹胀情况。

6个月后的宝宝，会开始添加辅食，要注意循序渐进地喂养。同一种食物的喂食不可太过急躁，慢慢观察宝宝是否可以接受，若进食后产生胀气，那就必须递减这项食物。其他如粗粮类谷物（玉米泥、栗子泥等）、豆类（黄豆泥、豆奶等）、高浓缩的水果泥等都是容易造成宝宝腹内产气的食材，摄取上切勿过量。

＊肠胃和脏器等疾病引起

除了上述两项引起的腹胀原因外，肠胃道疾病所产生的腹胀就格外需要注意。有些孩子因为肠子较细，容易塞住粪便而造成腹胀情形，若有此症状也会出现吃不好、呕吐和活力变差等情况。家长可多观察家中宝宝的胀气情况是否有以上病症，若有就需就医，才能彻底改善胀气问题。在治疗上先采取刺激肛门来增加肠胃蠕动，使大便顺利排出，以缓解因胎便而出现的腹胀问题；若此方法并无明显效果，才考虑用药甚至手术治疗。

肾脏与肺部的感染也会让宝宝的肠管蠕动变慢而引起腹胀，通常还会伴随发热等症状；腹膜炎是肠道坏死所引起的腹膜发炎，除了发热与活力变差，还会让宝宝肚子胀得有如充满气的气球，是家长需要特别注意的急症状况。

消除胀气的办法

孩子只要看起来活动正常、吃饭和排便正常、没有呕吐和腹泻等现象，轻微的腹胀很快就会消除，对健康不会有影响。家长平时可用手摸摸孩子的肚子，若是摸起来虽然有点圆滚滚的，敲起来似有气体的感觉，但软软的没有硬块，大多没问题；如果摸起来的感觉不正常且按压时还硬到按不下去，那才是真正有胀气问题。

若宝宝有胀气现象，而仍维持正常的精神状态、正常排气、体重正常增加等，即使哭闹也多在30分钟内改善，那么这类腹胀多为功能性胀气，家长不必过于忧心，也不需要视为急症处理。

倘若感觉孩子的胀气情形影响到进食和生活，那么就要请医师进行诊断并治疗。家长平时也可帮宝宝做一些居家保养：使用热毛巾热敷腹胀处，或是做轻微简单的腹部按摩；透过按摩增加肠胃的蠕动，进而排便和排气，腹胀现象就会缓解。

＊帮助打嗝

宝宝喝完奶后，可以轻轻拍打宝宝背部来促进打嗝，让肠胃的气体可经由食道先行排出。

若是孩子在喝奶途中有停歇，那么也可以试着在这个间隙拍拍嗝，不一定要等到完全喝完奶，可避免胀气过多。而正确的拍嗝方式，是将宝宝竖直后背坐在爸爸妈妈的腿上，轻轻地拍背直到打嗝。

＊按摩腹部

胀气时宝宝会难受得哭闹不休，而哭闹更易吸入大量的空气。避免此类恶性循环，家长可以试着让宝宝平躺，手伸进衣服里，在小肚子周围轻轻地以顺时针方向按摩。

如此按摩，一方面可以消除宝宝腹胀，另一方面会增加宝宝舒服感并转移注意力。其实，轻柔的按摩对宝宝是很好的，尤其是初生宝宝获得这样轻柔的安抚和拥抱后，与爸妈的亲密感也会增加。

＊餐后勿激烈运动

老人家都会说："吃完饭不要运动，以免胃下垂。"若是刚吃饱的宝宝做激烈运动会导致未消化的奶水又溢吐出来，或是肠胃消化不良而胀气。

＊有疾病要就医

若孩子胀气是疾病或生理造成的问题（如呼吸道感染、肠胃炎或便秘），就要让医师诊断并治疗。而感冒宝宝因为有打喷嚏、咳嗽和鼻塞等症状，更易吸入空气，爸妈要妥善照顾并仔细观察，有任何问题请即刻就医。

急性肠胃炎

急性肠胃炎又可分为细菌性肠胃炎以及病毒性肠胃炎。细菌性肠胃炎最典型为沙门氏杆菌、葡萄球菌和大肠杆菌感染，好发于夏季；病毒感染的急性肠胃炎，其引发的病毒主要有轮状病毒、诺瓦克病毒及腺病毒，好发于秋季，轮状病毒好发于冬季。

致病因素

❶肠道内的感染由细菌和病毒造成，特别是致病性大肠杆菌，是主要的致病菌。

❷上呼吸道感染、肺炎、肾炎、中耳炎等胃肠道以外的疾病，可以由于发热和细菌毒素的吸收而使消化酶分泌减少，肠蠕动增加。

❸不合理地喂养婴幼儿，孩子吃得过多、过少；或过早、过多吃淀粉类、脂肪类食物；突然改变食物、突然断奶等，都能引起孩子拉肚子。

❹气候变化，如过冷使肠蠕动增加，过热使胃酸及消化酶减少分泌，也可以诱发急性胃肠炎。

❺病毒多是由口鼻传入，婴幼儿吃了不干净的食物、触摸到宠物的粪便（抱小猫小狗时，接触到它们的肛门附近、接触到沾有小鸟粪便的鸟笼、接触到家禽类的粪便等），或是大人在处理生食时尚未洗手就接触到婴幼儿，很容易导致婴幼儿遭受感染。没有煮熟的蛋容易引发肠胃炎，譬如蒸蛋、含有生鸡蛋的沙拉酱等。不过，大部分的传染途径还是来自大人的卫生习惯，还没洗手就拿取婴幼儿的玩具和婴幼儿玩耍等。

症状

轻型腹泻，一般状况良好，每天大便在10次以下，为黄色或黄绿色，粪质不多，有时大便呈蛋花汤样。较重的胃肠炎表现一天大便次数超过10次，大便为水样、糊状，带有黏液、脓液或血。患儿脱水，伴有高热、嗜睡。最严重的胃肠炎一天大便在15次以上，水样便喷射而出，皮肤干燥、眼球凹陷、眼圈发黑、小便减少，此外可出现虚脱、半昏迷等状态。若不及时进行治疗，后果严重的可导致死亡。

小贴士

孩子有下列症状请尽速就医

❶严重的腹泻或呕吐。❷粪便中带有血丝、黏液或脓。❸持续性腹痛、抽筋。❹持续高热不退、活动力差、意识不清。❺体重减轻10%以上。

治疗

小儿胃肠炎的治疗要设法查出病因。如果是由消化不良引起的，可以调整饮食并服用乳酶生、酵母片等；如果是感染引起的，就积极治疗感染。宝宝呕吐、腹泻失水过多，要及时补充水分和维持电解质平衡，补钾补钠。发高热时，应采用物理或药物降温。有代谢性酸中毒或休克时，应及时采取措施进行急救。

居家照顾

❶母乳喂养的宝宝，腹泻时不要停止喂奶，可以适当减少奶量，缩短喂奶时间，并延长喂奶间隔。乳母应少吃含有脂肪的饮食，同时在喂奶前多喝水，使奶稀释，有利于宝宝的消化。

❷在腹泻时，不要添加新的辅食，断奶要循序渐进，不能操之过急。腹泻较重时停止喂牛奶，禁食6～8小时。在禁食期间可喂胡萝卜汤、焦米汤、米汤及苹果泥。

③较大的宝宝，可吃山药粥、蛋花粥、烂面等，但量要减少。

④若宝宝出现尿少、口渴、唇干等问题，应饮用口服补液盐水或糖盐水。

胃肠炎恢复期的食疗法

* 橘饼茶

原料：橘饼2个50克。

方法：将橘饼切成薄片，放入茶壶中，用沸水冲泡，约15分钟可饮用。

功效：适用于6个月以上小儿伤食引起的腹泻。

* 糖炒山楂

原料：山楂30克，红糖15克。

方法：将去核的山楂与红糖炒5分钟，用开水泡后饮用。

功效：山楂有消食作用，适用于1岁以上因食肉过多引起的腹泻的宝宝。

* 乌梅葛根汤

原料：乌梅10克，葛根10克，加水250毫升。

方法：用大火煮沸后，小火烧20分钟，去渣加红糖少许，分数次饮用。

功效：适用于6个月以上患秋季腹泻的宝宝。

* 陈皮红枣汤

原料：红枣12颗，陈皮10克。

方法：将红枣洗净晾干，放在铁锅内炒成微焦，取洗净的陈皮10克，加入红枣和水煎15分钟，代茶饮。

功效：适用于6个月以上消化不良性腹泻的宝宝。

在恢复期间，不要吃易导致腹胀的食物：如黄豆、豆腐、豆浆、绿豆、赤豆等。过多的牛奶也会使肠胀气。酸牛奶可以食用。

含有长纤维的食物，如芹菜、菠菜、柚子等能加速肠蠕动，加重腹泻，须忌食。糖果、甜点等含糖量较高，糖在肠内会引起发酵而加重胀气，故应少吃糖。鸡蛋、鸭蛋等含有较高的蛋白质的食物在肠道内易发酵腐败，加重腹泻，故应少食。肉类、奶油、动物内脏等含有较高的脂肪，要少吃。

附：轮状病毒感染

感染轮状病毒，最常见的症状就是引起婴幼儿肠胃道感染和急性肠胃炎。由于轮状病毒不怕胃酸，所以一旦感染，病毒会在胃肠道增殖，粪便中会带有高浓度的轮状病毒。不要轻视轮状病毒的感染性，只要10～100个病毒颗粒，就足以对婴幼儿造成威胁。

* 5岁以下是高危险群

轮状病毒的好发季节为秋冬和早春。以婴幼儿来说，特别是4个月大以后，由于来自母体的抗体会逐渐消失，加上喜欢将手指放入口中，其感染概率就会大为增加。根据统计，5岁以下的婴幼儿有95%都感染过1次以上。

当家中有婴幼儿感染轮病毒时，特别是从未感染的婴幼儿，症状会特别严重。初期会有呕吐和发烧现象、食欲不振、倦怠；待经过2～4天后，就会开始腹泻，1天有可能高达10次以上；解出来的水便带有酸臭味。若没有加以治疗，且情况严重时，会出现脱水、酸中毒、电解质不平衡，甚至会造成中枢神经系统并发症等危险。

* 粪口传染引起腹泻

一般爸妈会误以为腹泻是吃了不洁的食物所引起的，不过研究显示，轮状病毒在富裕国家和贫穷国家的发生率并没有明显的关系。轮状病毒主要是经由粪口传染，透过被污染的饮水或食物，或接触受污染的对象表面而传染。一般潜伏期为24～72小时，当感染轮状病毒后，排泄物和呕吐物中的病毒颗粒若附着在物品上，婴幼儿触摸后就会沾染到病毒，若又不慎将手放入口中，就会造成感染。爸妈在照护婴幼儿时，若受污染的双手没有清洁干净，再接触婴幼儿，都有可能让孩子受到轮状病毒的威胁。

* 补充水分饮食清淡

目前轮状病毒并没有治疗的特效药，只能采取支持性疗法。治疗方式上为了避免婴幼儿脱水，因此会提供口服电解质补充液来补充水分，以及缓解症状的药物。若是严重脱水，或是有进食困难者，就会需要使用静脉注射液来补充水分与电解质。判断婴幼儿是否有脱水现象时，建议爸妈可以观察婴幼儿的尿量多寡，若持续没有尿量排出，就应就医。

腹泻期间，饮食上尽量采取清淡饮食，可给予稀饭、白面包、白面条等，避免给予果汁。待腹泻情形好转，再恢复正常饮食。若平时有哺喂母乳的习惯，罹患轮状病毒期间仍建议持续哺喂，有助于提升婴幼儿的抵抗力。

照护上，爸妈帮婴幼儿换尿布后，双手要用肥皂清洁干净；或是备餐前、在接触婴幼儿时，都要用肥皂勤洗手，维持良好的卫生习惯，杜绝轮状病毒的侵袭。而玩具更要注重清洗与消毒，避免病毒附着其上，而将病毒入口造成感染。

小儿便秘

正常小儿大便次数可有一定差异，有的一天数次，一般1天内不超过3次，也有的孩子3～4天排粪便1次。但就多数人来说，均为每天1次或2天1次。一般情况，如果排便时间超过48小时，粪便又干燥难解，即称便秘。

诊断

多数患儿以粪便干结难排为特点外，无其他表现。有的患儿有食欲减退、腹胀、肠绞痛或肛裂出血等。直肠内干便向前压迫尿道，可致尿潴留。体检左下腹有时可扪及肠索或粪块。便秘的诊断无困难，但要弄清其病因，需详细询问有关病史及体检，必要时进行肛门指诊及X线等检查。

便秘可分急、慢性两类。急性是指便秘发生1～4周内，又称单纯性便秘，一般无器质性疾病，多数由于小儿食欲差食量少，以致粪便量过少、过硬，导致难以激起排便反射感觉有关。慢性便秘多数虽属功能性，但首先必须认真排除器质性病变。包括：

❶ 神经原性，如昏迷、智能低下患者，脊髓病变及先天性巨结肠等。

❷ 肌肉松弛，如脊髓灰质炎、营养不良及呆小病等。

❸ 排出道受阻，如肛裂、肛周脓肿、肛门狭窄、前置肛门等。

慢性功能性便秘必须与先天性巨结肠鉴别。巨结肠的特点是，小儿可数日不排粪便，但排一次量很大、很臭。这与直肠末梢神经发育不完善感觉灵敏度下降有关。先天巨结肠患儿初生时就有推迟排胎便史。肛门指诊可感到内括约肌紧缩，直肠内不能触及粪块。必要时尚需通过X线、肛门直肠测压及直肠活检来确诊。

治疗

❶ 小儿急性便秘：小儿偶有便次少，大便干结或排便困难，不需特殊处理。患儿饮水宜充分，但仅多饮水只能引起尿多，并不能解决便秘。较大儿童要多吃蔬菜等含纤维素丰富的食物。纤维素可增加粪便量，保留水分，并增加粪菌量，使粪便松软。加上每天养成排便习惯，便秘常可自行恢复。必要时可用开塞露，或服用缓泻剂。

❷ 慢性便秘：对慢性功能性便秘，可采用以下综合治疗：

◎ 清肠：目的是将直肠、乙状结肠中积存的粪便全部清除，一般可用开塞露。

◎ 多食含纤维素丰富的食物：如蔬菜、水果、粗粮(玉米、含麦麸面食)、白薯等。以琼脂制成果冻，不被肠吸收，可增加粪便水分。多饮果汁或含糖饮料可减少食欲，反使粪便量减少，不利于促进排便。

◎ 训练排便习惯：粪便在结肠内停留时间越长，水分可继续被吸收，使粪便更干结，因此从小训练养成定时排便的习惯很重要，但要顺其自然不能强迫。厕所环境宜舒适，排便时勿分心。由于胃结肠反射可促进结肠蠕动，最好将排便时间安排在饭后，每天1～2次，每次5～10分钟。

便秘食疗法

中医认为，小儿乳食积滞或饮食不节引起的腑热便秘，如大便干燥、坚硬，腹胀腹痛，烦躁哭闹，口气臭秽，手足心热等，可选用下列诸方。

❶ 南瓜根50～100克，洗净，切碎，放锅内加水煎浓取汁，一次饮完。每日1剂，连服数剂，以通为度。3岁以下幼儿可酌加白糖调味。

❷ 银耳10～15克，鲜橙汁20毫升。将银耳洗净泡软，放碗内置锅中隔水蒸煮，入橙汁调和，连渣带汁1次服完。每日1剂，连服数天。

❸ 黄瓜1根，胡萝卜1根。黄瓜、胡萝卜切段，在榨汁机里加入少量矿泉水，然后加入黄瓜、胡萝卜榨汁，加少许白糖或兑牛奶都可。给小宝宝喝时，可按1∶1来兑水。

❹ 香蕉半根，苹果半个，儿童蜂蜜适量。分别将香蕉和苹果刮成泥，然后在这两种果泥中加入少许儿童蜂蜜，放入锅中，隔水大约蒸3分钟即可。

❺ 豆浆100毫升，浓米汤150毫升，蜂蜜20毫升。将新鲜豆浆煮沸，加入米汤、蜂蜜调匀，1次饮完。每日1～2剂，连服数天。

❻ 菠菜100克，大米50～100克。将菠菜置沸水中烫至半熟，捞出切成小段，大米置锅内加适量水煮成稀粥，后加入菠菜段再煮数沸，加入油、盐调味，分1～2次服完。每日1剂，连服5～7天。

❼ 黑芝麻30～50克，放锅内炒爆至脆、研末，大枣10枚去核，与芝麻粉共捣烂如泥，随意服食或开水送下。每日1～2剂，连服7～10天。

❽ 白皮大萝卜1个，蜂蜜100克。将萝卜洗净挖空中心，装入蜂蜜，置大碗内，加水蒸煮，吃萝卜饮蜂蜜水，连服数次。

Q & A

Q：开塞露怎么用？

A：儿童用开塞露一般只要用一半药液即可，挤入后要让药液停留在肠内至少3～15分钟，让药液软化粪块才排便。若挤入后立即拉出，那就白费了。

Q：用手抠好不好？

A：有的家长喜用手指抠粪块，千万不要用食指，只能用小指，还要蘸些凡士林润滑剂，以免不慎撑坏肛门括约肌。

Q：蜂蜜好不好？

A：民间也有食用蜂蜜通便。1岁以内的孩子不能服用蜂蜜。

Q：双歧杆菌有效吗？

A：近年来有人提出改善婴儿肠道微生态以软化大便，如用双歧杆菌制剂口服，或者给孩子吃酸奶。这种方法的确可以有效防止婴儿便秘。

Q：给孩子多吃五谷杂粮行吗？

A：大些的孩子便秘时，可增加一些五谷杂粮，如标准粉、薯类、玉米、大麦等，油脂类食物、凉开水也都有助于预防治疗便秘。对于婴儿，可适当增加辅食，最好将菠菜、卷心菜、青菜、荠菜等切碎，放入米粥内同煮，做成各种美味的菜粥给宝宝吃，对通便很有帮助。但是孩子吃粗粮要适量，过多的食物纤维会使孩子营养不良。

小儿脂肪吸收不良(脂肪泻)

食物中甘油三酯在小肠上段经胆盐乳化，胰及肠脂肪酶消化后，才被肠黏膜吸收。在此过程中某一环节发生障碍，均可引起脂肪泻。

小儿腹泻为主要临床表现。粪便的特点为色淡、灰白色、油脂状、量多、恶臭，能漂浮于水面。其他常见症状有食欲不振、精神倦怠、爱哭、消瘦、腹胀及腹痛等。腹泻严重者可致脱水及电解质紊乱，多见于婴儿。病程迁延可引起脂溶性维生素缺乏。脂肪吸收试验能较精确地了解脂肪的吸收情况。脂溶性维生素缺乏的有关检查可间接辅助诊断脂肪吸收不良。

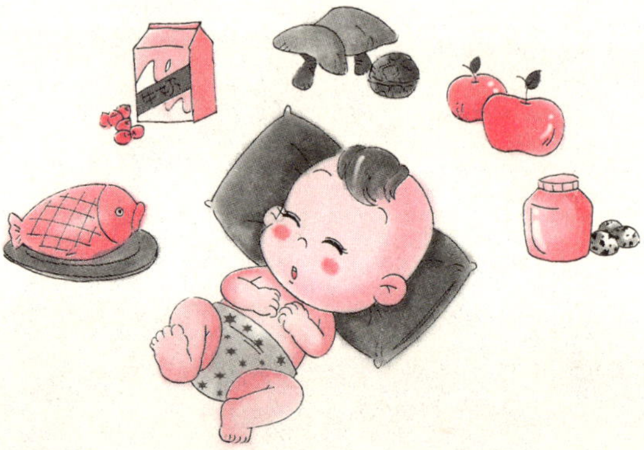

如能去除引起吸收不良的病因，治疗效果良好。可按脂肪吸收不良的病因给予治疗。

当患儿有严重脱水、电解质紊乱时，应立即予以纠正。如小肠病变广泛、腹泻严重难以控制时，需暂时禁食，以后根据患儿食欲及耐受情况渐渐增加恰当饮食。必要时，如重度营养不良，可输血浆或人血白蛋白。有条件者可采用静脉高营养或要素饮食维持营养需求。重症乳糜泻出现危险迹象时，静脉滴注肾上腺皮质激素常可迅速奏效。一般用药1周后逐渐减量至停用。

病情稳定后所给饮食宜采用高热量、高蛋白、正常脂肪饮食。急性期时乳糖也应限制，并应注意氨基酸及脂肪酸的质量。此外，应注意脂溶性维生素及其他营养成分的补充，如肌注维生素A、维生素D、维生素K及维生素B_{12}等；根据病情要适当补充铁、钙、叶酸及某些微量元素。

保护婴幼儿肝脏

肝脏是人体的重要器官，在孩子幼时就要注重对其肝脏的保护。

◎ 注意饮食卫生，预防肝炎。及时给婴幼儿接种乙肝疫苗，预防乙型肝炎对肝脏的损害。

◎ 谨慎用药，所有药物都或多或少对肝脏有毒性损害。儿童用药可选择对肝脏作用较小，作用时间短的药物。不要随便给儿童吃成人药。

◎ 防止滥用抗生素，滥用抗生素会破坏人体正常菌群，降低婴幼儿机体防御能力。菌群失调可直接引起婴幼儿胃肠道功能紊乱，损害肝功能。

◎ 孩子生病，不要随意加大药物剂量，会发生积蓄中毒，造成肝脏损害。

◎ 水果、蔬菜稍有霉烂就应该扔掉，不要把霉烂部分切除后食用，残余毒素会加重肝脏的负担，甚至引发食物中毒。

◎ 防止蔬菜上的农药损害婴幼儿的肝脏。

◎ 慎用风油精、白花油等含樟脑成分的药物。

◎ 不要给孩子喂食过多的橘子或橘子汁。

◎ 给孩子选购婴儿食品，避免过量的食品添加剂，如防腐剂、色素等。

◎ 不要随便给婴幼儿服用保健品，有些保健品中含有激素，容易导致孩子出现早熟、肥胖等现象。

◎ 含有塑胶软化剂的玩具，当PVC含量超过安全标准时会损害到孩子的肝、肾功能。

◎ 不要给婴幼儿吃腌制、熏制的食物，如火腿、熏肉、咸鱼等。

◎ 不要给婴幼儿生食生鱼片、糟蟹等生冷海鲜。

◎ 霉变的花生、红薯、土豆，过期的食品，隔夜的剩菜不能给宝宝吃。

孩子的营养需求

三大营养素

＊蛋白质

蛋白质是人体构成的物质基础，是制造细胞和神经递质的重要元素之一，能帮助脑部发育。一般来说，1岁以内的宝宝每日、每千克体重，需供给的蛋白质是1.7～2.5克。

当宝宝膳食中奶、肉、蛋、豆制品长时间供给不足时，宝宝会有蛋白质缺乏表现：容易疲乏、消瘦、浮肿等症状。而长期严重缺乏的宝宝，则会出现生长迟缓，抵抗力下降，反复发生上呼吸道感染等严重症状。

蛋白质的饮食来源：以1岁宝宝为例的食物建议摄取量来看，蛋白质需求大约为400毫升母奶或配方奶、1个蛋黄泥、1／3块豆腐等豆类制品（1块豆腐为4个方格）、鱼或肉泥50克等。

但是，蛋白质并非多多益善，若长期超量也会对宝宝的健康带来损害，容易产生肝肾功能负担，而且蛋、肉等蛋白质过多时，未消化的蛋白质在肠道细菌的作用下，会产生有毒物质，导致肝肾功能障碍或发育不全。因此，在摄取上建议足量即可，勿贪多。

* 脂肪

一般而言，脂肪酸因构成元素的不同，分为饱和脂肪酸和不饱和脂肪酸。如果油脂中含不饱和脂肪酸多，室温下会呈液态状；反之，若含饱和脂肪酸多，则为固体状。根据人体是否能合成，脂肪酸又分为必需脂肪酸和非必需脂肪酸。此外，脂肪是热量的来源之一，在供给人体能量方面有很重要的作用。

脂肪的饮食来源：脂肪的来源多以植物油脂为主，像是种子类、坚果类等；或者是动物脂肪来源，像是肉类、鱼类等。

油脂的主要功能有：提供生长及维持皮肤健康所必需的脂肪酸、帮助脂溶性维生素（A、D、E、K）被人体吸收利用、脂肪中的多元不饱和脂肪酸是构成细胞膜的成分之一及神经髓鞘的主要元素。磷脂质制造细胞膜，有助增强记忆力和集中力，黄豆及其制品如豆腐及豆浆、植物油及果仁等均蕴含丰富磷脂质。

当身体中有多余的热量时就会以脂肪的形态储藏，身体内的脂肪可以维持体温，及保护内脏不受到撞击伤害。对宝宝而言，身体组织的发育、激素的制造、脑部的成长，都需要脂肪的帮助。

* 碳水化合物

碳水化合物亦称糖类化合物，可为人体提供能量。碳水化合物在体内消化后主要以葡萄糖形式被吸收，迅速氧化给机体供能。碳水化合物是人体最重要、最经济、来源最广泛的能量营养素，与蛋白质和脂肪共同构成人体的能量来源。成人所需总能量的58%～68%来自碳水化合物，儿童则在40%以上。

碳水化合物的饮食来源：食物如米、面粉中的碳水化合物经消化降解为单糖后随即被人体吸收，在代谢过程中释放出人体所需的能量；像米饭、面包、全谷根茎类、面条和早餐谷片中的碳水化合物含量都很丰富，孩子可由米麸类饮食着手，随着年龄的增长再逐渐加入其他谷类，以增添变化和营养。另外，足量的维生素B群是不可或缺的，因此在增加糖类摄取时，同时需要增加B族维生素的摄取量。

还有像是全谷类（如糙米和全麦面包），比起白米和白面包等精致谷类制品的养分更丰富。但不要过度热切地在宝宝的正餐和点心中添加过多的高纤食物，如麸皮、小麦胚芽等而造成纤维超载。太多的纤维在宝宝的肚子中膨胀，会造成腹胀感以致无食欲，无法获得足够的养分。

糖类在体内与蛋白质结合构成糖蛋白，借此参与体内多种生理活动；核糖及脱氧核糖又是构成核酸的重要成分，与生命活动直接关联。因此，糖类在维护脑、肝、心等脏器功能方面有重要作用。

大脑消耗相当于人体1/4～1/5总基础代谢的能量，而葡萄糖则是快速直接提供能量的首要能源。

矿物质

* 钙质

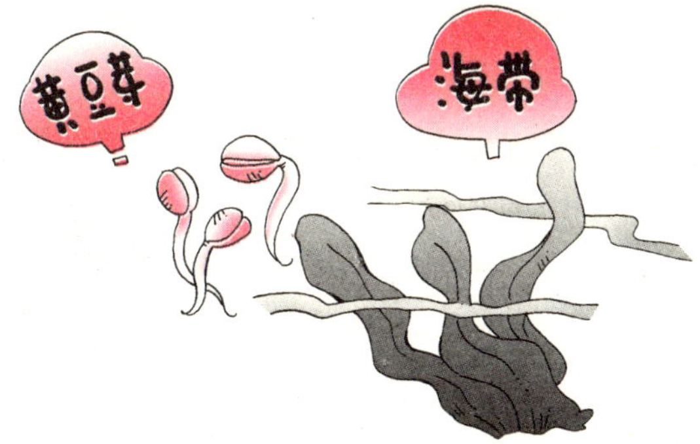

6个月以下的婴儿每天应摄入400毫克的钙，7～12个月的孩子应摄入500毫克，1～3岁应摄入600毫克，4～10岁应摄入800毫克。因此，从孩子出生后两周起，应该开始补充足量的钙质。对1～4岁的孩子而言，每天能喝400毫升的牛奶，且其他饮食也是很好的补充来源，就不用额外补充钙剂。

钙质可参与神经、骨骼、肌肉的代谢，还是骨骼、牙齿的重要组成成分。

钙质的饮食来源：奶和奶制品是补钙的最佳食品，不仅含钙量多，而且吸收率高。海带、黄豆及其制品，如豆腐、豆浆、腐皮、奶制品、黑芝麻、鱼虾类的食材，均是不错的钙质来源。

钙质的吸收需要维生素D的帮助。维生素D可促进肠道中钙的吸收，并减少肾脏中钙的排出，所以补钙的同时也要补充维生素D才算完整，但一般婴儿配方奶粉已有足够的钙及维生素D，如果饮食均衡，其实不用补充过量的钙粉。

*** 铁**

0～6个月的婴儿每天需7毫克铁。6个月以上的婴儿每天即应摄入10毫克铁。此营养素是人体必需的微量元素之一，也是人体生成红细胞的主要元素。

铁的饮食来源：铁质主要来自肉类，肉类包括禽、畜、鱼、贝等动物的肌蛋白。在植物性食物中，蔬菜、海带、樱桃、发酵黄豆制品也有促进铁吸收的功效。黑木耳、芝麻酱和桂圆的含铁量较丰富。葡萄、核桃类等含铁的食物除了可帮助预防贫血，也和大脑的正常运作相关，摄取足够铁质可帮助维持宝宝的专注力与学习能力。

在补铁的同时亦要注意补充维生素C，因富含维生素C的食品可帮助铁的吸收。在日常食物中，血红素铁主要存在于肉类食品中，故动物和植物性食品混合食用可增加铁的吸收。

*** 锌**

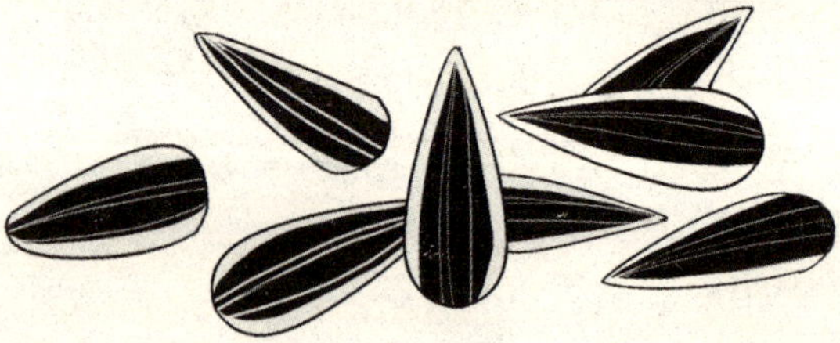

孩子每天锌的推荐摄入量为：1岁是5毫克，1岁以上的孩子每天应摄入10毫克。锌是人体必需的微量元素，对于宝宝的免疫功能、蛋白质合成、脂肪运送和生长发育等都有重要作用。特别是可促进儿童发育及提高智力，和脑部发展及记忆相关。另外也可减少呼吸道及腹泻的感染，即使感染之后，也会因酌量摄取锌而缩短复原的时间。

锌的饮食来源：日常膳食多数都含有锌的成分，而其中牡蛎、螃蟹、瘦牛肉、羊肉、鸡肉、植物的种子（葵花子、麦胚、各类坚果）等都是含锌量多的饮食。但3岁前不适合吃带壳海鲜，故烹调时还是要注意宝宝的摄取。

锌缺乏的临床症状包括：生长迟滞、生殖功能发育迟滞、皮肤发炎、免疫力低下、认知与行为异常、味觉迟钝、伤口愈合缓慢、食欲不振等。

* 碘

碘能促进生长发育及大脑功能，2～3岁幼儿每日碘的建议摄取量为65微克，4～6岁的儿童需要90微克。

碘的饮食来源：主要有海菜、海带、紫菜、海藻类、虾皮、海鱼、鱼松等海产品及碘化盐。

身体成长、发育、运作需要甲状腺素，而碘是甲状腺素的重要成分，缺碘的症状包括心智障碍、甲状腺机能不足、甲状腺肿大、短小性痴呆症以及程度不等的生长与发育异常。

维生素

* 维生素A

脂溶性维生素的一种，对于视觉细胞分化和胚胎发育都是必需的，也可帮助视力的发育、促进成长和预防皮肤干燥，加强抵抗细菌传染的情形。幼儿每日所需的维生素A摄取量约为400微克。因脂溶性维生素会蓄积体内，若食用过量会引起中毒现象，也会引起皮肤发炎等状况。

动物肝脏、蛋黄与奶油都是富含维生素A的食物；深绿色与深橙黄色蔬菜水果，如哈密瓜、木瓜、胡萝卜、南瓜为富含维生素A前体的食物。而豆类、谷类或肉类中不含维生素A或含量很低。

* 维生素D

维生素D在人体的主要生理功能、作用机制与固醇类激素相同。饮食钙磷足够时，维生素D借促进肠道自十二指肠及空肠吸收饮食中的钙与在小肠各处吸收磷的效率，维持正常血清钙磷浓度于正常范围，同时对肌肉收缩、神经传导等功能的维持也有重要作用。紫外线照射可促进体内维生素D的合成，因此宝宝应多晒太阳。

含维生素D的天然食物种类不多，来源包括鱼肝油、高油脂鱼类、动物肝脏、海鲜类、营养强化牛奶、奶油、牛肉、蛋黄等食材。

* 维生素E

为脂溶性抗氧化维生素，可降低体内氧化压力，减轻疲劳。维生素E可抗凝血，抗细胞老化，也可保护细胞不受自由基侵害，强化免疫系统。另外，对维持生殖系统正常功能有很重要的作用。

此成分多存于植物油（小麦胚芽油、红花油、葵花油、大豆油、玉米油、芥花油）、五谷杂粮、豆腐、地瓜、胡萝卜、花生、芝麻、乳制品、瘦肉、蛋、动物肝脏中。

* 维生素C

维生素C最主要是参与动物体内一些羟化反应，尤其是胶原蛋白的合成。维生素C可以促进伤口愈合、烧伤复原及增加对受伤及感染等伤害的抵御能力。此外，还可加速铁的吸收。在抗氧化功能上也扮演重要的角色，保护维生素A、维生素E及多元不饱和脂肪酸，避免其受到氧化。此外，可以帮助清除人体中许多种活性氧。1～3岁幼儿维生素C的建议摄取量为40毫克，4～6岁为50毫克。婴儿期缺乏维生素C，容易造成坏血症、婴幼儿生长迟缓等病症。

维生素C大多来自蔬菜与水果。如橘子、葡萄柚、柚子、柠檬均含有相当丰富的维生素C，另外如奇异果、草莓、菠萝亦含量相当高。此外，绿色蔬菜也富含维生素C，以青椒含量最丰富。

* 维生素B_1

维生素B_1又称为硫胺素，为第一个被发现的B族维生素。它在体内扮演了一个非常重要的角色，其中包括能量转换作用以及神经细胞膜功能之维持及神经传导等。1～3岁的幼儿每日维生素B_1的建议摄取量为0.6毫克，4～6岁的幼儿需0.7～0.8毫克。

维生素B_1饮食来源：以全谷类及小麦胚芽含量最丰富。另外，动物肝脏、豆浆、营养强化早餐谷片、豌豆、菠菜、玉米、豆类、花生、葵花子、酵母以及牛奶等都是维生素B_1 的主要食物来源。

* 维生素B_2

维生素B_2为体内重要的辅酶成分，为蛋白质、糖类及脂质代谢产生热量过程中所必需的。有助脂肪代谢，促进生长和细胞再生，维持正常的成长与发育。1～3岁的幼儿每日维生素B_2的建议摄取量为0.7毫克，4～6岁的男孩需0.9毫克、女孩为0.8毫克。

维生素B_2的饮食来源：大部分的植物及动物组织皆含有维生素B_2，其中牛奶及其制品及强化谷类含量丰富。肉类、动物内脏及绿色蔬菜亦是维生素B_2的良好来源。

* 维生素B_6

维生素B_6主要是参与氨基酸的代谢，需求量随蛋白质摄取量的增加而增多。1～3岁的幼儿每日维生素B_6的建议摄取量为0.5毫克，4～6岁的幼儿需0.7毫克。

维生素B_6的饮食来源：动物性食品是维生素B_6的良好饮食来源。例如，存于猪肉、牛肉中。植物中，全麦、糙米、酵母、豆类及坚果类均是维生素B_6的良好饮食来源。除此之外，蔬菜中的菠菜、青花菜、白花菜和水果中的香蕉等也含有丰富的维生素B_6。

* 维生素B_{12}

维生素B_{12}在体内主要参与氨基酸代谢，也会影响叶酸代谢途径而影响核酸的合成与细胞的分裂。1～3岁的幼儿每日维生素B_{12}的建议摄取量为0.9微克，4～6岁的幼儿则需1.2微克。

维生素B_{12}的饮食来源：植物性食品不含维生素B_{12}，所以食物中维生素B_{12}的主要来源为动物性食品，主要以肝脏、肉类或贝类等含量较丰富，乳品类亦含少量。

* 叶酸

叶酸主要参与嘌呤和嘧啶的合成，与细胞分裂有密切关系。同时是参与氨基酸代谢的辅酶等。另外在生物体内所有的甲基化反应中扮演十分重要的角色。由于叶酸参与DNA合成和氨基酸代谢的反应，故与细胞分裂有关。缺乏叶酸会导致巨幼细胞性贫血及生长迟缓等现象。1～3岁的幼儿每日叶酸的建议摄取量为150微克，4～6岁的幼儿需200微克。

叶酸的饮食来源：此成分多存于深绿色叶菜、青花菜、肝脏、芦笋、干豆类、酵母。

维生素D缺乏性佝偻病

维生素D缺乏性佝偻病是由于维生素D缺乏，导致体内钙、磷比例失衡，从而引起骨骼生长障碍的全身性疾病。本病主要见于营养不良的婴幼儿，是对小儿健康成长威胁较大的多发病。因为不仅可影响小儿的正常生长发育，而且还因全身功能包括免疫功能的低下，易患肺炎、肠炎等疾病。近年来由于注意防治，营养性佝偻病的发病率已开始减少，其他病因性佝偻病却相对增加。

典型的佝偻病的孩子常有无原因的烦躁不安，夜不寐，爱哭闹，出汗多和骨骼改变等症状，但应与克汀病、软骨发育不全、黏多糖病、先天性成骨发育不全等相鉴别。

活动期佝偻病的治疗必须根据病情和有无并发症而及时补充维生素D。

人体维生素D来源有二：一为内源性，乃皮肤中7−脱氢胆固醇经日光紫外线照射而合成的；二为外源性，靠从食物中摄入维生素D。两种来源的维生素在体内都于肝、肾脏代谢，维生素D_3进入体内约16小时，血钙立即有升高，可维持72小时。一般营养性佝偻病仍以维生素D_2、D_3治疗为主。

维生素D的补充方法有突击疗法和普通疗法，应在医生指导下使用。

长期大量服用维生素D时，应注意过量而引起中毒的可能。维生素中毒的症状主要为烦躁不安，食欲减低，四肢疼痛，表皮脱屑，多尿，内脏钙盐沉着，严重者可死于肾功能不全。

佝偻病治愈标准：多汗、夜惊、不安等症状完全消失，颅骨软化恢复正常，生化及骨骼异常改变恢复正常；或轻度(Ⅰ度)活动期经有效治疗后症状消失3个月以上，极重度(Ⅲ度)佝偻病症状消失6个月以上者。

食物中的钙磷比值可影响钙在肠道中吸收。合理地调配食物，合理地喂养，及时添加辅食。改善小儿的营养状况，是促进佝偻病治愈的重要措施。可试用盐水浴，一般采用1%盐水，用盐水擦澡，对促进佝偻病痊愈有良好的作用。

中医认为，本病发生的主要原因是先天禀赋不足，乳食失调，复感疾病，调记失宜，日光不足，以致脾肾虚损，骨质柔弱或畸形。本病是一种以骨骼生长发育障碍和肌肉松弛、易惊、多汗为主要特征的全身性疾病。可采取食补方法，栗子糕就是小儿喜欢的食补品。

＊栗子糕

原料：板栗500克，白糖250克。

方法：先将板栗加水煮半小时，待凉，剥去皮，放在碗内再蒸40分钟，趁热用勺将板栗压拌成碎泥，加入白糖搅匀，再把栗泥摊平成饼状，摆在盘中，即成色味俱佳的食品，可供患儿经常服用。

功效：补肾益气，常吃可预防小儿佝偻病。

预防小儿佝偻病可在晚春和夏季加强小儿户外活动，多接触新鲜空气，多晒太阳，因为日光中的紫外线照射皮肤后可转换成维生素D。

小儿缺钙

宝宝是否缺钙

对应宝宝的身体状况、生活行为及饮食习惯，钩选下列选项：

◎ 牙齿生长速度较同龄小孩明显偏慢，牙齿形状细小缺乏光泽。

◎ 按压颅骨时与按压乒乓球的感觉相似。

◎ 肋骨有软化的迹象，按压时会出现小坑，或触摸时有如串珠般的软组织增生现象。

◎ 1.5岁过后囟门仍未闭合，或有前额高突的“方颅”症状。

◎ 睡眠时头部经常出现如豌豆大小的大汗珠。

◎ 夜间经常无故惊醒，甚至啼哭不止，或出现抽筋现象。

◎ 容易烦躁，对周围环境兴趣不高。

◎ 平时晒太阳的机会非常少。

◎ 喝奶量不足，或极少食用乳品类食物。

◎ 饮食不均衡，有严重偏食习惯。

以上各条为钙质摄取不足常见的症状，若孩子符合五条以上的选项，可能是缺钙的征兆，若有疑虑可进一步就医检验体内钙含量，如膳食钙测定、血清钙测定、尿钙测定以及骨质密度测定。

孩子生长非“钙”不可

婴儿期是一生当中发育最快速的时期，大部分宝宝在初生前6个月能长高10厘米左右，而帮助宝宝快速成长的重要营养素之一便是钙质。

人体的骨骼与牙齿99%由钙所组成，除此之外钙质还能调节身体机能、协调血液凝固，对于心脏及神经系统正常功能有重要作用。当宝宝缺钙时会影响各方面生长状况，并引发其他疾病，因此钙质摄取对于宝宝来说格外重要。

天天补钙为何还缺钙

许多家长很重视宝宝的钙质摄取，平时积极烹调高钙饮食或是额外补给钙质营养食品，却依然担心宝宝的钙质摄取不足。这是因为钙质摄取量多不代表身体对钙质利用率高，适当提高钙质吸收利用率，才能帮助身体有效利用所摄取的钙营养素。

补钙五大误区

❶ 部分含有草酸的蔬菜，如菠菜、苋菜、毛豆、莴苣、洋葱等，会于肠胃道与钙结合形成草酸钙排出，影响体内钙质的吸收，建议烹调这类食物前可经过一道汆烫手续，以除去其中的草酸。

❷ 过量摄取高磷食物会影响体内钙磷比，造成钙质的流失，平时应减少碳酸饮料、市售含糖饮料及加工食品的摄取。

❸ 高盐、高油脂、高蛋白食物会增加钙的排出，快餐、洋芋片饼干等食物不建议过量摄取。

❹ 膳食纤维虽然可提供诸多帮助，但摄取过多时也会降低钙的吸收，因此不鼓励给孩子大量进食粗粮。

❺ 适量补充奶制品有助于增加体内含钙量，但并非所有含“奶”字的食品皆可提供钙质。例如，奶精、奶球并非天然乳品来源，即使大量摄取也无法补充所需钙质，反而会因为反式脂肪过量摄取损害健康。

小贴士

宝宝每天补充多少钙合适

市场上的配方奶粉种类繁多，琳琅满目，但其含钙量却大相径庭，每100克奶粉中少到300毫克，多达800毫克。如果按照100克奶粉可以冲到800毫升奶液计算，每100毫升的配方奶中含钙量，则波动于38～100毫克。

中国营养学会推荐，6个月以下的婴儿每天应该补充300毫克钙，6个月到1岁补充400毫克，1～4岁每天补充600毫克。所以，你可以根据奶粉包装上所标明100克奶粉（相当于800毫升奶液）究竟含有多少钙，然后按照宝宝每天实际摄入的奶量，算一下能否达到上述标准。如果不足，就应该另外补充。

补钙要注意维生素D、磷、镁的摄入

除了补钙之外，也要适当增加维生素D摄取，并留意磷、镁与钙的组成比例，才能建构最完美的生长支架。

维生素D是促进钙质吸收的重要营养素。维生素D缺乏会削弱身体对钙的吸收以及钙在骨骼中的沉积，进而影响骨骼发育以及其他生长问题，阳光中的紫外线可使身体合成维生素D，适当照射阳光是最安全的维生素D补充方式。

如需额外补充维生素D营养品，须经专业医药人员指示，过量服用维生素D可能出现中毒症状，不可不慎。

磷过量时影响钙利用率，当体内钙磷比为2：1时，可提高身体对钙质吸收率，然而许多幼童因饮食偏差，导致钙磷比提高，严重影响体内钙质吸收，使生长发育拉警报。

镁帮助骨矿质结晶的形成，补钙时别忘了适量增加镁摄取量，建议平时多选用全谷类、坚果、黄豆、瘦肉、绿叶蔬菜等镁含量丰富的食物。

科学补钙才健康

均衡的日常饮食即可提供宝宝足够的钙质所需，盲目补钙反而可能造成身体负担，甚至引发其他病症。如便秘、高钙血症、软组织钙化，若想帮宝宝额外补充钙营养品，最好多咨询专业人员的意见，根据宝宝的体质及饮食状况给予最适合的补钙方案。

市面上补钙营养品琳琅满目，有钙片、钙粉、钙胶囊，成分更是五花八门，家长在选购前应认清产品标志，并认明合格字样，避免买到来路不明的产品。

5种常见钙剂

* 碳酸钙

含钙量高，不良反应小，价格便宜，是最广泛的钙剂，但因溶解度及吸收率较低，不适合宝宝服用。

* 乳酸钙

溶解率高但含钙量低，制成片剂后含量更低，需大量服用方可达到钙质需求，不适合宝宝服用。

* 磷酸钙

日本常用的补钙品种，含钙量与价格属中等，但溶解率和吸收率较低，含磷量高，不建议给宝宝服用。

* 枸橼酸钙

属于水溶性钙剂，身体利用率较高，且不需要经由胃酸分解吸收，很适合老年人与儿童服用。

＊活性钙

生物钙（贝类）经高温煅烧而成的钙混合物，钙含量高，但因属于强碱性水溶液，对胃肠刺激较大，建议与食物一同服用。

正确补钙方法

钙营养品虽说可以补充体内缺乏的钙质，但补错时间会抑制反应作用，最好在建议时间内服用，以达到最佳的补钙效果。

❶ 两餐之间服用，少量多次补充

当人体摄入钙低于50毫克时，钙的吸收率可大大提升。建议家长可在两餐之间（餐后1～2小时）给宝宝服用钙剂，最好是采取少量多次的补充方式，并拉长每次补钙的时间，即可获得最好的补钙效果。

❷ 不与食物混喂，保持钙吸收率

有些家长习惯将钙剂混合在食物中喂食，这么做可能会导致食物中的某些成分与钙结合，因而妨碍钙被吸收，特别是奶类、油脂类以及蔬菜类都不适合与钙剂混喂。

含钙量丰富食物一览表	
乳类与乳制品	母奶、牛奶、羊奶、奶酪、酸奶
豆类与豆制品	黄豆、毛豆、扁豆、蚕豆、豆浆、豆腐、豆皮、豆干
肉类与蛋品	羊肉、鸡肉、猪肉、牛肉、鸡蛋、鸭蛋、鹌鹑蛋
蔬菜	芹菜、油菜、胡萝卜、萝卜缨、芝麻、香菜、黑木耳、蘑菇、青豆
杂粮	高粱、荞麦、燕麦、玉米、黑芝麻
干果	杏仁、核桃、南瓜子、花生、葡萄干

小儿缺锌

有些生长发育迟缓的患儿，血锌和发锌含量较低，认为可能与锌缺乏有关。缺锌的原因很多，单纯由于膳食摄取锌不足而致病者，目前尚乏大量报告。

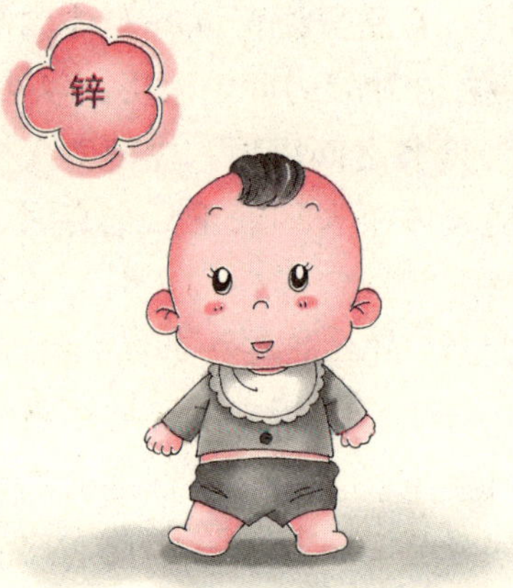

缺锌小儿主要表现为生长发育迟缓、身材矮小、食欲差、抑郁、倦怠、味觉迟钝、秃发、角膜浑浊、生殖腺功能不足、性发育迟缓、伤口不易愈合等。有的智力发育低下、经常患上呼吸道感染等。

发锌定量检查只能作为诊断参考，诊断一定要结合临床情况，发锌检测可列为筛选化验检查，最后确诊依靠血锌定量检测。

对缺锌患儿一般可给硫酸锌每日总量100毫克，分1～2次口服，连服2～3个月，即可痊愈。补锌的同时，尚可加服维生素D，每日400国际单位，有助于锌的吸收。用量过大可引起锌中毒，其症状与铅中毒类似。服锌过量尚可抑制硒的吸收，而引起与维生素E缺乏类似症状，均需注意。

小儿每日生理需锌量比较少，仅0.25～0.5毫克/千克。缺锌治疗痊愈后，一般膳食均可供应不致缺乏。自然界含锌较丰富的食物以牡蛎、牛肝、豆类、花生、玉米等较多。组氨酸或谷氨酸有助于锌的吸收，植酸或纤维过多可影响锌的吸收，可作为安排膳食的计划。

小儿肥胖

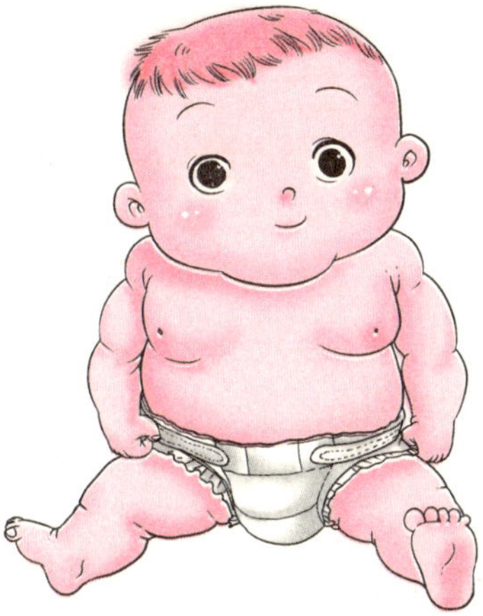

肥胖症是指由于人体皮下脂肪组织增加过多，体重超过了同性别同龄儿体重的两个标准差，或在第95百分位数以上者，又称单纯性肥胖。引起儿童肥胖的原因有遗传因素、饮食因素、家庭生活饮食习惯等。父母均肥胖者子女中可有70%出现肥胖。喜食脂肪、甜食或食量过大者易发生肥胖。婴儿早期出现肥胖时，脂肪细胞数量增多同时增大，增多的脂肪细胞不再消失，以后亦容易发生肥胖。儿童最易发生肥胖的年龄为1岁以内、5～8岁及青春期，肥胖者的脂肪合成代谢较正常人旺盛，生理活动所消耗的能量较正常人少，因此一旦形成肥胖后不易使体重下降。

从生长曲线了解胖宝宝

从母奶转换至辅食之后，若父母不加注意，饮食结构不均衡，宝宝的身材也许就会胖起来。但适逢生长关键期的宝宝，身高及体重都快速地成长，若要判定宝宝到底是不是过胖，可以参考身高体重标准，也就是生长曲线。

除了参考生长曲线，BMI也是判定宝宝是否过重的参考标准。由于每个宝宝因遗传等因素，身高变化不一定如统一的标准，而身高越高的宝宝，体重相对来说也应该要更重一些，若仍对照标准生长曲线，可能较不准确。BMI又称为身体质量指数（Body Mass Index），计算方式为体重（千克）÷身高（米）^{2}，2岁以上宝宝的标准，与大人的BMI指数标准稍微不同，爸妈可以计算宝宝的身高体重之后，参考以下表格。

男孩女孩正常体重参考表

年龄	男孩			女孩		
	正常（BMI介于）	过重（BMI≥）	肥胖（BMI≥）	正常（BMI介于）	过重（BMI≥）	肥胖（BMI≥）
2	15.2~17.7	17.7	19.0	14.9~17.3	17.3	18.3
3	14.8~17.7	17.7	19.1	14.5~17.2	17.2	18.5
4	14.4~17.7	17.7	19.3	14.2~17.1	17.1	18.6
5	14.0~17.7	17.7	19.4	13.9~17.1	17.1	18.9

❶ 家长可按宝宝的性别，先找到横向坐标标示的宝宝足月／年龄，再对照纵向坐标标示之身长／身高、体重与头围数值，即可找到宝宝在同年龄层小孩的百分位。以满1岁男孩身高75厘米为例，大约落在第50百分位，就表示这个男孩的身高是在100位同一年龄层的宝宝里，排在中间的位置。

❷ 一般而言，婴幼儿之生长指标若落在第97百分位及第3百分位的两曲线之间，均属于正常范围。如果超过第97百分位或低于第3百分位时，就要考虑宝宝的该项生长指标有过高或过低之情形。

体重超过正常均值两个标准差以上，身高和骨龄也较同龄儿增快，多在第50百分位数以上。颜面较大，相对口鼻较小，双下颌，躯体和乳房、臀部脂肪垫增厚。男孩外生殖器相对小。常有膝内翻、髋内翻及股骨头脱落等。肥胖儿不爱活动，可出现性格孤僻，容易产生自卑心理等变化。

婴儿期单纯性肥胖体重增加过快，有的易患呼吸道感染或喘息。肥胖儿童由于生长过快，骨骼成熟亦加速，生长停止也早，因此肥胖儿童青春期前期身材较高，青春期后期正常或较矮。单纯肥胖儿童除食欲旺盛、食量较大为特点外，多无其他临床症状。严重肥胖时可有乏力、活动后喘息或气短，因而活动量减少，进一步加重肥胖，形成恶性循环。部分患者喜食肥肉及甜食。

肥胖儿的体脂肪的分布均匀，四肢亦较胖，以躯干、胸、腹、臀部及大腿脂肪较多，胸部乳房部位脂肪垫应与乳房发育相鉴别，脂肪组织松软质均匀，乳房组织有乳腺核，质地较硬，在皮下组织内质地不均匀。肥胖时阴囊常埋于会阴部皮下脂肪组织中，表现为小阴茎。若将脂肪组织推开，可见阴茎海绵体大小正常，亦有少数肥胖儿童外阴发育落后。

肥胖儿患有多种疾病的概率增高，包括高血脂、高血压、糖尿病，同时心肺负担加重。

肥胖程度较为准确的判断方法为，测皮褶厚度，常测股三头肌下、肩胛骨下及髂嵴上等部位的皮褶厚度，由于没有公认的正常值，只能作为自身的比较。

宝宝能吃就好吗

以往“能吃就是福”的概念，到今日其实仍然可以通用，但在饮食上必须非常小心选择。3岁以下的宝宝正处于发育快速的时期，因此只要体重不超重，多吃基本上不会有什么大问题，多吃也确实能帮助孩子长高、长壮，但应该定时、定量且避免油炸及饮料等热量高却没有营养价值的餐点，并注意孩子是否真的需要。

认识脂肪

为什么人会肥胖？这都是脂肪细胞在作怪。儿童时期与成人的肥胖是两种不同的形式：儿童时期脂肪细胞属于增生型脂肪细胞，此时其数目会不断增加；成人是肥大型脂肪细胞，其数目大致已固定，但当你提供养分给脂肪细胞，其尺寸就增大。

近年来普遍认为，大部分的脂肪细胞是在以下三个阶段密集增加的。

* 怀孕末期

当胚胎刚形成时，几乎没有脂肪细胞，到了最后3个月才开始增生。若妈妈摄取过多的热量，宝宝的脂肪细胞数目便会增加过多。

* 出生后一年

1岁前的宝宝若摄取过多热量，会使其脂肪细胞数目增加过量。

* 青春期

在这时期，若摄取过多热量，也会导致脂肪细胞数目增加过多。

由此可知，若在青春期之前适当地控制体重，较不易有肥胖问题。让一个很大的气球泄气较容易，但是若有许多小小的气球便不太容易了。因此，若从小就体重超重，造成脂肪细胞数量较多，等到成人之后想要控制体重，便需要花费较长的时间与力气了。

过胖就别多吃

现代饮食的营养大多超乎孩子每一天所需的量，过犹不及，孩子摄取的量因体质而定，但只要吃得饱、吃得巧就可以了。

拥有匀称体质的孩子，10千克一天建议热量的摄取量为1000千卡，10千克以下每增加1千克增加100千卡，10～20千克每增加1千克则增加50千卡的热量，20～30千克每千克则增加20千卡。也就是说，当孩子11千克时，每天应摄取量不要超过1050千卡，12千克则不要超过1100千卡……以此类推，20千克时一天建议摄取量就不能超过1500千卡。

精致饮食容易发胖

1500千卡看似不多，其实非常容易达到。还未添加辅食的1岁以下孩童只要正常饮食，通常不建议做饮食减量，而超过2岁以上的单纯肥胖宝宝则可以开始有饮食限制，应定时、定量并多食用粗粮；面食类等精致的食材容易被消化，同样热量的食物，宝宝可能会吃得更多，且面点与包子会有额外的汤水或馅料，吃多了伴随的热量也会多。多吃蔬菜对孩子来说是好的，因为这可以增加他们的饱足感，能有效避免孩子吃得更多；肉类则每天只能摄取手心大小，且不可食用油炸肉类，好吃的酥皮面点也是热量极高的碳水化合物，应少给孩子吃。

除了节制饮食，还要运动

饮食调整只能节制孩子吃下去的热量，却不能有效减少身体使用热量的效率，多出来的热量必须靠固定活动来解决。英国卫生署建议5岁以下的孩童也应该运动。根据英国政府新公布的健康手册，利用步行或是追逐游戏，让孩子有每日大约3小时的步行，减少在婴儿车、婴儿床及使用电子媒体（包括电视、计算机游戏等）的时间。研究也发现若父母在孩子2～5岁时干预饮食避免肥胖，其有效程度是6～12岁才干预的7倍。有氧运动是相对来说较有效的运动，特别是游泳、脚踏车等，孩子在无形的游戏中就能消耗大量体力，也不容易有压迫性的运动伤害。

另外常游泳的孩子家长要注意的是，因游泳池的温度较低，孩子上岸后体温低，身体会认为缺乏热量而传达饿的信息，孩子实际上并不是真的饿了，多吃反而补充到更多不必要的热量，不可不慎。

体重开始减轻时，第1周减低较为明显，因此时减少的主要为肌肉内储存的糖原，而糖原中水分含量较高，故体重减轻较明显。以后体重的减少才是体内脂肪的减少。由于脂肪中水分含量少，体重下降慢，有时在限制食量和增加运动锻炼1～2月后，体重下降仍不明显，常需要继续坚持2个月以上，体重才有所减轻。必须了解这种规律，以免因体重减得不理想而失望，不再坚持治疗从而使治疗失败。

别把吃当作一种娱乐

很多成人习惯边看电视边吃东西，或坐下来就开始打开零食解馋。孩子看在眼里，也很容易因为无聊而跟着爸爸妈妈一同坐下来吃零食打发时间，长期下来热量累积就会发胖。应培养孩子除了吃之外的兴趣，最简单的方式是少吃零食，每一次孩子要吃东西的时候，家长应正向地引导孩子发现更有趣的事物，转换他想要吃东西的感觉，培养其他正向的兴趣。

好吃的东西实在太多，若父母都不能克服嘴馋，更何况是孩子呢？为了孩子的健康，爸妈首先就应做良好示范，带头减少吃东西的时间及分量。若孩子已经过胖到需要节食的程度，全家人应与孩子一同努力，使用分餐盘吃饭，不再用“共菜方式”，将能更了解每个人饮食的量。

肥胖已经形成，需要减轻体重者，应将热量更进一步限制在每日1000千卡以内。食量不能满足食欲时可用蔬菜，尤以含纤维素多的食物如芹菜、白菜或玉米面、燕麦面、荞麦面代替部分主食等补充。应尽量避免含热量高的食物，如巧克力、奶油及糖果等。蛋白质以豆制品、瘦肉、鱼肉、鸡蛋为主。还应减少儿童吃零食的机会，不要随便放置糖果、点心等，以免儿童自取食物，使控制饮食失败。调配饮食应少盐，可以减少水分在体内潴留，低盐还可减低食欲。

家长要学习计算热量的方法。

别硬塞给孩子“营养饮食”

作家叶眉在其《餐桌上教出好孩子》一书中写道，有时候自己精心准备的晚餐，孩子却可能因为才吃了零食，只吃了几口就不吃了。即使自己觉得非常遗憾，叶眉也不会再劝说或强迫孩子再吃，顶多在一两个小时后，再给他一碗汤汤水水，让孩子的胃感到舒服。叶眉认为，现在是一个什么都要加的年代，好像减一点儿，就吃了大亏似的，加上长辈们皆认为胖是健康，集体无节制地喂养孩子，却可能给了太多爱心，让孩子吃得太多。实际上，不论是学习还是饮食，减一点儿，少一点儿，反而比加了又加来得健康和有效果。于是叶眉的儿子每一餐都是由自己决定要吃多少，妈妈只是保证饮食营养均衡。古人也主张吃东西不要勉强：“饮食宜节，尤勿强食。”孩子先把已有的消化好了，才会有接下来的好胃口。

随着饮食习惯越来越西化，胖宝宝的比例也越来越高。虽然胖宝宝看起来可爱，短期之内对身体也不会有太大影响，但习惯与病痛却是伴随一生。现在就养成孩子良好的饮食习惯，将能决定孩子未来的健康快乐。

孩子的肥胖不能靠药物治疗

市面上的减肥药物几乎都有不良反应，大人使用尚有风险，孩子吃药时造成的风险必然更高，所以当然不能使用药物治疗肥胖。

肥胖的负影响

根据世界卫生组织（WHO）最新估计，目前全世界5岁以下儿童约有6.5%有肥胖或过重的情形，在我国儿童过重的情形也不容忽视。

肥胖的问题不仅引起孩子健康方面的隐忧，诸如心血管疾病、Ⅱ型糖尿病、高血压等，也对儿童的发育产生一定程度的影响。

* 动作缺乏，心肺功能与肌肉力量下降

绝大部分肥胖的儿童都有动作上的问题。其实，肥胖对动作造成影

响大都因为以下的恶性循环：因肥胖造成生理上的负荷较大，导致运动时容易流汗、气喘、头晕脑涨、手脚发软的情形，肥胖儿童因此讨厌运动或逃避从事大肢体动作的活动。此外，不爱运动可能让肥胖的情形更加严重，加上缺乏运动造成心肺功能与肌肉力量（尤其是手部与腿部）的下降，使孩子的动作发展日益趋缓。

* 膝盖负荷重，带来下肢骨骼变形的隐忧

在行走方面，除了上述的腿部肌肉力量下降的问题外，肥胖也可能是膝盖的慢性杀手。根据研究显示，膝盖在一般行走时须承受4倍体重的力量，上、下楼梯时更可能高达7倍以上，因此会对儿童尚未发展完全的下肢骨骼带来变形的隐忧（如O形腿）。而在下肢骨骼变形与腿部肌肉力量下降后，膝盖承受重量的能力大为衰减，即可能对行走带来负面的影响，如膝盖疼痛、容易跌倒、关节扭伤等情形。因此，连走路都有困难，更何况是跳跃、大跨步、单脚站、蹲下取物等高阶动作。

* 后天扁平足，削弱足部吸震力与稳定性

除了膝盖以外，肥胖也会对足部发展造成负面影响，最常见的莫过于后天性足弓发展不良（俗称后天性扁平足）。因为体重过重使得足底的筋膜与肌肉群无法负荷，造成足弓塌陷而使吸震能力与稳定性大为削弱，进而增加踝关节的负担；对于走路产生的不良影响可能包括脚跟翻转、容易跌倒、脚踝易扭伤、内外八字、足底容易疼痛等情形。在平衡方面，由于依赖腿部各关节的密切配合，而在儿童时期膝部与踝部关节更扮演极为重要的角色，因此如果上述两个关节一旦发展不佳，也可能对于平衡能力产生影响。

* 肌肉无力，妨碍四点爬行正常发展

肥胖会导致幼儿不喜欢用手将身体撑起来做四点趴（小狗趴）的姿势，而这个姿势对于早期幼儿手部与躯干肌肉力量、近端关节（如肩关节与髋关节）稳定性的发展相当重要，也是四点爬行的基础。如果幼儿没有将这个基础动作练到扎实，可能会对爬行造成很大的影响。

其他方面，身体的赘肉也可能造成动作上的阻碍，使得动作的幅度降低，例如转身、弯腰、蹲下和身体侧弯等。

＊小朋友取笑，影响人格发展

肥胖所导致的动作表现不佳也可能带来心理层面的恶性循环。肥胖的儿童被小朋友取笑是常见的事情，他们的动作笨拙、行动缓慢等，使孩子们给其取外号，如不倒翁、熊猫、河马或肥猪等，这只会让孩子失去表现的自信心和成就感。

＊增加肥胖儿童活动力5原则

以下提供5个增加肥胖儿童活动力的原则给家长参考，也许短期内无法顺利降低儿童的体重，但至少可以让孩子的动作能力获得改善。

❶ 维持身体柔软度（拉筋或柔软操），避免关节受伤。

❷ 提升身体适能，累积动作的能量。

❸ 增强手部与腿部肌肉的力量，让动作更加灵活。

❹ 强化关节稳定度，让动作更加扎实。

❺ 多以正向语言鼓励儿童从事运动，避免嘲笑的措辞。

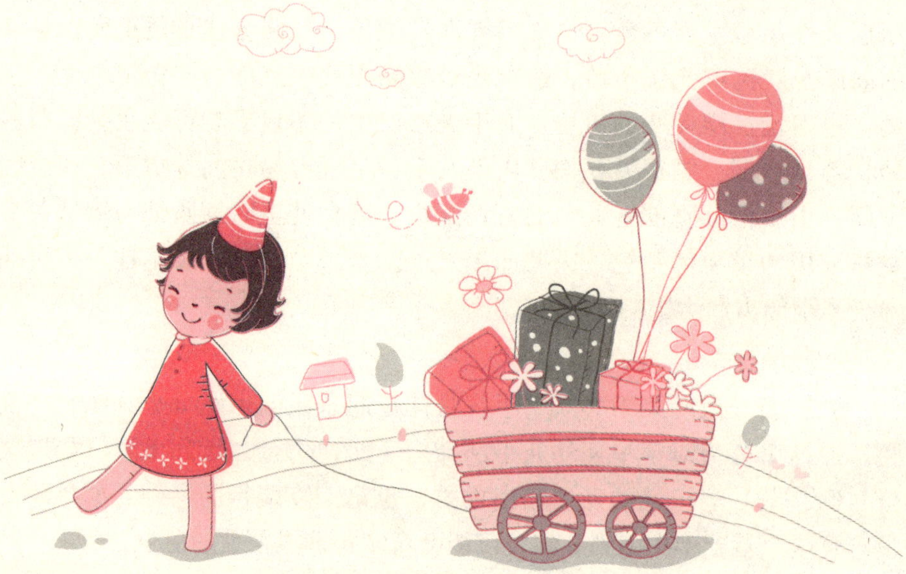

宝宝食品要注意安全

想要让宝宝不吃到黑心食品和对健康有碍的食物，最有效的方法就是“拒买不吃”，但是如何去辨别食物的好坏，以达到“拒买不吃”呢?

* 顺应“自然”

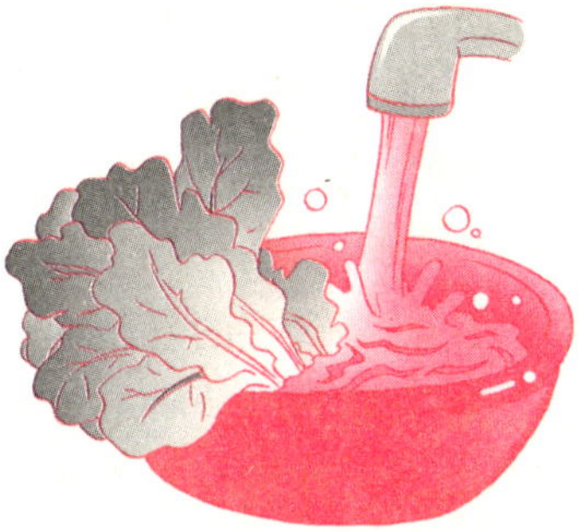

❶ 购买蔬果时，不购买非当季的蔬果，也就是当季盛产什么，哪种蔬果最多最便宜就吃什么，绝不去花大钱购买那些抢先上市的蔬果；买蔬果时尽量挑选个头正常、外形看起来不那么光鲜亮丽，该黑的黑该黄的黄的品种，多少可以避免买到喷洒过多农药，施加过多化肥，以及被漂白的蔬果。一些看起来太白、太“完美干净”的蔬果，有可能是经过漂白或喷洒过多农药的，最好避免购买食用。

水果在去皮时，一定要先洗净，因为在剥水果皮时，手会沾染水果皮上的农药。

蔬菜买回来后，不要立刻放进冰箱，可以放在外面多“养”上一段时间，多少可让农药挥发掉一点。

❷ 减少甚至不去购买经过多次加工，以及太过“精致”的食物，如糕饼、面包、比萨、汉堡、鱼丸、肉丸、肉肠、水饺、馄饨等冷冻食品（里面都含有防腐剂，肉馅的肉也会出问题）。尽量食用没有经过太多人工或机器工序的“自然粗食”，如不去麸的粗麦、糙米。尽量自己动手去做食物，或是认定一家可靠的店家去食用、购买。

❸ 不要迷信药补：尽量以自然食物来养生，除非是从自然食物摄取上有困难，或是疾病需要之故，不要花大钱去购买强调“取于自然食物”，或“孩子吃了胃口好、身体棒”的含有“药效”的食品。

❹ 不喝“有色”的饮料：常饮用碳酸饮料不仅肠胃会受影响，牙齿

也会出问题；冷饮店内的草莓、橘子等口味的饮料都是采用香料调成，不利于孩子健康；瓶装的矿泉水其水的出处常出问题，取水的方式也未必合乎卫生……所以孩子小时就要让其养成喝白开水的习惯。

* 购买食品不要贪便宜

对吃进肚里的东西绝对不可存贪便宜的心理：大卖场里所贩卖的促销食品，多半是快过期或有某些问题；卖场里的肉类熟食，也尽量不要购买，以免摄入过多的防腐剂等化学成分。

要建立“贪一时便宜去食用有损健康的食物，所花费的医药费用远远超过省下来的钱，身体还受罪”的观念。

* 不迷信广告

多吸收一些医药与健康方面的知识，在选择食品时注意食品的成分标示，对于成分与出厂日期标识不明的食品拒买。养成固定从信誉好的商家购买食品或用餐的习惯，对于老客人商家都会比较“有良心”。

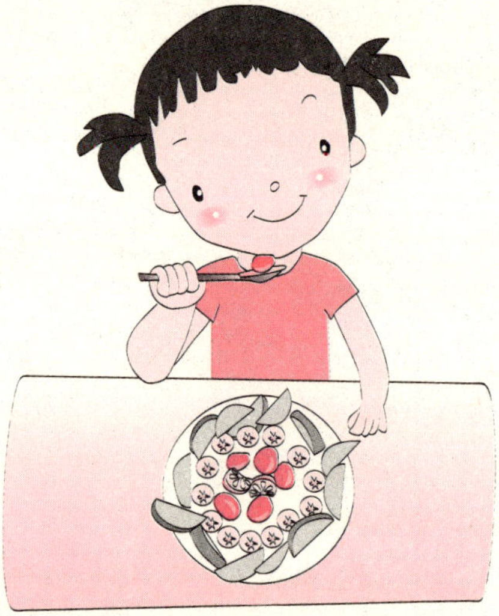

* 当心宝宝被动高盐

一些父母在给宝宝调味食物时，常以大人的口味来调味宝宝的日常饮食，让宝宝长期处于被动高盐之中，这对宝宝的健康极为不利。

美国一个医学组织对一些学龄前宝宝进行调查发现，吃含盐量过多的食物的宝宝有11%～13%患了高血压。此外，食入盐分太多，还会导致体内的钾从尿中流失。

当然，适量的食盐对维护人体健康起着重要的生理作用，这不仅因为食盐是人们生活中不可缺少的调味品，又能为人体提供重要的营养元素钠和氯，且能维持人体的酸碱平衡及渗透压平衡，是合成胃酸的重要物质，可促进胃液、唾液的分泌，增强唾液中淀粉酶的活性。一般来说，宝宝1岁以内可以不吃盐，1～2岁每日不超过1克盐。

缺铁性贫血

缺铁性贫血，是由于铁质缺乏、血红蛋白生成不足所致。此病在世界各国包括发达国家发病率都较高。我国近年来通过普查发现在不少地区7岁以下小儿中患病率达40%左右。由于发病率高，对小儿危害性较大，故本病的防治问题十分重要。

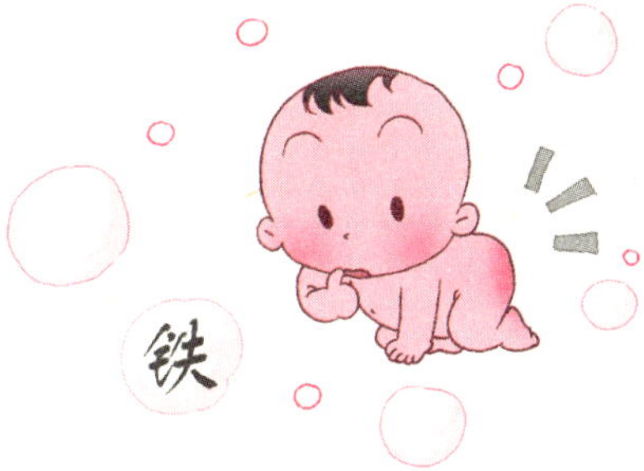

诊断

临床特点：

❶ 年龄特点：各年龄均可发病，以6个月至2岁最多。生后3个月以内发生的贫血很少为缺铁性。

❷ 有相关病史：有先天储铁不足的诱因存在，如早产或双胎、喂养不当致铁供给不足(如未及时添加辅食)，或由于小儿生病引起的营养吸收障碍、有长期小量失血等病史者都会引起缺铁性贫血。

❸ 症状：起病缓慢，表现为面色苍白、口唇黏膜不红润，看上去孩子很无力，易激惹，爱哭闹，不爱活动，肌肉松软，智力及动作能力发育落后，注意力不集中，常有异嗜癖。

❹ 实验室检查：外周血象示血红蛋白减低比红细胞减少明显。

❺ 鉴别：应注意与其他致小细胞低色素性贫血的疾病鉴别，如地中海贫血、感染性贫血、维生素B_6依赖性贫血等。

治疗

❶ 一般措施及饮食治疗：对患儿加强护理和营养，预防感染，保证充足睡眠，伴有感染者积极控制感染。根据患儿的消化能力，适当增加富有铁质的食品，如瘦肉、蛋黄、豆制品等。并注意饮食合理搭配，以利铁的吸收。有偏食习惯者应注意纠正。对于导致贫血的原因应仔细查询，并予以去因治疗，如治疗肠道失血、驱除钩虫等。

❷ 铁剂治疗：如食饮中的铁量不能满足患儿治疗所需，就要适量地给予补充铁剂。如应尽量采用口服法给药。二价铁比三价铁容易吸收，目前仍以硫酸亚铁最为常用。其他如琥珀酸铁、乳酸铁、富马酸亚铁、葡萄糖酸铁等也可采用，但价钱较贵。婴幼儿适于应用液体制剂或糖浆剂。放置过久时其中二价铁可能氧化成三价铁，故不宜久留。为了减少对胃黏膜的刺激，最好在饭后服用，但由于饮食中磷化物易与铁结合成不溶解的磷酸盐，影响铁的吸收。病儿对铁剂的耐受性有个体差异，故大多主张根据个体耐受情况安排用药时间和用量。一般开始用药时可在饭前给药，剂量宜小，如无不良反应，可在1～2日内加至足量。如有恶心、呕吐、腹部不适或腹泻等胃肠道症状，则改为两顿饭间服药或饭后服药，如仍有反应，应减量或停药数日。待症状消退后，再从小剂量开始给药。亦有人认为缺铁病儿对铁的吸收能力增强。不论铁剂是否与饮食同服，铁吸收率的差别很小。大剂量维生素C(维生素C与铁之比为7∶1时)能加速食物中铁的吸收。

❸ 输血治疗：贫血重，尤其有心力衰竭或感染时可予输血，以尽快改善贫血状态。贫血越重，每次输血量越应小些，以免加重心脏负担。

以下几种食品对营养性贫血有较好的防治作用：

❶ 动物的肝脏富含各种营养素，是预防营养性贫血的首选食品。每100克猪肝含铁25毫克，且也易被人吸收。从6个月婴儿开始就可喂猪肝泥，鸡鸭肝也是不错的补血食品。

❷ 各种瘦肉含有不同程度的铁，其吸收率也高。

❸ 鸡蛋中蛋黄含有较高的铁，约100克中含有7毫克铁，尽管吸收率低于肉，但易为儿童食用。

❹ 猪血及鸡鸭血内有大量的铁。

⑤ 豆制品含铁量也不低，如100克黄豆中含铁11毫克。木耳、海带、蘑菇、紫菜、枣、芝麻也是补血的好食品。

家长可以选择以下食疗方法

* 肝末鸡蛋羹

原料：鸡蛋1个(约60克)，鸭肝1块(约50克)，香油适量。

方法：鸭肝煮熟后切成末。鸡蛋去壳，取出蛋黄加适量温水，打匀后放入鸭肝末。上火蒸7分钟左右。蛋羹蒸好后，淋上香油，待凉，喂食宝宝即可。

功效：适合7个月以上的孩子。

* 脊肉粥

原料：猪脊肉(不可用肥肉)100克，粳米150克，精盐少许，香油适量。

方法：将猪脊肉洗净切成小块，用香油烹炒一下，然后加入粳米煮粥，待粥将成时，加入精盐再煮沸即可。可做早、晚餐随意服用。

功效：补中益气，滋养脏腑，滑润肌肤，适用于体质虚弱、身体消瘦，营养不良，脾胃虚寒等气血不足的儿童。肥胖儿童不宜服食。

* 桑葚粥

原料：桑葚20～30克(鲜桑葚30～60克)，糯米100克，冰糖少许。

方法：先将桑葚浸泡片刻，洗净后与糯米同入砂锅熬煮成粥，粥熟加入冰糖再稍煮片刻即可。每天2次空腹食用，5～7天为一疗程。

功效：养血，补肝，滋肾明目。

注意：忌用铁锅煮食，大便稀泄者不宜食用。

* 猪皮红枣羹

原料：猪皮500克，红枣250克，冰糖适量。

方法：猪皮去毛洗净，加适量清水入锅中炖煮成黏稠的羹汤，再加入红枣煮熟，加入冰糖即可每餐随量佐餐食用。

功效：治疗血小板减少。

＊桂圆莲子粥

原料：桂圆9克，莲子15克，糯米60克。

方法：将桂圆用清水略冲洗，糯米洗净，莲子去皮、心洗净，三者同入锅中加清水煮沸后，改用中火熬，30～40分钟即可食用。

功效：主治贫血体弱。

＊猪肝瘦肉粥

原料：鲜猪肝50克，鲜瘦猪肉50克，大米50克，油15毫升，盐少许。

方法：将猪肝、瘦肉洗净、剁碎，加油、盐适量拌匀。将大米洗净，放入锅中，加清水适量，煮至粥将熟时加入拌好的猪肝、瘦肉，再煮至肉熟即可。每日1剂或隔日1剂，1次或分2次吃完。

＊芝麻花生糊

原料：黑芝麻、花生仁(连衣)各若干，白糖15克。

方法：将芝麻、花生仁洗净，炒熟后研成粉末，每次各取15克。加入开水1000～1500毫升，调成糊状，再加入白糖调味即可。趁热食用，每日1剂，一次吃完。可长期食用，但出现腹泻者应停用。

功效：养血补血，补精填髓。

巨幼细胞性贫血

本病主要由于缺乏维生素B_{12}或叶酸所致。维生素B_{12}及叶酸均在核蛋白合成过程中起辅酶作用，此两种物质缺乏时，血细胞胞核发育障碍而发生巨幼细胞性贫血。维生素B_{12}缺乏还可引起神经系统症状。叶酸转变成为四氢叶酸须赖维生素C的作用，故有时维生素C缺乏与发生本病有关。

诊断

❶ 年龄特点：多见于婴幼儿，6～12个月发病者占病人总数的2/3。

❷ 有关病史：婴儿单纯母奶喂养未按时添加辅食，或以羊奶喂养，以及儿童有偏食者易发病。

❸ 临床表现：起病缓慢，面色逐渐苍黄、易倦，对外界反应差、嗜睡，表情淡漠，少哭不笑，哭时泪少，智力、动作发育落后，或有“倒退现象”。多数病例可出现肢体、头部、口唇、四肢甚至全身颤抖，肌张力增高，腱反射亢进，浅反射消失，甚至可引出病理反射。以上神经系统症状及体征是由于维生素B_{12}缺乏所致。此外，患儿常表现头发稀疏干黄，虚胖，易腹泻、食欲不振、舌尖或口腔炎等消化系症状。肝脾可轻度肿大。

❹ 实验室检查：血象示红细胞数下降明显。红细胞多数体积增大，大小不等，血红蛋白充盈饱满，平均血红蛋白含量高于正常。网织红细胞正常或减低。白细胞总数正常，可见中性粒细胞分叶过多现象。分5个叶者占粒细胞总数3%以上即有诊断意义。可见巨杆状核粒细胞。血小板可减少，可见巨型血小板。骨髓象主要表现为血细胞成熟障碍。血清维生素B_{12}、叶酸含量减少。

❺ 鉴别：应注意与肝脏病、甲状腺功能减退、垂体功能减退所致的非营养性大细胞性贫血以及青年型恶性贫血、白血病等少见疾病进行鉴别。

治疗

❶ 加强护理及改善营养：患儿抵抗力低下，易并发感染性疾病，尤应注意防治呼吸道感染。饮食中逐渐增加富含维生素B_{12}、叶酸的食品，如肉类、肝、蛋黄、绿叶菜等。由于患儿常有明显的食欲不振，甚至拒食，往往造成喂养上的困难，必须耐心喂食，随食欲好转逐渐增加辅食，改正不良喂养习惯。有偏食者须注意纠正。

❷ 药物：应补充维生素B_{12}及叶酸，同时应用维生素C。神经系统症状明显者可加用维生素B_6。治疗早期应注意低钾血症的防治，尤其是重症病例宜加用氯化钾0.3～0.5克，每日3次。贫血恢复期应加用铁剂，以免在红细胞增生旺盛时发生缺铁问题。

❸ 输血疗法：严重贫血尤其是伴有心功能不全或其他并发症者可予输血，应注意的事项同缺铁性贫血。

特发性血小板减少性紫癜

特发性血小板减少性紫癜是小儿时期常见的出血性疾病。依发病时间分为急性和慢性两种。病程在6个月内称急性，超过6个月者称慢性(也有人把6个月至1年者称为亚急型)，疾病恢复正常停药2个月后复发者称反复型。小儿大多数是急性型，慢性好发于青年女性，急性与慢性的治疗有很大差别。

诊断

临床表现：急性型80%的患儿在发病前1～6周有病毒感染史，特别多见于上呼吸道感染、风疹、水痘、麻疹之后。慢性型多无明显诱因，临床上表现为皮肤黏膜和外伤部位出血。急性型以皮肤出血点和黏膜出血为主，严重出血多持续在发病两周之内。慢性型以皮下瘀斑多见。

本病出血除与血小板数量直接有关外，还与毛细血管通透性有关。血小板减少性紫癜的最大危险是发生颅内出血或胃肠道出血。急性型颅内出血发生率在2%～4%，多出现在起病早期，在慢性型可发生于任何时期，是本病致死的主要原因。所以发生眼底出血、颅内出血时应做急症处理。

治疗

* 急性血小板减少性紫癜治疗

此病多发生在1～5岁小儿，表现为突然发病，出血较重，同时可伴有感染，血小板极低。一般在发病的1～2周内出血最重，所以发病后要及时就诊。

❶ 一般治疗：发病最初一段时期内应限制活动，出血多者应卧床

休息，直到出血好转。并且积极控制感染，忌用阿司匹林、吩噻嗪抗组胺等影响血小板功能的药物。发热时可用扑热息痛，给予易消化饮食，不要吃干、硬带刺食物，以防损伤黏膜，室内注意湿度，防止鼻黏膜干燥。在整个患病期间应避免外伤，预防感染，特别是病毒感染可使好转的病情再度加重，可给予维生素C、芦丁、安络血、止血敏等减低血管通透性药物。一般出血轻的患儿经上述处理即可。但出血重的病儿应加用激素治疗。

长期持续应用大量肾上腺皮质激素，可能出现柯兴征等不良反应，还可抑制血小板的产生。因此，激素的使用应严格在医生指导下进行。

❷ 输血或血小板：发生急性失血性贫血时，可输新鲜血的补充血量，但输入的血小板极少，不足以止血。因此在急性情况下不能靠输血或输血小板治疗，只在急性内脏大出血不止或发生颅内出血时才采用。同时可给大量肾上腺皮质激素或其他免疫抑制剂。

❸ 脾切除：急性绝大多数不需要脾切除治疗，只有当病程超过1年，应用其他方法治疗无效时，才考虑紧急切脾；对于必须依赖大量泼尼松而发生严重并发症者，也可在6个月至1年内考虑切脾。

血友病甲

血友病甲是小儿出血性疾病中较为常见的一种，由于血浆中凝血因子Ⅷ活性减低所致，约70%患者有家族遗传史，为伴性隐性遗传病，女性传递，男性发病。

诊断

临床表现：血友病甲是最常见的遗传性出血性疾病。最突出的表现是轻微外伤后皮肤和黏膜出现瘀斑或血肿，严重者可见深部肌肉或关节血肿。如仔细询问家族史，在母系中有类似患者。血浆中因子Ⅷ活性愈低出血愈重。

实验室检查，血小板计数和出血时间正常，凝血时间延长，血清酶原消耗减低，白陶土部分凝血活酶时间延长，血浆凝血活酶生成不良。

治疗

血友病为先天遗传性疾病，尚无根治方法，治疗主要包括以下三方面。

❶ 预防出血：加强护理，减少剧烈活动，避免外伤，尤其是咬伤、撕裂伤或钝器伤，因为这些往往会引起严重出血。让患儿自己清楚应忌做肌内注射，必要的预防接种可用小针头做皮内或皮下注射。尽量避免手术，必须手术时术前应输因子Ⅷ或新鲜血浆使因子Ⅷ的活性提高至正常水平。必须使家长、患者、保教人员和老师了解此病出血的原因和急救措施，家中应备用因子Ⅷ制剂，以防紧急情况下使用。培养儿童善于安排生活、工作，为将来选择适当职业做准备。

❷ 治疗出血：皮肤或黏膜表面的小伤口，局部加压包扎，对大而深的伤口则用纱布或棉球蘸组织凝血活酶、凝血酶或正常新鲜血敷于伤口，加压包扎，冰袋冷敷。若几小时后仍出血，应当输血或输因子Ⅷ制剂。较大组织或关节血肿可加压包扎，冰袋冷敷。若血肿压迫重要脏器、神经或血管发生危害时，在输因子Ⅷ同时做血肿穿刺抽出积血。关节出血应固定24小时，减少活动，同时口服激素。

亲子血型

人类血型的分类

在红细胞膜上，到目前为止被辨别出来的血型抗原已经超过260个，分别属于ABO、 Rh、 Kell、 Lewis等25个血型系统，在这么多的血型系统中，ABO血型是临床上最重要的一种，因为在输血时，不匹配的ABO血型输血，即使是少量，也足以产生严重的输血反应，甚者导致病人的死亡。

* ABO血型

在ABO血型系统中，是根据红细胞膜上有没有“A抗原”或“B抗原”而将血型分为A、B、AB、O四种。也就是红细胞膜上带有A抗原的，称之为“A型”；带有B抗原的，称之为“B型”；带有A抗原及B抗原的，称之为“AB型”；没有A抗原也没有B抗原的，称之为“O型”。这就是我们所熟悉的ABO血型的由来。

* Rh血型

Rh血型对白人而言，它的重要性仅次于ABO血型，因为根据统计，白种人Rh阴性约占15%，在过去是造成新生儿溶血性疾病的重要原因。但对其他种族而言，Rh阴性血比较少，汉族人中仅占3‰，蒙古族中占1%。

而且Rh血型也不同于ABO血型，ABO血型先天就带有抗体，所以A型的人，他的血清中一定带有抗B抗体；B型的人，他的血清中一定带有抗A抗体。但是，Rh阴性的人，体内没有自然存在的抗D抗体，其抗体的产生是需要经过多次接触或输入Rh阳性的血液才会产生。另外，抗D抗体为IgG免疫球蛋白。如果体内有抗D抗体而又输入Rh阳性的红细胞，一般是会造成延迟性的输血反应。输入ABO不配合的血，重则可能会出人命；但首次输入Rh不匹配的血，顶多会发热、发冷而已。

亲子血型遗传

如上所述，人类的血型是依据红细胞所带的抗原做区分，而红细胞要带有何种抗原则由人体内的基因来决定。基因通常以成对的方式存在，且分成显性基因与隐性基因，当显性基因跟隐性基因碰在一起时，显性基因会拥有主导权，而使隐性基因无法表现。

控制ABO血型的基因有三个：A、B（两个显性基因）、i（隐性基因）。这三种基因，两两组合表现出A型、B型、O型和A B型这四种血型：

◎ A型血型的基因：AA或Ai。

◎ O型血型的基因：ii。

◎ AB型血型的基因：AB。

◎ B型血型的基因：BB或Bi。

举例说明：一个A型血型的人和另一个O型血型的人生小孩，应该只会生出A型血型或O型血型的小孩才对。因为A型和O型配对如下：

❶ AA×ii→Ai。

❷ Ai×ii→Ai，ii。

母胎ABO血型表

双亲血型	子女可能的血型	子女不可能的血型
A×A	A、O	B、AB
A×O	A、O	B、AB
A×B	A、B、AB、O	
A×AB	AB、A、B	O
B×B	B、O	A、AB
B×O	B、O	A、AB
AB×O	A、B	AB、O
B×AB	A、B、AB	O
AB×AB	A、B、AB	O
O×O	O	A、B、AB

小儿上呼吸道感染

急性上呼吸道感染简称上感，俗称“感冒”，为小儿最常见疾病，病毒引起者占90%以上。营养不良、环境因素、护理不周等均可诱发本病。本病症状轻重不一，多与年龄、病原体及机体抵抗力、易感性不同有关。

一般类型上感

婴幼儿局部症状不显著而全身症状重，年长儿症状较轻。一般于受凉后1～3天鼻塞、喷嚏、流清涕、咽部不适、轻咳、发热等，热度高低不一。重者畏寒、高热、头痛、纳差、乏力。婴幼儿可伴有呕吐、腹泻、烦闹，甚至高热惊厥。部分患儿发病早期出现脐周阵痛，与发热所致反射性肠蠕动增强或肠系膜淋巴结炎有关。体检可见咽部充血，扁桃体肿大，颌下淋巴结肿大、触痛；病程3～5天。如体温持续不退或病情加重，应考虑炎症波及其他部位。

两种特殊类型上感

❶ 疱疹性咽峡炎：好发于夏秋季。急起高热、咽痛、咽充血，咽腭弓、悬雍垂、软腭或扁桃体上有2～4毫米大小的疱疹。此病可持续1周左右。

❷ 咽结合膜热：常于夏季散发或局限性流行，是一种以发热、咽炎、结合膜炎为特征的急性传染病。有时有胃肠道症状。病程1～2周。

治疗

不要急于退热：

❶ 发热是身体对病毒或细菌入侵所产生的一种应激反应。这种反应有利于歼灭入侵的病毒和细菌。

❷ 体温达到38.5℃以上时才考虑用退热药。

❸ 可酌情采用物理、药物降温。

合理用药：小儿感冒大多是由病毒所引起。以下方法及一般感冒药处方有助病情改善。

◎ 多喝水、多休息，这是最重要的，身体的抵抗力多能战胜感冒。

◎ 服用止咳、化痰的药水，可抑制呼吸道刺激引发的咳嗽反应。

◎ 抗组织胺及鼻去肿剂有助鼻通道的畅通。

◎ 以温盐水漱口，可以改善喉咙疼痛。

儿童患感冒时，其抵抗力会降低，有时会继发细菌感染。常见细菌如溶血性链球菌、流行性感冒嗜血杆菌、肺炎链球菌等，会乘虚而入，造成中耳炎、咽喉炎甚至肺炎，此时可给予口服抗生素。使用抗生素时，应在医生指导下选择种类及剂量、用药时间。

如果孩子症状较严重，持续寒战、高热、异常出汗、耳朵疼痛、严重头痛、呼吸困难、喘鸣、肌肉疼痛、恶心、呕吐时，必须就医，医生会视病情需要给予不同的治疗。

小儿感冒的对症食疗方

中医上，小儿感冒分为风寒感冒和风热感冒。

风寒感冒(这是冬天常见的)，表现为发热怕冷、头痛、咽喉发痒、全身不适、鼻塞、流涕、咳嗽吐稀白痰等。宜多吃发汗散寒食品，如葱、生姜、大蒜、豆腐等。有研究认为，喝鸡汤有助于将病毒排出体外。

* 葱豉粥

原料：取葱白20克，淡豆豉6～10克，白米50克。

方法：白米煮粥，熟时加葱白、淡豆豉煮沸即可。

功效：辛凉解表，适用于小儿风寒感冒。

＊葱姜糖水

原料：小葱、老生姜片、红糖各适量。

方法：将小葱、生姜片分别洗净，置小锅内，加水约500毫升煎到小半碗，去渣留汁，加红糖。趁热喝，每晚1剂，连服3次。

功效：辛温解表，主治小儿风寒感冒伴咳嗽。

风热感冒，表现为发热较重、头胀痛、咽喉肿痛、口渴、咳嗽吐黄痰等。宜多吃有助于散风热、清热的食品，如绿豆、萝卜、白菜、白菜根、薄荷、茶叶等，可以用鲜梨汁与大米适量煮粥趁热食用。感冒期间应尽量少吃或不吃高脂肪、高蛋白及辛辣刺激的食物。

＊三根汤

原料：大白菜根3个，大葱根7个，芦根15克，用水煎服。

服法：每天1次，连服2～3天。

功效：辛凉解表，适用于小儿风热感冒。

＊胡萝卜马蹄粥

原料：胡萝卜150克，马蹄(荸荠)250克，大米50克。

方法：胡萝卜切片，马蹄去皮拍裂，与大米一同煲粥，粥成后，以少许糖或盐调味，即可食用。

功效：清热消食，止咳、祛痰、利尿，润肠通便，适用于风热感冒。

表里两感，症状为高热、头痛眩晕、四肢酸痛、咽喉肿痛、大便干燥等。饮食宜清淡不油腻，如多吃小米粥、小豆粥等。还要保证水分的供给，可多喝酸性果汁，如山楂汁、猕猴桃汁、红枣汁，增进食欲。

胃肠型感冒，症状是发热、恶心、头痛、四肢倦怠等。可喝菊花茶、绿豆加红糖代茶饮。多吃蔬菜、水果，如萝卜、梨、猕猴桃及各种蘑菇，均能缓解感冒症状。

如何预防宝宝感冒

传染来源以学校、育婴中心与家庭为主。感冒的防治方法如下：

◎ 最重要是在流行时期避免到人多的场合。

◎ 勤洗手、戴口罩。

◎ 感冒患者应避免与他人有亲密的接触，以防止鼻、眼分泌物的接触。

◎ 避免共用手巾。

毛细支气管炎

冬天及初春是婴幼儿最容易罹患毛细支气管炎的季节，常见于2岁以下的婴幼儿。

症状

毛细支气管炎是发生在儿童中的一种疾病，与感冒的症状相似，整个呼吸道均受到侵犯，特别是肺部的细支气管。此疾病由数种不同的病毒所侵犯，这些病毒也可以造成伤风或感冒的类同症状。呼吸合胞病毒（RSV）是最常见的病毒，其他则包括副流行性感冒病毒、流行性感冒病毒、腺病毒、麻疹病毒、鼻病毒等。

2岁以前的婴幼儿，感染多半经由家人较亲密的接触所传染。病毒的感染方式为飞沫传播。

感染之后，3～7天后发生症状。当宝宝发生咳嗽、流鼻水、鼻塞及微热的感冒症状后，进一步咳嗽加重、呼吸困难，合并喘鸣的声音，此时，孩子就可能是罹患毛细支气管炎了。

毛细支气管炎、气喘、气管软化均为呼吸道疾病。呼吸道疾病在相同的解剖构造，发生不同的病理变化，但均可有相类似的症状，喘鸣为以上疾病主要的类似症状，但在诊断的鉴别上并不难区别。

细支气管炎、气喘、气管软化的鉴别方法	
类似的疾病	鉴别诊断的区分方法
细支气管炎	◎细支气管炎通常开始呈现感冒症状，有发热及鼻塞现象，再经过2~4天，病毒传播到细支气管，造成刺激及呼吸道的阻塞，产生咳嗽及呼气时的喘鸣声，有些婴幼儿会出现如气喘发作的呼吸急促及困难，咳嗽声亦较沙哑 ◎发热多半仍然存在，有时亦会消失，时间拖久，则大多数的婴幼儿会食欲不振、睡眠不安，经常容易醒来 ◎经过了3~5天，通常喘鸣声改善，但是病情仍然拖拖拉拉持续一段时间 ◎鼻塞及咳嗽持续1~2周，然后自然痊愈

（续表）

类似的疾病	鉴别诊断的区分方法
气喘	◎婴幼儿气喘的诊断，经由病史、身体检查及实验室结果，诊断出气喘，并给予治疗 ◎喘鸣在有过敏性体质的婴幼儿身上，常是气喘的一个早期症状，也常合并有异位性皮肤炎、过敏性鼻炎等症状 ◎面对较小的婴幼儿时，因为临床症状皆为咳嗽，而且其喘鸣常合并有下呼吸道感染，故常被诊断为气管炎或肺炎。故在诊断评估气喘时，除了要符合气喘的特点外，也需要排除其他会引起气道阻塞或喘鸣的疾病
气管软化	◎婴幼儿气管管道主要由软骨维持，如果软骨环先天性过于脆弱、过小或变形，造成支持缺损，会导致功能性阻塞 ◎婴幼儿原发性气管软化，表现的特征为咳嗽、喘鸣、气促、发绀等现象 ◎治疗上主要为控制感染、持续性的保守治疗，保持病情的稳定及进步，多数在6个月大时逐渐恢复

毛细支气管炎的治疗方法

大多数的婴儿感染毛细支气管炎首先应控制憋喘，有条件的话应进行氧疗。父母应耐心地照顾婴儿的呼吸及饮食、水分。利用喷雾器有助于保持鼻腔分泌物的潮湿，以利于排除通畅。

如果食欲不振或吸吮困难，可采取少量多餐的方式。最重要的是水分（包含新鲜果汁、清汤）的供给，在疾病的初期甚有助益。

当发热超过38.5℃以上，则可考虑给予退热药物。

毛细支气管炎是一种病毒感染，因而抗生素一般没有效果，但是如果产生了继发性细菌感染，例如耳朵发炎，这时候就必须使用抗生素了。

居家照顾须知

大多数毛细支气管炎为轻微症状，少数婴儿感染具有危险性，如患有慢性肺部疾病、心脏病、免疫缺乏疾病等的婴儿。当婴幼儿发生呼吸困难，如看到婴幼儿每次呼吸时，胸部肋间肌收缩、上下起伏、呼吸急促，每分钟呼吸超过60次以上，面色苍白或嘴唇发绀，则表示病情严重，应尽速送医。

当发生食欲不振、发热，婴幼儿耳朵疼痛（通常不会表达的婴幼儿会以抓耳朵来表现）、睡眠不安，则应就医。

如何预防感染毛细支气管炎

❶ 避免让婴幼儿接触感冒人群。

❷ 若宝宝已罹患此病，要特别注意发病的前数日传染力最强。当发热、咳嗽、流鼻水的症状发生时，咳嗽及打喷嚏之际，病毒会随着飞沫扩散出来，口腔及鼻腔内的分泌物均具感染力，持续期约为一周或更久。

❸ 在家庭中应避免互相感染，大人回家后要先洗手及换干净衣服再抱宝宝，并应适当地注意及处理用过的擦脸面纸，勤洗手，以预防病毒扩散。

❹ 避免去人多的公共场所、商场，避开二手烟以免增加感染。

❺ 当婴幼儿没有发热，饮食正常、精神充足时，则可以继续参加一般性的活动或继续送幼儿园，轻微的咳嗽及流鼻涕是不要紧的。

婴幼儿罹患毛细支气管炎，不需绝对限制宝宝的活动，大多数的婴幼儿均能根据其本身的舒适性来调整其活动力。

小儿“夏季热”

小儿“夏季热”，医学上称之为“暑热症”，是炎夏酷暑季节，婴幼儿常见的发热性疾病，多见于半岁至3岁的小儿。主要是由于小儿身体发育不完善，体温调节功能较差，不能很好地维持正常的产热和散热的动态平衡，难以适应夏季酷暑环境所致。

在临床实践中常把“夏季热”的症状概括为“三多一少”：即多发

热、多口渴、多尿、少汗。而做血常规、大小便及其他功能检查时，又无病理性改变。发热呈迁延性，持续1～3个月，热型不定或不规则，体温多在38℃～39.5℃，气候愈热，体温愈高，用解热药，体温也无法下降。到了秋凉之后，上述症状便可不药而愈。目前尚未发现“夏季热”有传染性和免疫性。患此病后，下一年仍可复发。有的患儿可持续2～4年，但症状多比上一年度轻，病程亦较短。

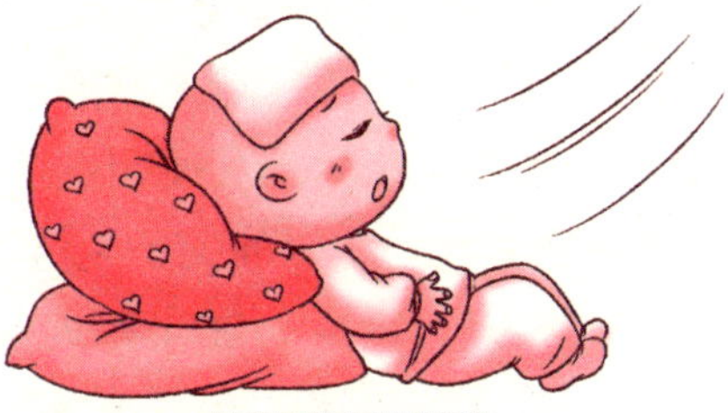

移到通风凉爽处

小儿“夏季热”缺乏特效药物，因此防治的重点在于加强预防和护理。

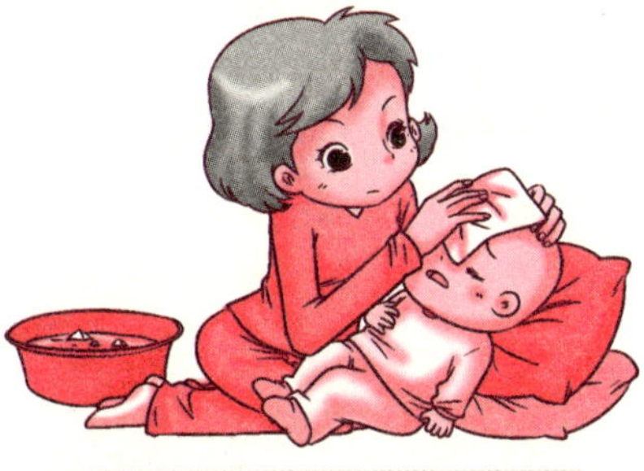

解开衣裤，用湿毛巾擦头及全身

❶ 要注意居室通风，凉爽，保持空气清新。给小儿穿柔软、宽大的衣服，保持皮肤清洁卫生。患儿少汗或无汗时，可洗温水浴，每天1～2次，促使皮肤血管扩张，易于散热。对发热较高的患儿，可用酒精擦浴身体，促使体温散发。

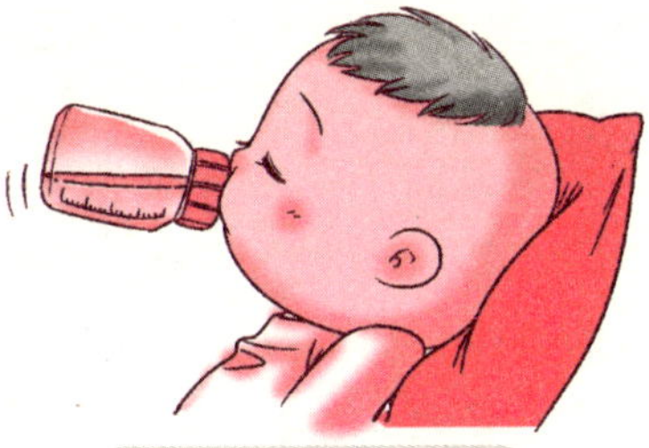

多饮水，特别是淡盐水

❷ 注意饮食营养。饮食宜清淡，多给孩子吃高蛋白、高维生素而又易于消化的流质、半流质食物，适当补充含卵磷脂、脑磷脂、神经磷脂和微量元素锌的食物，以促进小儿脑神经系统的健康发育。此外，吃些具有解毒、消暑、止渴、利尿作用的食物、饮料，如西瓜、冬瓜和绿豆汤、乌梅水、金银花露等。

❸ 可选服中药。可服用六一散、金银花露或金银花、杭菊花煎汤代茶饮。也可自制防暑清凉饮料，如“三鲜饮”：鲜荷叶、鲜竹叶、鲜薄荷各30克，加水煮约10分钟，再放入适量蜂蜜搅匀，冷却后代茶饮。也

可用金银花、栀子、山楂各15克，甘草5克，水煎，凉后代茶饮。

④ 留心病情变化，及时求医。小儿患“夏季热”后，若体温持续超过40℃，并伴有惊跳、嗜睡，甚至惊厥、昏迷等严重精神系统症状时，应及时到医院诊治，以确保小儿健康。

预防本病的发生，在于平时要加强婴幼儿营养，增强体质，住处要干燥、阴凉、通风。一旦患病，要加强护理，防止发生并发症，喂易消化的半流饮食，禁辛辣、肥甘食品，且要注意防暑。对已患过本病的婴幼儿，在次年夏天到来时，移居凉爽的地方，并服用清暑、益气、健脾的药物和食物，以期预防本病的复发。经医院全面检查确认为本病后，不要反复到医院做特殊检查，以免损害患儿机体的抗病、康复能力。

小儿肺炎

肺炎系由不同病原体或其他因素(吸入或过敏反应等)所致的肺部炎症，以发热、咳嗽、气促、呼吸困难等为共同的临床表现。在我国儿科住院病儿中，肺炎占很大比重，故了解本病的防治十分重要。

支气管肺炎为小儿最常见的肺炎。本病多见于3岁以下婴幼儿。一年四季均可发病。我国北方以冬、春季多见，南方则以夏、秋季多见。居住拥挤、通风不良、空气污染、营养不良以及免疫功能低下等均为诱发因素。

症状

大多起病急。一般在上呼吸道感染数日后发病，主要表现为发热、咳嗽和气促。早产儿、重度营养不良等患儿可无发热或体温不升。早期为刺激性干咳，以后咳嗽有痰，新生儿、早产儿则表现为口吐白沫。肺部早期不明显。

❶ 循环系统症状常见心肌炎及心力衰竭。

❷ 神经系统症状。脑水肿时出现意识障碍、惊厥、呼吸不规则、瞳孔异常等。

❸ 消化系统症状。患儿常有食欲不佳、呕吐、腹泻及腹胀等。

早期合理治疗者，并发症少见。影响本病预后的因素有病原体、机体免疫情况及并存的其他病症等。

预防

❶ 增强体质是防止小儿肺炎的重要措施。

❷ 预防易继发肺炎的急性呼吸道疾病。

❸ 避免交叉感染，不要让孩子与患儿玩耍，大人不要到患儿家中走动。

治疗

应从整体出发，采取综合措施。积极控制炎症以改善肺的通气功能。防止并发症。

* 一般治疗

❶ 加强护理：室内空气宜新鲜、流通，及时清除鼻腔分泌物，经常翻身以减少肺部瘀血。

❷ 营养：应供给易消化、富营养的食物及适量液体，尽量不改变原有喂养方法，少食多餐。重症患儿要住院治疗。

儿童在肺炎急性期或恢复期的抵抗力及消化功能均会减弱，应用饮食食疗可以使小儿尽快恢复健康。对高热失水的患儿应忌高蛋白饮食，如肉、鸡、鱼。因为食用过多蛋白质，小儿排出的尿素会增多，这将会带走较多的水分。辛辣食品也不宜吃，这些食品容易化热伤津。食入过多的糖会抑制体内白细胞的杀菌作用，所以不要食糖过多。此外不要食生冷及酸性食品。宜多食清淡食品。除牛奶、鸡蛋、豆制品外，还可以吃新鲜蔬菜、水果。

＊ 针对致病微生物治疗

按不同病原体选择药物。

❶ 抗生素：适用于各种细菌性、支原体、衣原体肺炎及有继发细菌感染的病毒性肺炎可使用抗生素治疗。医生往往根据病原菌选用敏感药物。早期治疗甚为重要。

❷ 对病毒性肺炎要用抗病毒治疗。

❸ 对症治疗：对重症患儿要给氧，氧疗一般采鼻前庭导管；保持呼吸道通畅，包括祛痰、雾化吸入等。

食疗方法

＊ 小儿肺炎急性期食疗方

◎ 风寒闭肺型：咳嗽、痰稀白、不渴、舌淡。

＊ 杏仁粥

原料：杏仁10克，粳米50克。

方法：将杏仁加水煮15分钟，去渣留汁加粳米煮粥食用。

功效：宣肺化痰。

◎ 风热闭肺型：咳嗽痰黄稠、口渴、面赤唇红、舌红、尿黄。

＊ 糖杏梨

原料：梨1个(约100克)，杏仁10克，冰糖12克。

方法：将梨去皮核，加杏仁及冰糖，隔水蒸20分钟食用。

功效：清热宣肺。

＊ 小儿肺炎恢复期食疗方

◎ 脾气虚型：面色黄，食欲不好，消化不良，大便不调，舌淡。

＊ 参枣粥

原料：党参12克，红枣15克，粳米50克。

方法：以上加水煮粥食用。

功效：有益气健脾作用。

＊ 银耳冰糖梨

原料：银耳12克，梨1个，冰糖12克。

方法：将梨去皮及核，切成块。银耳用清水洗净，与梨同放入锅中，小火煮30分钟，加入冰糖溶化后食用。

功效：润肺止咳。

◎ 肾虚型：久咳，肢体欠暖，发育不良，舌淡胖。

＊核桃粥

原料：核桃肉15克，大枣12克，桂圆肉10克，粳米50克。

方法：将核桃肉打碎，大枣去核，以上加水煮粥食用。

功效：补肾健脾。

别让感冒变成肺炎

宝宝原本只是小感冒，也一直在看医生，为什么越来越严重，还转成肺炎呢?

感冒是一种急性、具有传染性的病毒感染，主要症状有鼻塞、打喷嚏、流鼻涕、咽喉刺激与轻微发热。当父母带孩童就医时，医生常向病童父母解释为“上呼吸道感染”。 肺炎是“下呼吸道感染”，感染源包括病毒或细菌，以病毒性较常见。

肺炎的病毒性感染源和感冒的感染源相同，致病性的差异与病毒侵犯的部位、年龄、个人抵抗力及接触环境有关。

感冒与肺炎是一体的两面，可以有相同的症状，如咳嗽、流鼻涕，但肺炎较严重。大约有100多种病毒会引起感冒，常见的包括鼻病毒、副流感病毒、呼吸道合胞病毒与流感病毒等。比较严重的感染，如流感病毒，会产生感冒及肺炎的症状，可在流行季节前施打流行性感冒疫苗以预防之。流感疫苗的有效性与疫苗株及流行株是否相同有关系，成人有效性为70%～90%，儿童有效性为77%～91%。施打流感疫苗可减少儿童肺炎的发生，6个月以上的宝宝即可施打。

感冒与肺炎具有类似的症状，多喝水、多休息可使身体较舒服。但是有时感冒病毒会进一步侵入气管及肺部，刺激气管，造成肺炎，特别是流感病毒所造成的肺炎较为严重。

支气管哮喘

支气管哮喘是儿童常见的慢性呼吸道疾病，是一种气道慢性炎症。这种慢性炎症导致易感个体气道高反应性，当接触物理、化学、生物等刺激因素时，发生广泛多变的可逆性气流受限。广泛性气流受限、气道狭窄，是产生哮喘临床症状的重要基础。本病发达国家患病率高于发展中国家，城市高于农村。

哮喘病因复杂，由遗传和环境因素共同作用导致发病。本病多为多基因遗传性疾病，约20%患者有家族史。多数患者有婴儿湿疹、过敏性鼻炎或食物（药物）过敏史；部分患儿伴有轻度免疫缺陷。

症状

儿童哮喘表现为反复发作性喘息、咳嗽、气促、胸闷，常在夜间或清晨发作或加重。经治疗后可在较短时间内缓解，部分自然缓解。慢性咳嗽有时是儿童哮喘的唯一症状，即咳嗽变异性哮喘。严重病例，可表现呼吸困难、烦躁不安和语言不连贯。如完全不能说话或意识丧失，则为哮喘危急状态，可迅即危及生命。

哮喘可分为三期：急性发作期、慢性持续期和临床缓解期。

❶ 急性发作期是指突然发生喘息、咳嗽、气促、胸闷等症状，或原有症状急剧加重。

❷ 慢性持续期是指近3个月内不同频度和不同程度地出现过喘息、咳嗽、气促、胸闷等症状。

❸ 临床缓解期系指经过治疗或未经治疗症状、体征消失，肺功能恢复到急性发作前的水平，并维持3个月以上。

如果孩子出现下列症状，就有可能是哮喘：

❶ 反复发作的咳嗽、喘鸣、呼吸急促或胸闷。

❷ 在以下状况发生时会加重上述症状：感冒(病毒感染时)、吸入二

手烟或废气时、运动及接触到过敏原(霉菌、尘螨)，天气温度、湿度变化大或是情绪激动时。

❸ 在清晨或夜晚症状会变得较明显，严重时甚至会咳醒。

❹ 做肺功能检查时发现吸入扩张剂后可使原来收缩的气管扩张而改善肺功能。

呼吸时有喘鸣咻咻声并不代表就有哮喘，而且两岁以前的婴幼儿较不会发生哮喘，若出现这样的声音通常是毛细支气管炎。两岁之后，假使幼儿仍经常出现呼吸急促并发出喘鸣咻咻声，且伴随有上述症状，就有可能是哮喘。

哮喘通常是渐进式地产生症状，但大约有八成的幼儿在5岁之前出现症状，最常发生的年龄是3～4岁。一般来说，大约有2/3的儿童哮喘会持续到青春期甚至成人，而反复发作且程度较严重的儿童，大约有95%的人在成年后仍会有哮喘。

治疗

* 治疗的目标

❶ 达到并维持症状的控制。

❷ 维持正常活动，包括运动能力。

❸ 使肺功能水平尽量接近正常。

❹ 预防哮喘急性发作。

❺ 避免因哮喘药物治疗导致的不良反应。

❻ 预防哮喘所导致的死亡。

* 防治原则

哮喘控制治疗应越早越好。要坚持长期、持续、规范、个体化治疗原则。治疗包括：

❶ 急性发作期：快速缓解症状，如平喘、抗炎治疗。

❷ 慢性持续期和临床缓解期：防止症状加重和预防复发。如避免触发因素、抗炎、降低气道高反应性、防止气道重塑，并做好自我管理。

注重药物治疗和非药物治疗相结合，不可忽视非药物治疗如哮喘防治教育、变应原回避、患儿心理问题的处理、生命质量的提高、药物经济学等诸方面在哮喘长期管理中的作用。

医生一般给患儿制订长期治疗方案，根据年龄分为5岁及以上儿童哮喘的长期治疗方案和5岁以下儿童哮喘的长期治疗方案。在各级治疗中，每1～3个月审核1次治疗方案，根据病情控制情况适当进行调整。

在缓解期，为了巩固疗效，维持患儿病情长期稳定，家长要坚持做以下工作：

❶ 有条件的，应鼓励患儿坚持每日定时测量PEF、监测病情变化、记录哮喘日记。应用儿童哮喘控制问卷判定哮喘控制水平，选择合适的治疗方案。常用的儿童哮喘控制问卷有“儿童哮喘控制测试”(C-ACT)和“哮喘控制问卷”(ACQ)等。

❷ 注意有无哮喘发作先兆，如咳嗽、气促、胸闷等，一旦出现应及时使用应急药物以减轻哮喘发作症状。

❸ 病情缓解后应继续按照医嘱使用长期控制药物。

❹ 了解哮喘发作的征象、应急措施和急诊指征。

另外在治疗过程中家长还要注意：

❶ 有些家长依赖使用药物来控制哮喘的发作，而对哮喘发作的预防重视不够，不喘之后认为好了，日常生活不加以注意。要做呼吸操、游泳、在水中游戏等来增强小儿体质，提高小儿的免疫力，预防哮喘的发作。

❷ “冬病夏治”是中医治疗哮喘的特色疗法。中医采用在“三伏天”穴位贴敷的方法来治疗。在稳定期治疗是预防的好方法，但不是对所有患儿都有效。

❸ 要坚持完整的治疗计划。哮喘发作期的治疗是一个短期的过程，但哮喘的治疗却是一个长期的过程，不论是西医治疗还是中医治疗都是如此。稳定期的治疗对哮喘的治愈十分关键。

❹ 有的家长认为哮喘不用治，长大就好。有一部分哮喘患儿的确随着年龄的增大，免疫力的增强，哮喘发作次数减少，症状减轻，甚至痊愈。但是哮喘反复发作，势必会对孩子的生长发育起到一定的影响。因此，尽量在患儿18岁以前治愈，因为成人哮喘治愈的可能性很小。

护理

＊ 加强体育锻炼

许多小儿支气管哮喘的家长，由于担心孩子受凉、感寒后哮喘发作，对体育锻炼有所顾虑，结果孩子体质下降，反而发病增多。可以根据孩子的体质选择适当的运动方式。可以从夏天起坚持冷水洗脸、洗脚甚至洗擦全身；每天坚持慢跑、游泳等。

＊ 呼吸调整活动

教孩子经常唱歌，孩子在唱歌时，只能采用腹式呼吸。腹式呼吸能增大肺活量，减轻肺部压力。唱歌还能振奋精神，活跃孩子的生活。

做呼吸操可以加强支气管功能。方法是：采用平卧或站立位，两手放在上腹部，然后有意识地做腹式深呼吸；吸气时腹部隆起，呼气时腹部下陷；呼气时间比吸气时间长1～2倍，吸气用鼻，呼气用口；呼气时口唇紧缩做吹口哨的样子。同时可用两手按压上腹部，加强呼气力量，呼出肺中残留的废气。每次20～30分钟，每天1～2次。

＊ 避免致敏原

诱发哮喘的因素主要是两个方面，一是过敏物质，如花粉、粉尘、皮毛、牛奶、鸡蛋、鱼、虾、螃蟹、油漆、药物等，每个患者有不同的致敏原，有的是一两种，有的多达几十种；另一个是身体和精神状态，如情绪不好、过度劳累等。

饮食原则

❶ 食物不宜过咸、不宜过甜、不宜过腻、不宜过于刺激。具体视个人过敏情况而定。

❷ 镁、钙有减少过敏的作用。可多食海带、芝麻、核桃、豆制品、绿叶蔬菜等含镁、钙丰富的食品。

❸ 补充足够的优质蛋白质，以满足炎症修复及营养补充，如蛋类、牛奶、瘦肉、鱼等。脂肪类食品不宜进食过多。

❹ 增加含维生素多的食品，如各种水果、蔬菜。因为维生素A可以

增强机体抗病能力，B族维生素和维生素C可促进肺部炎症吸收。

❺ 哮喘发作时出汗多，进食少，使患儿失去较多的水分。所以患儿要多饮水，还有利于稀释痰液，使痰易排出。

❻ 患儿可多吃润肺化痰的食物，如百合、白木耳、柑橘、萝卜、梨、藕、蜂蜜、猕猴桃等。

食疗方法

* 蜂蜜生姜汁

原料：生姜30克，蜂蜜50克。

方法：将生姜捣烂取汁，与蜂蜜混匀，分3次用温水冲服。

功效：适用于寒性哮喘。

* 南瓜蜜糖

原料：南瓜1个，蜂蜜50毫升，冰糖30克。

方法：先在瓜顶上开口，挖去部分瓜瓤，纳入蜂蜜、冰糖后盖好，放在盘中蒸1小时即可。

功效：适用于寒性哮喘。

* 柚子炖老鸭

原料：柚子1个，核桃肉30克，老鸭1只，盐、酒、姜各少许。

方法：将柚子去皮留肉，老鸭去毛及内脏，洗净。将柚子肉及核桃肉放入老鸭肚子内，加水、盐、酒、姜，用文火炖熟食用。

功效：化痰平喘。适用于肾虚哮喘。

* 银耳麦冬羹

原料：银耳30克，麦冬12克，冰糖50克，淀粉30克。

方法：将银耳用温水泡2小时，待发涨后去蒂洗净。将麦冬加水煮20分钟，去渣留汁。将银耳加入汁中用小火炖烂，加淀粉及冰糖调匀煮沸食用。

功效：润肺养阴。适用于肺阴虚哮喘。

* 山药甘蔗粥

原料：生山药100克，甘蔗汁半小杯。

方法：将山药去皮，切片，捣烂，加入甘蔗汁，用文火炖熟。温热服食，分两次服完，每日服1次。服第二次时，可用小瓷盆加入开水，再将粥碗放入水中温热后服食。

附：评估和监测

❶ 哮喘控制测试（ACT）问卷，通过回答有关哮喘症状和生活质量的5个问题的评分进行综合判定，25分为控制、20～24分为部分控制、19分以下为未控制，不需要患儿检查肺功能，既适用于医生，也适用于患者自我评估哮喘控制，患者可以在就诊前或就诊期间完成哮喘控制水平的自我评估。

哮喘控制测试（ACT）问卷

问题1	在过去的4周内，在工作、学习或家中，有多少时候哮喘妨碍你进行日常活动？					
	所有时间 1	大多数时间 2	有些时候 3	很少时候 4	没有 5	得分
问题2	在过去4周内，你有多少次呼吸困难？					
	每天不止1次 1	每天1次 2	每周3至6次 3	每周1至2次 4	完全没有 5	得分
问题3	在过去4周内，因为哮喘症状（喘息、咳嗽、呼吸困难、胸闷或疼痛），你有多少次夜间醒来或早上比平时早醒？					
	每周4晚或更多 1	每周2到3晚 2	每周1次 3	1至2次 4	没有 5	得分
问题4	在过去4周内，你有多少次使用急救药物治疗？					
	每天3次以上 1	每天1至2次 2	每周2至3次 3	每周1次或更少 4	没有 5	得分
问题5	你如何评价在过去4周内你的哮喘控制情况？					
	没有控制 1	控制很差 2	有所控制 3	控制很好 4	完全控制 5	得分

第一步：请将每个问题的得分写在右侧的框中。请尽可能如实回答，这将有助于与医生讨论您的哮喘。

第二步：把每一题的分数相加得出总分。

第三步：寻找总分的含义。25分：完全控制；20～24分：部分控制；小于20分：未得到控制。

❷ 儿童哮喘控制测试问卷 （供4～11岁儿童使用）

现在与您的孩子一起来做这个测试，并将结果与您的医生讨论。

让您的孩子回答这些问题。

1.今天你的哮喘怎么样?				
0 很差	1 差	2 好	3 很好	得分
2. 当你在跑步、锻炼或运动时，哮喘是个多大的问题?				
0 这是个大问题，我不能做我想做的事	1 这是个问题，我不喜欢它	2 这是个小问题，我能应付	3 没问题	得分
3. 你会因哮喘而咳嗽吗?				
0 会，一直都会	1 会，大部分时候会	2 会，有些时候会	3 从来不会	得分
4. 你会因为哮喘而在夜里醒来吗?				
0 会，所有时间	1 会，大部分时间	2 会，有些时间	3 从来不会	得分

请您自己回答下面的问题。

5.在过去的4周里，您的孩子有多少天有日间哮喘的症状?						
得分	5 没有	4 1～3天	3 4～10天	2 11～18天	1 19～24天	0 每天
6.在过去的4周里，您的孩子有多少天在白天出现喘息声?						
得分	5 没有	4 1～3天	3 4～10天	2 11～18天	1 19～24天	0 每天
7.在过去的4周里，您的孩子有多少天因为哮喘而在夜里醒来?						
得分	5 没有	4 1～3天	3 4～10天	2 11～18天	1 19～24天	0 每天
总分:						

如何进行儿童哮喘控制测试：

第1步： 让您的孩子回答前面的4道问题（1～4）。如果孩子需要帮助，您可以帮助孩子阅读或理解这些问题，但要让孩子自己选择答案。您自己回答剩下的3道问题（5～7），不要让您孩子的答案影响您的回答。答案没有对错之分。

第2步：将每道问题中所选答案的数字写在右边的评分框中。

第3步：将每个评分框中的分数加起来得到总分。

第4步：将测试交给医生并一起讨论您孩子的总分情况。

孩子的得分意味着什么?

19分或更少：

❶ 如果您的孩子得分是19分或更少，这或许表明您孩子的哮喘并没有得到最妥善的控制。

❷ 拜访您孩子的医生，并讨论您所得到的儿童哮喘控制测试结果，询问您孩子的哮喘治疗方案是否需要改进。

❸ 询问您孩子的医生关于每日的长期药物治疗，以便帮助控制气道炎症及气道狭窄，这两个是引起哮喘症状的主要原因。许多孩子可能需要每日治疗这两方面问题以获得最好的哮喘控制。

20 分或更多：

❶ 如果孩子的得分是20或更多，哮喘或许在控制之中。在评估孩子的哮喘时，医生可能会考虑其他因素。您应该拜访医生讨论孩子的哮喘情况。

❷ 哮喘是不可预知的。您孩子的哮喘症状或许是轻微的或没有，但它们可能在任何时候会突然出现。

❸ 不论您孩子感觉有多好，都应该定期让您的孩子进行儿童哮喘控制测试。持续定期地让您的孩子看医生，以确保您孩子的哮喘得到最妥善的治疗。

先天性心脏病

先天性心脏病简称先心病，是一个严重的先天畸形，也是新生儿死亡的主要原因。目前认为，先天性心脏病是由胚胎发育异常引起的，包括遗传和环境因素两个方面。遗传因素决定了发生先天性心脏病的遗传倾向，而环境因素如果在特定时期作用于遗传倾向，即可使正常发育变为异常。环境因素包括病毒、药物及有毒物质等，通常发生于妊娠早期1～2个月内。比较公认的环境因素有孕妇患风疹、流感等病毒感染；孕妇服用激素或其他损害胎儿的药物；孕妇的腹部或盆腔受到X线、放射性核素等的照射；或者孕妇严重营养缺乏、缺氧等。轻型的先天性心脏病可无特殊症状，生长发育正常，仅在体格检查时在左胸部发现粗糙响亮的杂音。重型先天性心脏患儿，早在新生儿期或婴儿期即出现明显症状。

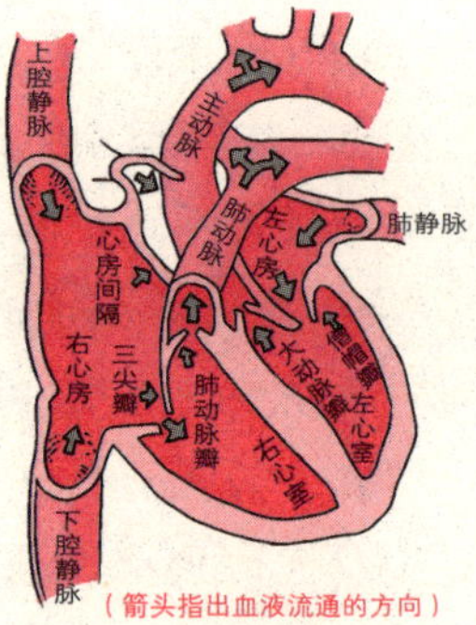

（箭头指出血液流通的方向）

正常心脏的构造

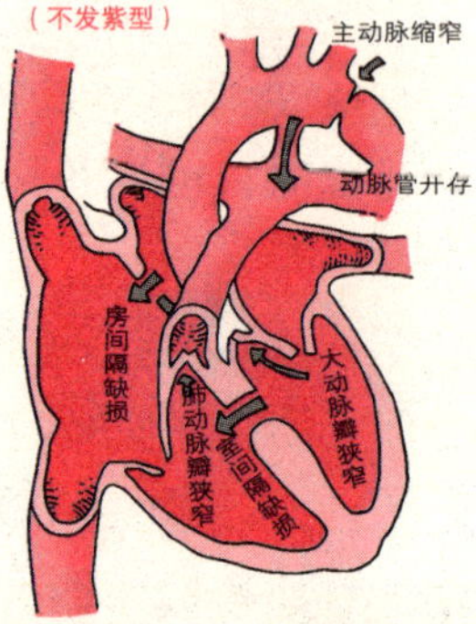

主要的先天性心脏畸形

先天性心脏病发病率约为活产婴儿的0.7%。本病可经患儿症状、一般检查和X线、心电图、超声心动图检查诊断。

先天性心脏病的特征

宝宝患有先天性心脏病，一般表现出以下几个特征：

❶ 气促：新生儿的正常呼吸频率为每分钟30～40次。气促是多种疾病的常见表现，对于先天性心脏病而言，患儿常有气促和呼吸窘迫的表

现，吸吮数口就得停歇，容易呕吐、出很多汗，造成喂养困难，患儿容易烦躁；有些则不一定出现这样的表现，仅是呼吸增快，在活动或吃奶时出现气促。紫绀型先天性心脏病虽然常会出现气促表现，但没有明显的呼吸窘迫表现。

❷ 紫绀：紫绀即皮肤青紫。口唇、甲床、鼻尖等部位最明显，特别是青紫型先天性心脏病的患儿。有的患儿出生后持续存在，有的则出生后3～4个月才逐渐出现。但非青紫型先天性心脏病一般情况下并无青紫，仅在某些情况下出现不同程度的青紫，如合并心力衰竭或剧烈哭闹、吃奶等时，需要父母多加注意。

❸ 喜蹲：由于缺氧，患儿经常在游戏或行走时，下蹲休息片刻，减轻心脏的负担，缓解缺氧症状。周岁以内的宝宝，喜欢大人抱起，双腿呈屈曲状。

❹ 易患感染：大多数患儿由于身体的抵抗力较弱，平时容易反复发生呼吸道感染。

❺ 发育较慢：由于心脏供氧不足，身体的生长发育受到影响，所以患儿多发育较慢，特别是青紫型患儿因长期慢性缺氧更为明显，严重患儿智力发育受到影响。

室间隔缺损

室间隔缺损是小儿先天性心脏病中最常见的一种，约占先心病发病率的20%～30%。本病有20%～60%可自行闭合痊愈。较大缺损患儿可出现大量的血流从左向右分流，增加左心容量负荷，多数在婴儿期容易发生心力衰竭，部分患儿可继发进行性肺血管梗阻性病变及严重肺动脉高压等。

本病缺损小、分流量小者无明显症状。缺损大、分流量大者生长发育迟缓、气促、活动量较小、频繁呼吸道感染。重者于生后1～3个月内即发生充血性心力衰竭，表现为呼吸困难、喂哺时呛奶或气促急加剧，使喂奶时间延长致喂养不足、体重不增、多汗、烦躁。随着年龄增长，由于缺损缩小或肺动脉高压的发生，分流量逐渐减少。部分孩子1～2岁后心衰常趋好转，症状减轻，其中部分合并重度肺动脉高压者多见于学龄期的孩子，出现活动后气急、心悸、乏力及轻度青紫。

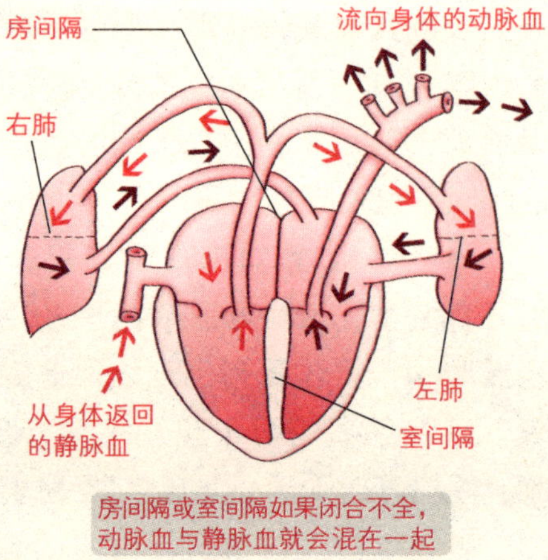

心脏血流示意图

确诊患有先天性心脏病后，要注意增强患儿体质，改善心功能，预防和治疗并发症，到较安全年龄再进行手术。先心病患儿一般除剧烈活动外不必过多加以限制。安排合理的生活制度，给予富于营养的饮食，注意维生素的摄入。强调定期体格检查，观察病情进展情况，选择最佳手术时间。小缺损有自然闭合可能，但5岁后闭合的可能性极小，若无心脏增大可继续观察。对于大型缺损且常并发肺炎或顽固性心力衰竭的患儿，宜尽早手术。

要预防呼吸道感染减少心衰发作，必须注意清除慢性感染病灶。凡需拔牙、扁桃体摘除或中耳炎手术时必须预防性应用青霉素，预防感染性心内膜炎。

小儿房间隔缺损

房间隔缺损也是小儿先心病中常见的一种，发病率约占先心病的10%。按缺损部位可分为原发孔(Ⅰ孔型)及继发孔(Ⅱ孔型)，以后者为多见。原发孔缺损按胚胎发育观点属于房室间隔缺损，但其诊断治疗与继发孔相似。本症有房室除接受腔静脉回流外，还接受左房分流血液，故容量负荷过重。

婴儿期多无明显症状，营养较差，可有心悸、气短。随年龄增长，分流量逐渐增大。患儿频发呼吸道感染，心前区多膨隆，胸骨左缘2、3肋间有2～3级收缩期喷射性杂音。

房间隔缺损在婴幼儿期病情轻症状不显。随年龄增长心脏逐渐增大，症状逐渐明显，至成年期后容易合并肺动脉高压、心律失常及心力衰竭，手术危险性较高。故除小型缺损无明显血流动力学改变不需手术者外，均应手术治疗。1岁内有自然闭合现象是可能的，1岁后闭合可能性极小，宜在4～5岁进行手术，无症状和心脏增大者可继续观察。

房间隔缺损手术死亡率在1%以下，术后效果良好，杂音消失，心影缩小，可正常生活参加各种活动。

小儿房室间隔缺损

房室间隔缺损是一组较复杂的先心病，又名心内膜垫缺损、房室通道或房室管畸形等。患儿症状出现较早且严重，常有气促、乏力、频繁呼吸道感染，少数有合并心衰。完全性房室间隔缺损者于婴儿期多出现心衰情况，并于哭闹后出现口周青紫。

本病需手术根治，在体外循环或深低温停循环下修补缺损及进行瓣膜成形。因手术死亡率较高，婴儿期应尽量设法内科治疗控制心力衰竭，在肺动脉高压未发展至严重程度之前推迟手术时间至1～2岁。对症状轻微，肺动脉压力正常者选择性手术年龄为2～6岁。

动脉导管未闭

动脉导管未闭是先心病之一，发病率约占先心病的10%。动脉导管未闭的发生由于胎儿期发育机制不成熟等因素而造成，早产儿的发病率明显高于成熟儿。

多数患儿无自觉症状。血液分流量大者，活动后气促，生长发育迟缓。严重者婴儿期即出现慢性心衰。

本病手术效果好，死亡率低于1%。分流量小的患儿可择期手术或介入治疗，一般3岁左右治疗为宜。分流量大的患儿一经确诊，无论任何年龄可先结扎。

合并充血性心力衰竭及肺动脉高压者手术年龄应提早。心力衰竭者经内科治疗无效，可紧急手术以挽救生命。如合并感染性心内膜炎者，必须待炎症彻底控制后3～6个月进行手术。

如早产儿患有动脉导管未闭，一般在生后长至足月年龄时能自然闭合，如无症状者可等待其自然闭合。

肺动脉瓣狭窄

单纯肺动脉瓣狭窄在小儿的发病率中约占先心病的10%。由于肺动脉狭窄使右室射血受阻，收缩期负荷增加，以致右室压增加，室壁肥厚，严重者可引起心力衰竭。

症状取决于狭窄的严重程度，轻者无症状，重者活动后乏力、气急、胸闷、心悸，甚至昏厥。严重狭窄使右室继而右房压力增高，如同时存在卵圆孔未闭或房间隔缺损，可产生右向左分流，临床表现为不同程度发绀，最严重者在婴儿期即有明显紫绀及右心衰竭。患儿生长发育多正常。

轻者可正常生活无症状，可采取保守疗法，但必须定期随访，观察病情发展情况。但有明显症状者应及时手术治疗。严重狭窄患儿，心电图上明显ST-T改变者或有症状的新生儿应即刻手术治疗，手术效果一般良好。

法洛四联症

法洛四联症是小儿最常见的青紫型先心病，发病率占先心病的9.7%~13.5%，1岁以后存活的青紫型占先心病的70%左右。心脏的畸形是由右心室流出道梗阻、室间隔缺损、主动脉骑跨及右室肥厚四方面的畸形组成。极重度病例肺动脉口可是完全闭锁，肺血循环供应依赖于未闭的动脉导管和侧支循环，称为伴有室间隔缺损的肺动脉闭锁，或假性动脉干。

典型病例多见于患儿生后数月，随着孩子的生长发育，当动脉导管闭合时逐渐出现紫绀，哭闹后青紫加剧并气急。在婴儿期多有缺氧症状出现。每次发作持续数分钟至数小时后自动缓解。发作原因可能是由于右室流出道肌肉痉挛致脑缺氧所致。在年长儿是稍活动即气促、乏力，喜做蹲踞位以提高动脉血氧饱和度的特点。小孩生长发育较差，缺氧明显及青紫严重者智能发育也稍落后，有明显紫绀及杵状指。

❶ 一般治疗：注意合理喂养，1岁以内需注意铁剂的补充，因贫血可加剧缺氧发作。保证足够的液体入量尤其夏天多汗、高热、腹泻入量减

少时，以免血液过于黏稠发生血栓。

❷ 缺氧发作的防治：预防发作可按医嘱口服心得安等药物。贫血可使缺氧发作频繁，应予以铁剂治疗。

治疗缺氧发作主要是镇静以缓解痉挛改善缺氧。常用方法有：

❶ 膝胸位，双腿蜷曲于胸前，以增加体循环阻力，有利于增加肺血流量。

❷ 吸氧等。

目前多采用一期矫治方法，临床症状显著在1岁内进行效果较好。但与肺动脉狭窄的程度和位置有关，轻者可适当推后手术时间。

有半数以上的宝宝心前区可以听到一个性质柔和的轻微的心脏杂音，这种杂音是生理性的，属于宝宝发育中出现的正常情况。既不影响宝宝的健康，也不会使宝宝产生不适的感觉，到青春期以后就可以完全消失。

小贴士

提醒

宝宝如果有可疑症状，一定尽早去检查，明确心脏畸形性质、程度，让医生对宝宝的病情做出正确的诊断。

对有心脏杂音但无严重症状的宝宝，如小的房间隔缺损、室间隔缺损、动脉导管未闭，可以密切观察，定期进行体格检查，包括拍胸片，做心电图，了解杂音的变化和心肺负荷的情况，期待在合适的年龄阶段能够自然闭合。必要时考虑手术，预防心内膜炎等并发症。

对于因年龄或其他因素需要等待手术的患儿，要注意预防感冒。如果有长时间发热不退的症状，要及早诊治。

避免让宝宝进行剧烈的活动，以免加重心肺负担。

Q & A

Q：先天性心脏病可以“不开刀”吗?

A：如今先天性心脏病可采取介入治疗。介入治疗，就是通常所说的“不开刀手术”，即通过针刺血管插入导管，在医学影像电视系统监视下治疗心脏病的一种方法，它可以达到与外科手术同样的治疗效果，是目前先天性心脏病治疗最先进的新技术之一。

介入治疗与外科开刀手术相比，突出的优点是不用给患者开刀，身体创伤小，不伤元气；术中不用输血，术后也不留疤痕，手术风险相对较小；身体恢复快，一般术后1～3天就可出院，术后3个月就可参加正常的体育活动。

然而，并不是所有的先天性心脏病患者都可采取介入治疗。

患儿能否采取介入治疗，与所得的先天性心脏病、年龄、具体病变部位有关。现在，能采取介入治疗的，是一些常见和多发的先天性心脏病，比如房间隔缺损、室间隔缺损、动脉导管未闭、肺动脉瓣狭窄等。通常来说，医生会根据宝宝的病情选择最合适的治疗方法。

Q：什么是心脏“卵圆孔未闭合”？

A：在医学上“卵圆孔未闭合”，并不是严格意义上的先天性心脏病，它存在于大约10%的正常人中。这种现象一般对身体没有什么影响，按国家规定日后也不影响以后的升学、就业。所以，宝宝如果刚出生被发现心脏卵圆孔未闭合，一般不需要立即治疗。

爸爸妈妈需要注意的是，卵圆孔未闭合容易与房间隔缺损相混淆。一般来讲，卵圆孔未闭合的直径是1～3毫米，而房间隔缺损的直径一般在5～10毫米，一定要注意把这两个分清楚再采取治疗措施。

Q：宝宝一出生就有先天性心脏病怎么办?

A：出生不久的宝宝如果被发现有先天性心脏病，应先带宝宝去大医院做心脏超声检查，确诊宝宝患的是哪种先天性心脏病。

常见的先心病包括房间隔缺损、室间隔缺损、动脉导管未闭、肺动脉瓣狭窄等。动脉导管未闭的患儿采取介入治疗需待年龄到6个月以上；房间隔缺损、室间隔缺损的患儿，要求年龄在2～3岁以上。

如果患儿年龄太小，由于血管太细而不能进行介入操作；如果患儿病情轻，可以观察至2～3岁再考虑介入治疗；如果病情重则应立即进行外科手术，以免发生肺动脉高压和心衰，对宝宝的生长发育造成极大不良影响。

Q：怎样才能及早发现呢?

A：定期带宝宝进行体检，是及早发现先天性心脏病的根本保证。当宝宝被怀疑患有先天性心脏病时，就要及时就诊，尽早确定诊断。一旦诊断确定，就要在专科医生指导下进行有效治疗，这是取得良好疗效的关键。爸爸妈妈一定不要错过治疗时机，这对于宝宝的生存和生长发育都非常重要。

病毒性心肌炎

小儿心肌炎是由于许多原因引起的心脏细胞组织的病变，可以是局灶的或弥漫性的心肌细胞坏死、变性及附近间质炎性细胞渗出样等改变，导致心肌损伤，引起心功能障碍、心律失常和周身不适症状。病因复杂，但最常见的病因是由上呼吸道病毒感染后引起，已知有20余种病毒可引起心肌炎。另外细菌、支原体、原虫、沙眼衣原体和霉菌等也能致病，但较少见。

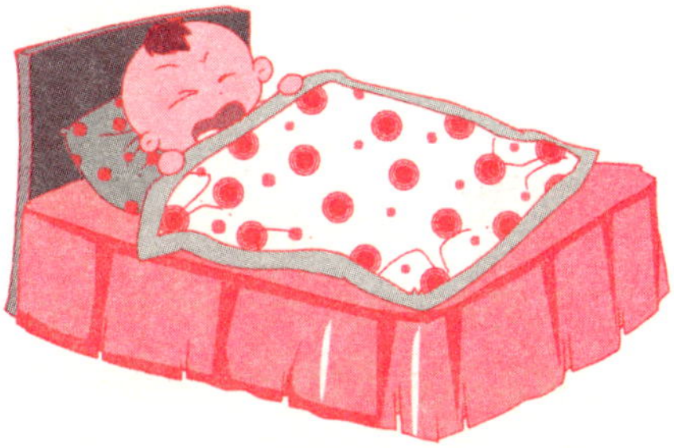

多数患儿在患心肌炎前不久或同时伴有上呼吸道病毒感染史。病情轻重不一。轻型可无明显自觉症状，常在体检时偶然发现，或感冒后有轻度不适感，表现为乏力、多汗、面色苍白、心悸、气短、胸闷、头晕等。重者可出现疲劳感、心前区疼痛，稍活动心悸加重等症状。本病在体征、心电图、化验检查上可发现改变。

❶ 休息：在急性期不论轻重，都要卧床休息，至体温正常后2～3个月，并且心脏恢复正常大小，再轻微活动，一般约6个月。恢复期应继续限制活动，至少下午半日卧床，待病情稳定再缓慢增加活动量。重症患儿心脏增大者，卧床半年至1年，如心脏仍未明显缩小，卧床时间应适当延长。有心力衰竭者，应严格卧床，待心力衰竭控制、心脏情况好转后，再逐渐开始轻度活动。休息不好易使病情迁延。

❷ 针对心肌营养治疗。根据病情采取综合措施，治疗时间至少半年，多数需1年左右，严重者更长。

川崎病

川崎病又名黏膜皮肤淋巴结综合征，其病因、发病机理不明，是全身血管炎为主要病变的急性发热性发疹性疾病。部分患儿病变可侵犯冠状动脉，或形成冠状动脉瘤，其中少部分患儿冠状动脉可发生狭窄或血栓，甚至导致心肌梗死。

诊断

本病多见于2个月至8岁小儿，其中4岁以内患者占大多数(80%)，发病无明显的季节性。本病根据日本川崎病研究委员会修订的诊断标准进行诊断。

* 主要症状

❶ 发热，持续5天以上。

❷ 四肢末端变化。在急性期，手足硬性水肿，皮肤移行处有膜样脱皮。掌跖及指（趾）端有红斑。

❸ 多形性红斑，以躯干部为多，无水疱及痂皮形成。

❹ 两眼球结膜一过性充血。

❺ 口唇充血皲裂，杨梅舌，口、咽部黏膜弥漫性充血。

❻ 急性非化脓性颈部淋巴结肿胀，直径>1.5厘米。

符合上述症状第1项，其全5项中符合4项者即可诊断。不足4项，但在病程中二维超声心动图或心血管造影证明有冠状动脉瘤(包括扩张)时亦可诊断。

* 本病尚可有下列临床表现

❶ 心血管系统：听诊异常(心脏杂音，奔马律，心音低钝)，心电图改变，胸部X线检查心影扩大，二维超声心动图有异常，心绞痛，末梢动脉瘤等。

❷ 消化道：腹泻、呕吐、腹痛、胆囊肿大，麻痹性肠梗阻，轻度黄疸，血清转氨酶增高。

❸ 血液检查：白细胞可增多伴核左移，血小板增多，轻度贫血，血沉增快，C反应蛋白阳性。

❹ 尿改变：如蛋白尿，尿沉渣中白细胞增多。

❺ 皮肤：卡介苗接种处发红、结痂，有小脓疱，指甲有横沟。

❻ 呼吸道：咳嗽、流涕、肺部异常阴影。

❼ 关节：疼痛，肿胀。

❽ 神经系统：脑脊液单核细胞增多，出现惊厥等。

治疗

由于本病病因、发病机理未明，所以尚无特异疗法，目前主要采用抗凝血、抗炎药物及糖皮质激素治疗，并密切观察病情，以及早发现有无冠状动脉或心脏的损害。

预后

本病预后良好，大多数经过治疗可获得治愈，只有少数患儿可发生冠状动脉瘤、二尖瓣关闭不全和左心室收缩异常。死亡原因多为心血管系统受损，可突然死亡，多发生于疾病第3～4周。对未确定或尚未发现冠状动脉后遗症者，于发病后1～2年内每隔3～6个月复查一次，以后每年一次。

要注意保护宝宝的肾脏

肾脏具有排泄废物、调节血液成分及分泌某些激素的作用。泌尿专家认为，保护肾脏要从小儿做起。因为幼儿期是肾脏疾病的多发期。尽管目前已普遍推行计划免疫，幼儿的各种传染病大幅度下降，但幼儿的肾脏疾病仍有增无减，因此，应大力加强预防措施。

感染和冷湿是幼儿患肾脏疾病的重要原因，冬末春初气候多变，更要重视防治上呼吸道感染及急性咽炎、急性扁桃体炎。这些疾病可因链球菌感染引起肾炎，而冷湿则可诱发肾脏疾病。动物实验表明，皮肤及肾血管受冷刺激时，有一定的收缩反应，可加重肾脏的局部缺血。因此，要注意幼儿的保湿防湿。

据测定，每分钟经过肾脏的血液达600毫升，血中的一切毒物均可直接损害肾脏，另外，各种药物大部分从肾脏排泄。因此，药物对幼儿肾脏的损害屡见不鲜。对肾脏可能有损害的药物有各种止痛药，如非那西丁、扑热息痛、阿司匹林等。这些药物易在肾脏乳头部聚集，会导致肾乳头坏死。某些抗生素如先锋霉素、庆大霉素及链霉素等，可能损害肾小管，可引起蛋白尿、管型尿。脂溶性维生素，如维生素A过多，可引起尿频、尿急、多尿、遗尿，还可导致肾小管坏死。另外，各种可吸收的磺胺药，对肾脏也有损害。因此，幼儿应慎用对肾脏有毒性作用的药物和食物。

急性肾小球肾炎

急性肾小球肾炎简称急性肾炎，是一组病因不同，急性起病，以血尿、水肿、高血压为特点的肾小球疾病。病程多在1年以内。临床上绝大部分是属于链球菌感染后所致的免疫复合物性肾炎。本病是儿科最常见的一种肾小球疾患。

诊断

患儿常具有以下特点：

❶ 发病年龄，多数发生于3～11岁小儿。

❷ 急性起病，有水肿、高血压、血尿的症状。

❸ 发病前常有呼吸道或皮肤感染史，之后至肾炎发病常在1～3周。

❹ 尿检查有轻至中度尿蛋白，尿沉渣常见多数红细胞，75%可见管型尿。

❺ 血清学检查提示有链球菌感染，如抗链球菌溶血素(ASO)滴度升高等。

❻ 血清补体明显下降，一般于6～8周后恢复。

大多数患儿经过治疗，4～6周后症状消退，但尿异常恢复较慢，尤其是显微镜下血尿有时经6个月后正常，少数可迁延达1～2年之久，但最终预后良好，其中85%～95%的患儿痊愈。

治疗

急性肾炎是自限性疾病，目前无明确的治疗方法。主要是对症处理，纠正病理生理及生化异常，防治急性期并发症，以保护患儿度过急性期，顺利恢复。

* 一般治疗

❶ 注意病情观察：起病初期应注意观察病儿的一般情况，测体重及血压，注意记录出入量，以便于及时发现并发症。

❷ 休息：急性期应卧床，直至肉眼血尿消失，水肿消退，血压恢复正常，血肌酐降至正常，并发症消退。然后逐渐恢复室内活动。急性期后就无必要长期卧床，卧床时间长短与最终预后并无直接关系。但一般于3个月内宜避免剧烈体力活动。如恢复室内活动2个月后，没有出现症状，血沉正常后可正常上学，但应避免重体力劳动和剧烈运动。

❸ 饮食：为了防止严重并发症，减轻肾脏负荷，急性期的饮食成分及液体入量应予一定限制。在有少尿及氮质血症时应减少蛋白质的摄入，每日以每千克体重0.5克为度。当有水肿、高血压时应限盐和水，以防止循环充血状态及脑病的发生。当病情恢复，利尿降压后，虽尿常规仍未正常，但饮食一般不需受限制。

❹ 抗生素应用：当有链球菌感染灶时应给予青霉素或其他有效的抗菌药物一个疗程(7～10天)。一般不常规使用抗生素预防复发。

* 对症处理

本病最常见的并发症是水肿和高血压及心脑功能衰竭。故利尿、降压是对症治疗的中心环节，不仅有助于消肿降压，且可防止严重并发症。

小儿肾炎食疗方

* 浮萍黑豆汤

原料：鲜浮萍100克，黑豆50克。

方法：捞取新鲜浮萍100克，淘洗干净；把黑豆洗后用冷水浸泡1～2小时，再与浮萍同放入小锅内，加水适量，煎沸后去渣取汤。以上为1日量，分2次温热饮用，连用5～7天。

功效：祛风、行水、清热、解毒。适用于小儿急性肾炎。

* 瓜皮小豆汤

原料：冬瓜皮、西瓜皮、玉米须各25克，红小豆50克。

方法：水煎分3次服用，连服10～15剂。

功效：治急性肾炎水肿、小便不利。

* 胡椒蛋

原料：白胡椒7粒，新鲜鸡蛋1个。

方法：把鸡蛋顶部，用小剪刀剪个筷子头粗细的小孔，把7粒白胡椒从小孔放入鸡蛋中，再用面粉和成面团，把鸡蛋小孔封固，用湿纸把整个鸡蛋包裹起来，放入蒸笼内蒸熟或放入碗内，隔水蒸熟即可。把蒸熟的鸡蛋去壳后，将鸡蛋、胡椒一起趁热吃下，每日1次，连用10次为一疗程，休息3天后再服第二疗程，一般服用3个疗程。

功效：治疗小儿慢性肾炎。

预后

小儿急性肾炎预后良好，多数患儿于6个月内临床恢复，部分患儿显微镜下血尿迁延不愈，或发生直立性蛋白尿，但血压及肾功能正常。此时虽病程超过1年，也暂不诊断慢性肾炎，而称之为迁延性肾炎。只极少患病儿确诊慢性肾炎，对于迁延者应定期复查尿常规，测定血压及进行肾功能检查。

小贴士

慢性肾炎

一般将病程超过1年、有不同程度的肾功能不全或持续性高血压的肾小球肾炎称为慢性肾炎。短时间内症状可不明显，但病变呈进行性过程，肾小球严重破坏，最后废弃、硬化，肾单位毁坏，肾功能丧失。

起病情况不一，15%～20%的患儿以急性肾炎综合征起病，以后蛋白尿和血尿持续不消失，迁延1年以上，与此同时肾功能也日渐减退而进入慢性肾炎。也有一部分患儿是以肾病综合征起病。还有的患儿是以无症状性蛋白尿和血尿起病，经相当长的无症状期后逐渐发展而来。总之，凡有持续性尿异常、进行性肾小球功能障碍、病期超过1年时即可诊为慢性肾炎。

早期治疗原发病为主，抓住肾脏疾病急性期的治疗，方法同前。如肾脏疾病待进入晚期则属对症治疗、缓解症状、防止并发症的发生以保护肾功能为原则。

泌尿道感染

泌尿道感染包括上尿路感染的肾盂肾炎和下尿路感染的膀胱炎及尿道炎。本病占泌尿系统疾病住院患儿的第三位。新生儿期男孩发病率高，1岁以后由于女孩的生理特点，发病率为男孩的3～4倍。尿路的先天性畸形和功能异常是感染发生和发展的重要因素。

诊断

在新生儿期的尿路感染症状不典型，以非特异性感染症状为主。婴儿期的病儿常表现全身的中毒症状为特点，如发热、胃肠道和神经系统症状，尿急尿频局部症状并不明显。学龄前和学龄儿童以局部症状为主，上尿路感染时多以发热、寒战、腰痛、肾区扣痛等症状较为突出。下部感染时则以尿频、尿急、尿痛等膀胱及尿道刺激症状为主，尿时有强烈臭味，可突然出现遗尿。

如疑为泌尿道感染，查尿时要先做尿路清洁，取中段尿离心后镜检，每高倍视野白细胞超过5个或白细胞成堆时称为脓尿。泌尿系的非细菌性炎症、恶性肿瘤、结核等均可以有脓尿。

女孩发病的机会远远多于男孩，为男孩的10余倍。主要原因在于：

❶ 女孩的尿道短而宽，尿道括约肌薄弱，因此细菌较容易侵入。

❷ 女孩的膀胱输尿管交界部位的“活瓣”作用也较弱，当膀胱内压增高时，又可引起尿液反流而引起肾脏的感染。

❸ 女孩尿道口和肛门的距离较近，易被细菌污染，尤其女婴易受尿布上的粪便污染，故女孩发病较多。

泌尿系感染的诊断一旦明确，在急性期应卧床休息，让孩子多饮水以增加尿量，使细菌和脓液及早排出，并在医师指导下用有效的抗生素，治疗要彻底。急性泌尿系感染经治疗后多能迅速恢复，但如疗程不足，可使病情反复发作，变成慢性感染。特别是由于肾和肾盂的慢性炎症在迁延多年后可发展至肾功能不全，应引起重视。因此，带患儿定期随诊很重要，急性期疗程结束后，每月随诊1次，共3个月，如无复发可认为治愈。

治疗

经常清洗，保持会阴部清洁，尽可能早地不穿开裆裤，培养良好的排尿习惯等，是日常预防泌尿道感染的一般卫生要求。患病后及时、合理地治疗是提高治愈率的关键。

❶ 一般疗法：急性期注意休息，充分饮水、促排尿，以减少细菌在膀胱内停留。保持尿液酸度，以抑制细菌繁殖。对膀胱、尿道刺激症状严重者联合应用阿托品类解痉药，可使症状缓解。新生儿患者避免盆浴。

❷ 无并发症的急性下泌尿道感染医生会用抗菌药物治疗，经过治疗临床症状可很快消失，应于开始治疗48～72小时后重复尿培养。如仍有细菌生长，则可根据药物敏感试验更换抗生素。

急性无并发症的泌尿道感染仅局限于下尿道感染时，疗程为3～5天即可症状消失，尿培养阴性。延长疗程只能保持用药期间不再复发，并不能预防停药后复发。

对于不足2岁的病儿，以及反复感染、特别是经常复发的女孩，要注意有无泌尿道畸形，必要时进行肾B超、静脉肾盂造影、逆行膀胱造影、膀胱镜、膀胱内压测定等和肾功能检查。

❸ 再发性细菌尿。有些女孩持续存在菌尿，间断发生症状性泌尿道感染，感染仅局限于下尿道，各种检查未曾发现任何局部异常，常有不爱排尿的习惯，治疗十分困难。家长要注意孩子保持会阴部清洁；根治可能引起泌尿道感染的各种诱因；鼓励经常排尿，每次力求排尽。控制发作后，可在较长的一段时间(数月到数年)内持续口服小剂量抗生素以保持尿内无菌。长期预防给药的目的是防治由于膀胱黏膜抵抗力低下入侵的细菌生长繁殖。用药期间要定期做尿培养，以发现耐药菌株。长期用药一般不至于引起慢性肾盂肾炎。

预防

有两点要注意：第一，增强体质，消除各种诱发因素，注重卫生，保持外阴部清洁；第二，孩子大便后要清洗臀部，内衣经常用开水烫洗，女孩子要注意会阴部卫生，但是需要提醒，不必使用肥皂和沐浴乳清洗女孩下体，光用温水洗净即可。

如厕前后要洗手是大家都知道的好习惯，因为男孩解尿时双手会触碰到私处，所以家长要教育男孩上厕所前先行洗手。尤其是幼儿园的孩子，很可能满手玩得脏兮兮、手上又带有细菌，所以别忘了提醒孩子先把手洗干净。又因为尿液本身就是一个容易滋长细菌的媒介，所以解尿时要解干净，如果尿液积在前头时，也需用卫生纸吸干。

Q & A

Q：泌尿系统感染如何看出？

A：小儿泌尿道感染的情况其实不少见，加上清洁习惯不好、水喝得很少或憋尿等问题，反复得此疾的孩子也不少。不过，大部分的小儿泌尿道感染，尤其在学龄前并不是那么容易判断。有的不一定会发热，有的在词汇表达及症状表现上也不像大人那么具体，如尿急、尿尿会痛等，小婴儿泌尿道感染时可能只会发烧，不带任何其他症状。所以一般来说，1岁以下的宝宝发热又没有其他症状时，就需要想到是否得了泌尿相关疾病。1岁以上的孩子，若有不明原因的恶心、呕吐、腹痛的症状或解尿困难的抱怨，即使没有发热，也很有可能是因为泌尿道受到感染。一般说来，发热是比较严重的情况，通常来自肾脏发炎；下泌尿道、膀胱发炎时，则不太会发热。

Q：尿频是否来自心理因素？

A：尿频除了感染的因素外，其实比较容易碰到心理因素的问题，许多女孩有憋尿的习惯，这可能来自某次不愉快的经验，例如，塞车找不到厕所而造成的恐惧感，所以之后一有尿意时就想去上厕所，因而导致尿频。其他心理因素也很常见，比如吸引父母注意等。如果是单纯心理因素造成的频尿，过了一阵子（如1~2个月）就可能消失。不过心理性的尿频症成因比较复杂，建议一定要先找出心理因素的来源为何，再来看如何从旁协助与诊治。此外，因感染、糖尿病（多为先天性）和尿崩症（主要由脑部肿瘤压迫影响抗利尿激素的分泌）而造成的尿频则可能伴有恶心、呕吐、食欲不振等症状，一般皆需药物治疗，否则可能脱水、休克。最后，若要知道孩子的尿频是属于心因性的还是病理性的，最简单的方法就是验尿。

小儿遗尿症

小儿遗尿症是一个普遍的现象，长期以来多数家长并不认为孩子尿床是一种疾病。而医生认为儿童尿床不应忽视。

随着孩子神经系统发育的完善，正常孩子的膀胱对排尿的控制会自然形成，不需要特别的指导和训练。但如果5岁以上的儿童多次发生入睡后无意识排尿，每周达2次以上并且持续至少6个月，在清醒状态下则无此现象，则应被视为异常。

诊断

❶ 睡眠较深，不易唤醒，每夜或隔几天发生尿床，甚则一夜尿床数次。

❷ 发病年龄在5岁以上。

❸ 小便常规及尿培养多无异常发现。

尿床后患儿受湿、受冻，晚上睡不好，白天活动易疲劳，学习无精神，有时受别人责备，受朋友嘲笑，久而久之，内心受到严重伤害，使从小活泼爱动，爱说话的儿童变得性格内向，变得烦躁易怒，性格古怪；影响儿童间交往，影响患儿睡眠学习生活，影响儿童大脑智力发展。

儿童尿床的常见原因

❶ 遗传因素：父母中有一人有遗尿史，儿童发生遗传性遗尿的概率为44%；若父母皆有遗尿史，则遗传概率为75%。这种情况大多发生在男孩中。

❷ 疾病及生理因素：尿路感染、肾脏疾患、尿道口炎症、脊柱裂、脊髓损伤、骶部神经功能障碍、癫痫、大脑发育不全、膀胱容积过小等都有可能引起遗尿，但因疾病引起的遗尿所占比例较小。

❸ 精神因素：儿童白天玩耍过于疲劳、兴奋过度；强烈的精神刺

激，受惊吓；心情焦虑、紧张不安、偶尔一次尿床后受到父母呵斥甚至体罚等。

❹ 排尿习惯训练不当：没有给儿童进行及时的排尿训练，使用纸尿裤的时间过长。让孩子坐在便盆上，养成边玩边撒尿的习惯。

❺ 孩子睡眠过沉：一般来说，尿床的患儿晚上都睡得很沉，不易被叫醒，甚至尿床都不知道。

❻ 环境因素：突然换新环境、气候变化，如寒冷等。

治疗

应慎用药物，一般12岁以下不用。所以绝大部分小儿科医师都会建议用行为疗法治疗，即12岁以前的孩子在晚上8点后就不要喝水及吃任何东西（包含水果），平时对饮料的性质也有要求（含咖啡因的会利尿则需避免）。治疗时家长晚上可能要辛苦一点，半夜要起来叫孩子起床上一次厕所；国外也有所谓的尿尿闹钟，有些是接到裤子上，如果侦测到尿的时候，就会发出声响叫孩子起床。值得注意的是，有些长期便秘的孩子也有可能因为膀胱被宿便压迫，使得尿容量变少而造成尿床。

小儿遗尿还可以辅助以药膳食疗：

❶ 取猪肉500克，黑大豆100克，同煮烂食之。

❷ 取鸡肠1副，剖开洗净，焙干研成粉末，每日2次，每次5～10克，温开水送服。

❸ 鸡胸脯肉50克、核桃仁50克、鸡蛋1个，食用油、盐、味精、淀粉各适量。鸡胸脯肉洗净，切成小丁，放入鸡蛋清、淀粉和少许盐搅拌均匀。起油锅，烧至四成热，加入核桃仁，炸熟后捞出；这时倒入鸡丁，炒半熟后加入炸熟的核桃仁继续翻炒，炒熟加味精即可。

❹ 取麦芽糖2匙，冲入以桂枝5克，白芍、甘草各10克煎成的汁液，温服。

❺ 每晚临睡前，吃核桃仁3～5枚，并服温米酒60克，坚持服1个月，遗尿会有好转。

小贴士

小便发白

在寒冷的季节，有的宝宝小便发白，很浑浊，父母对此很担心，害怕宝宝身体有什么问题。其实这是一种正常现象。宝宝排尿时尿色是正常的，排出的尿放置几分钟后很快变白、变浑浊。这是因为尿中含有各种各样的盐类，在排出体外之后，由于天气寒冷，使尿液成分发生了变化，原先充分溶解的盐类发生了沉淀，析出的尿酸盐积聚于底层，或悬浮于尿中而使尿液变白、变浑浊。

尿的性质与饮食也有很大关系。若宝宝以荤食为主，多为磷酸盐和碳酸钙尿；而以素食为主者，多为草酸钙和尿酸盐尿。前者在碱性尿中、后者在酸性尿中易析出结晶呈现牛奶样。我们可以用简单的实验方法将它们大致区别开来。方法是把浑浊的尿加热至沸，若立即变清的是尿酸盐；如果加热后不变清，可滴加醋酸摇匀，若见到有小气泡并转而变清，这种是碳酸盐；若无气泡产生但尿液变清的是磷酸盐。

无机盐尿对机体无害，不需治疗。只需改变食物成分就可改变尿的酸碱度，其无机盐类就不会析出结晶，尿色也就正常了，所以请父母放心。

小儿糖尿病

小儿糖尿病多为Ⅰ型糖尿病，是由于胰岛素分泌不足所引起的内分泌代谢疾病，以碳水化合物、蛋白质及脂肪代谢紊乱为主，引起高血糖及尿糖。5～6岁及10～14岁小儿多发病，5岁以下小儿少见。目前，小儿Ⅱ型糖尿病发病率也提高了。

病因

遗传是Ⅰ型糖尿病的重要原因。据统计，双亲中有一人患糖尿病，子代的发病率为3%～7%；双亲均为糖尿病者，子代发病率可达30%～50%。此外，环境因素、免疫因素与糖尿病发病密切相关。

症状

❶ 起病较急。约有1/3患儿于起病前有发热及上呼吸道、消化道、尿路或皮肤感染病史。

❷ 多饮，甚至夜间多次起床喝水。多尿、多食易饥，饭量大增。但体重减轻，消瘦明显，疲乏无力，精神萎靡。幼儿在自己能控制小便后又出现遗尿，常为糖尿病的早期症状。

❸ 易患各种感染，尤其是呼吸道及皮肤感染，伤口反复出现感染情况久不愈合。女孩可合并霉菌性外阴炎而以会阴部炎症为明显的症状。

❹ 长期血糖控制不理想的患儿，可于1～2年内发生白内障。晚期患儿因微血管病变导致视网膜病变及肾功能损害。儿童患糖尿病后约半数出现酮症酸中毒，而且年龄越小酮症酸中毒的症状越重。可出现恶心、呕吐、腹痛、食欲不振及神志模糊、嗜睡，甚至完全昏迷等症状。同时有脱水、酸中毒。酸中毒严重时呼吸带有酮味。

❺ 血糖：空腹血糖>7mmol/L，餐后2小时血糖>11.1mmol/L。糖化血红蛋白反映2个月内血糖的综合平均水平，是判断患儿长期血糖控制的可靠指标。>8.5%～10%为轻度升高。未经治疗者及治疗而控制不理想者多>14%。

❻ 尿糖：每餐前及睡前留尿测尿糖为“次尿”（每日4个次尿），两个次尿之间所收集的尿为“段尿”（每日4个段尿）。未经治疗者，尿糖常为阳性，24小时尿糖>5克。

❼ 血脂：未经治疗者血脂显著增高。

❽ β细胞功能测定：在糖耐量试验测血糖的同时，测各时的胰岛素及C肽水平。

治疗与护理

一旦确诊，要及时给患儿进行治疗，避免糖尿病并发症的出现，耽误治疗时机，造成严重后果。

* 家庭护理方法

因小儿处于生长发育阶段故饮食应能满足小儿营养及热量需求，维持血糖稳定，不应过度限制饮食，但应定时、定量进餐。

❶ 每日热量：1岁以内婴儿每日418千焦(100千卡)/千克体重计算，以后每3岁减42千焦(10千卡)/千克体重，至15岁时每日251千焦(60千卡)/千克体重。

❷ 热能分配：碳水化合物占50%，蛋白质20%，脂肪30%。三餐分配：早午晚分别为1/5，2/5，2/5；或早餐占2/10，午及晚餐各占3/10，下午餐间及就寝前点心各占1/10。

❸ 运动：经治疗，糖尿病基本控制的情况下，原则上不限制运动，但注意运动时间以进餐1小时后、2～3小时内为宜，不在空腹时运动，运动后有低血糖症状时可加餐。运动时，最好携带几颗糖果于口袋中，以免发生低血糖。

❹ 饮食方面，应该少量多餐，避免血糖突升突降，多选择低糖、低脂肪、高蛋白、高纤维素食品，可适量吃梨子、桃子、杨梅、樱桃等水果。

❺ 药膳：桑白皮10克、西瓜皮20克、栝楼根10克、冬瓜皮20克，加水500毫升煎服，1日1次即可；扁豆20克、山药50克、黄芪30克、薏米20克加水800毫升煎服，1日1次即可。

性早熟

一般女孩开始发育的年纪为8～13岁，男孩则为9～14岁，如果女生在8岁前、男生在9岁前出现第二性征，就是所谓的“性早熟”。

为什么会性早熟

性早熟分为“真性性早熟”“假性性早熟”及“部分性早熟”三类，由于下丘脑—垂体—性腺轴发生功能障碍，使男生生殖器提早发育，变声，长出阴毛、腋毛及青春痘，女孩则是胸部变大、月经来潮及长出体毛。目前医学上公认营养过剩、环境污染、视觉刺激是诱发性早熟的三大主因。

＊真性性早熟

又称为中枢神经性性早熟。因为脑下垂体功能缺损所造成的性早熟现象，一般出现在7岁以下的儿童身上，但发生在2岁以下的婴幼儿则较少见，这是脑下垂体的功能异常，促使性腺激素大量分泌，发生原因是脑下垂体的性腺系统过早活化，造成第二性征提早发育，女孩性早熟有90%为原因不明的体质性早熟，男孩性早熟则有50%为脑部病变所引起。必须进行脑下垂体激素注射治疗，以抑制第二性征提早发育。

＊假性性早熟

又称为“周边性早熟”，意指睾丸或卵巢本身并未发育，但部分第二性征却提前出现，发生原因与卵巢或睾丸的肿瘤、肾上腺增生或误用含有激素的物品及食物有关。

＊部分性早熟

又称为“不完全性早熟”，只有乳房或阴毛提早发育而无伴随其他性征发育症状，发生原因可能是脑下垂体功能不完善，大部分是自动痊愈，只有极少数会发展成真性性早熟。

性早熟居家自我检查

近年来由于物质生活较为充裕、饮食习惯改变以及受到环境激素的影响，全球儿童的发育有提早的趋势，性早熟除了影响身高、发育，对于儿童心理也会带来负面影响，家长在平时一定要多留意孩子的发育情况，越早发现治愈概率越高。

＊定期测量生长曲线

每半年帮孩子测量身高、体重，并做成记录。如果在3岁之后每年身高发育超过6厘米，就要注意是否有出现第二性征。

＊不定期共浴

陪伴孩子洗澡是观察有无提早发育的最佳时机，可不定期由同样性别的家长进行陪浴，并适时教导孩子正确的健康观念。

性早熟的判断与治疗

如果怀疑孩子有性早熟倾向，或是已经发现孩子出现第二性征，必须经由小儿内分泌科医师诊断，进一步了解治疗方式。

❶ 首先医师会先询问孩子的过去病史、家族史、饮食及药物史，再进行详细的性器官检查，以往的生长曲线图也可作为医疗参考。

❷ 骨龄判断：若为真性性早熟，骨头年龄通常会超前2岁以上，透过照射左手X光检视生长板发展即可得知。

❸ 血液分析：经由抽血检查，分析血液中的黄体激素、滤泡激素、性激素、甲状腺激素，可初步检测出是否为性早熟。

❹ 性释素测验：经由静脉注射激素释放激素评估脑下垂体功能，若指数偏高，则需进一步进行脑部核磁共振扫描或计算机断层扫描。

❺ 影像学评估： 透过腹部超声波检查卵巢的卵泡大小、子宫发育情形、有无肾上腺或其他腹部肿瘤；大脑核磁共振扫描则可检查脑部有无病变。

治疗方法

❶ 寻找原因并移除：寻找可能导致性早熟的原因。内在因素如：大脑肿瘤、性腺肿瘤、肾上腺增生等；外在因素如：饮食失调、接触含激素物品、生活失序等，通常移除原因后即可慢慢复原。

❷ 注射疗法：若是因中枢失调所引起的性早熟，经由注射类黄体化激素释放激素合成物，即可调节脑下垂体的分泌状况，使生长发育渐趋正常。

预防性早熟，揪出环境激素

环境激素又称为“内分泌干扰素”，通常经由空气、水、土壤及食物等途径进入体内，在体内产生类似于激素作用，干扰原本正常的内分泌运作，进而影响生长、发育、免疫及生殖功能。

* 双酚A

双酚A是制造聚碳酸酯塑料产品的重要原料，减少食用加工食品或以塑料制品盛装食物是最好的预防之道，为孩子挑选玩具也请多留意是否有安全标志，并禁止孩子将玩具放入口中。

* 壬基酚

许多清洁剂（如洗衣精、柔软精、洗碗精、浴厕清洁剂等）当中都含有壬基酚类界面活性剂，尤其随着废水排入河川后，会对河中生物产生影响，就连进食者也一并受害。平时拒绝使用石化合成洗剂，尤其小朋友的贴身衣物一定要使用天然洗剂。

* 磷苯二甲酸盐

常用来制作塑料延展性的塑化剂、化妆品中的定香剂都含有磷苯二甲酸盐，当遇高温或长时间停留在肌肤表面就会进入人体。平时喝热饮请自行准备容器，孕妇及哺乳妇女请避免使用指甲油或含有香料的美妆产品。

生活上注意

* 饮食避免性激素

食品中的激素来源于两个方面，一方面是食品中所固有的，叫内源性激素，如豆浆中的雌激素。另一方面是人为添加的，属于外源性激素。如养鸡会打激素，养殖鱼类等水产品也会使用激素，种蔬果也会加入激素。激素可使生长期缩短一半以上，不仅个大膘肥早成熟，而且成本低效益高；将之喷洒到水果、蔬菜上，可使水果、蔬菜长得又快又大且色泽好。如奇形怪状的草莓，没什么味道的香蕉或菠萝都是这样的产品。激素等药物在动物体内的分布与残留，跟药物投放是在动物食前、食后，是随饲料还是随饮水、注射，以及药物种类关系都很大，一般在有代谢作用的肝脏、肾脏中浓度高；在鸡蛋中，脂溶性药物容易在卵黄中蓄积。

小贴士

有的家庭爱吃鸡屁股、鸡皮，由于鸡皮当中会残留激素，鸡屁股含有大量雌激素和致癌物，鸡睾丸含有大量雄激素，若加上高热量的烹调方式，将会影响儿童出现性早熟征兆，所以平时最好避免让小孩食用这类食物。

* 避免使用成人化妆品

有的女孩与妈妈一起使用化妆品、保养品。2007年新英格兰期刊发表了一篇研究报告，指出若长期使用含有薰衣草精油及茶树精油的产品，体内将产生大量雌激素，并阻绝男性激素分泌，使男童出现女乳症，女童胸部提早发育。由于儿童的皮肤较薄、体重较轻，影响程度较成人明显，平时除了避免让小孩接触到含有这类精油的产品，建议也不要使用香味过重、来源不明或含有激素成分的美妆产品。

* 看电视要控制

有的孩子白天和奶奶一起看言情剧，晚上又熬夜和爸妈看电影，才5岁就长出胡须、生殖器变大。最近在医学研究上发现，若儿童经常观看成人电视中的性画面，容易刺激孩子在大脑神经中形成性信息，促使脑下垂体释放性腺激素，因而出现性早熟症状，男孩可能有生殖器变大、勃起、遗精、长胡须等现象，女孩则可能有乳房提早发育、乳头变大、月经来潮等问题。

小贴士

英国《新科学家》杂志也曾发表过一篇研究报告，指出儿童经常熬夜会使褪黑激素分泌明显减少，进而影响睡眠及发育，因而引发性早熟，这项研究也从动物实验中获得证实。

婴儿屏息症

宝宝哭泣时为何脸发黑、不呼吸

此种现象诊断为“幼儿哭泣发绀”或“婴儿屏息症”，在婴幼儿是常见且属正常的，勿过于忧虑。

哭泣本身是用力的呼吸动作，是宝宝在做肺部及气管大量换气的运动，可增加肺活量、肺耐力，对健康是有帮助的。故正常宝宝偶尔高声号啕大哭是可以接受的。

宝宝正常的脸色应是红润的。血液中所含氧气量的多寡可决定血液的颜色，正常动脉血因含氧量高所以颜色鲜红，而静脉血含氧量少所以颜色暗红。皮肤中含有丰富的血流，所以血液的颜色可表现于肤色。贫血的人血液较稀释，所以肤色显现苍白；发热、喝过酒或刚运动完的人心跳加快，血液循环加速，皮肤血管扩张，血流增加，所以肤色会红润。

血中的氧气是得自肺部吸入的空气而来，吸气与呼气是两个交替分离独立而反向的动作。正常宝宝的呼吸都应是相当协调一吸一呼的，所以氧气也间断地由吸气时进入血液内。当我们憋住呼吸气时，氧气就进不来了（二氧化碳也呼不出去），但此时身体还是不断地在消耗着血液中原有的氧气，所以气憋得愈久，血液中氧气愈少，肤色也就愈差（暗）。所以窒息的人肤色都不外乎是发黑（血氧极低）或苍白(无血色)的。

哭泣时肤色会变黑，其原因为下列作用之总结果：

❶ 哭的动作是拖长的呼气而无吸气，所以哭得越久肺（及身体）内的氧气存量越少，虽然其中难免会掺杂着间断的吸气动作，但是相较于呼气还是嫌少了。

❷ 正常肺部在呼气末时，尚余留着相当（80%~90%）的空气在肺泡内，即使短暂地停止吸气，肺内循环的血液仍可源源地将存留肺内的氧气带入血液中，故肤色不会变。但是在剧烈哭泣时，肺内的空气是被用

力地排出体外（哭就是呼气），余留在肺内的氧气存留量有限，因此血液能获取的氧气量会自然减少。

❸ 剧烈的哭泣就是代表着剧烈的运动，本身体内氧的消耗量就会较平静时增加许多，因此血液中含氧量亦较低了。

❹ 哭泣时胸壁及肚子的肌肉用力挤压肺脏，肺内压力升高，肺血管压力升高，所以在血液循环上肺内血流减少，血液获氧能力减少，外加有部分的缺氧血流未经过肺泡带氧气就直接回到心脏内，掺入全身动脉血流中（右至左分流），所以躯干四肢的血液含氧量锐减。这应是最重要的因素。

❺ 解大便时用力，其状况就是憋气不呼吸，对肺部及身体的影响就如哭泣一样，是肺压升高，无吸入氧气及氧气消耗增加，所以肤色都会变暗。

❻ 呕吐或胃食道逆流是幼儿哭闹时常见的现象。呕吐的动作大致上就是像呼吸的动作一样，所不同的是：呼吸是气管口打开，而呕吐是食道口打开。当哭闹时肚子肌肉用力收缩向内压，升高的腹内压力就可以将胃内容物挤压进入食道而达口腔。婴幼儿的胃较浅，胃与食道间的括约肌环（关卡）较松弛，腹部肌肉只要稍微一用力（如咳嗽或哭泣时），即可使胃内容物挤入食道或口腔，所以婴幼儿的哭闹最易引发呕吐，此时气管口避免吸呛就会自然紧缩而导致憋气不呼吸了。

屏息症要紧吗

* 短暂的屏息无后遗症

婴幼儿哭泣时脸色及肤色都会变暗些，有时甚至会短暂地停止呼吸（憋气或屏息）现象，这是暂时（少于2～3分钟）且正常的现象，不会有任何后遗症，无须太紧张。

通常不需要任何特殊治疗，宝宝长大后至1岁左右自然会逐渐改善。然而，对于某些原本心肺功能就不佳的宝宝而言，剧烈的哭泣导致血氧降低则是危险的情形，严重者会导致脑部缺氧受损、抽搐、昏迷等现象。反复地长期发作会影响婴幼儿脑部的发育，因此照顾这些宝宝时要特别注意。

＊照顾者的认识

通常较被娇宠的宝宝容易发生屏息症，是一种下意识地向父母威胁的作为（就如躺在地上撒娇或头去撞墙），在外人面前就不太会有此现象。照顾者越紧张，宝宝发作会越严重，宝宝虽小但还是会感应到父母的作为，有此认知后就可以思解化除之道了。平日对宝宝的照顾要坚持原则，勿让其感受到撒娇或哭闹就可以达到目的。

处理方法

❶ 原本心肺功能好的宝宝：于哭闹后发生屏息时，父母可以暂时离开，但需要在旁边（勿让宝宝知道），观察其肤色是否转变，若无则无须焦虑，就让他继续哭下去直到结束。若肤色开始变黑也勿急着紧张（通常1～2分钟内的停止呼吸是可以接受的），通常宝宝会慢慢地重新开始呼吸，此时父母再出现（让宝宝感受到有呼吸才会有得）。若肤色变暗红或变苍白达2～3分钟以上（表示情况严重），则可以手指刺激（捏挟）宝宝的脚底部，让其因突然的刺痛而重新开始呼吸，只要有呼吸，宝宝缺氧的状况自然就会改善了。

❷ 原本心肺功能差的宝宝：原本于哭闹时就容易发黑，轻微者其处理如上述。较严重者（如原本就有重度心脏病或肺病者）其处理方法如下：

◎ 勿让宝宝剧烈地哭泣，但轻度哭泣是无妨的。

◎ 平日家中需要准备氧气（筒）备用，于宝宝哭泣时可在口鼻附近给予些氧气（1～2升/分）。

◎ 若发生抽搐或昏迷时，除了一般的急救步骤（清除口腔，维持呼吸、心跳）外，尚需要立即送医治疗。

❸ 易呕吐的宝宝：可采少量多餐式的喂食，以减少胃内容物的量。此外，让宝宝的上半身直立，因重力的关系，胃内容物不易顺着食道进入口腔中。呕吐时可照一般处理，注意勿使之吸呛。可教儿科医师诊治，及给予适当药物治疗以减缓此问题。

大部分的婴幼儿屏息症是属正常的现象，勿焦虑，到1岁左右就自然消失了，父母需要先排除宝宝有无心肺方面的问题，照顾时勿过于任性娇宠，有正确养育的观念，宝宝才能正常健康地长大。

帮助孩子睡眠

“哄孩子睡觉”是爸妈的最大课题之一，孩子不同的气质及照顾方式会影响着他们的睡眠时间及质量，更左右着爸妈们每一天的精神。

认识睡眠

睡眠对生理发展来说很重要，孩子的生理发育都是在睡眠中进行。生长激素分泌高峰期在晚上，孩子睡得多就会长得快、高大，俗谚“一觉大一寸”不是没有道理的。孩子的大脑尚未发育成熟，一点刺激都会感到疲倦，睡眠有助于恢复精神，并促进心智发展及生理发展。睡得好的孩子脾气会较温顺、不会暴躁，注意力比较集中，警觉性、反应也会较好。

* 睡眠时间由长而短

从小到大的睡眠时间，大致来说是由长而短的，睡眠时间有迹可循。3个月以下的婴儿所需的睡眠时间最长，一天有11～18个小时都在睡觉，平均睡眠时间约为15个小时，其中白天与黑夜的时间约各占一半，睡眠时间也不太一定。

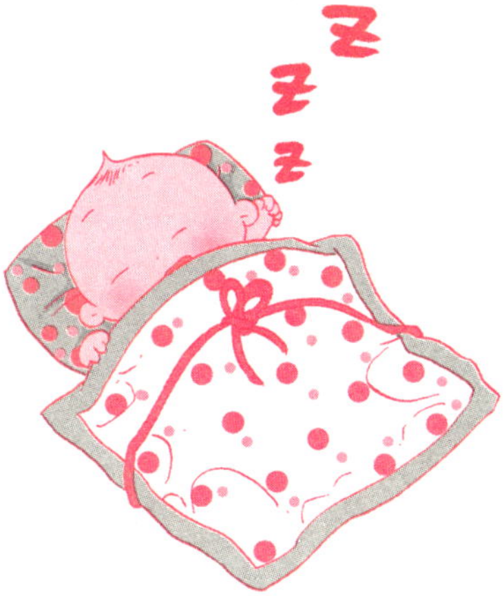

新生儿的睡眠分作大小眠是正常的，大眠指的就是长时间（5～6个小时）的睡眠，而小眠则是指短则约20分钟的小睡时间。人的睡眠分作浅睡眠的“快速动眼期”及陷入熟睡的“非快速动眼期”。在一个完整的睡眠时间当中，快速动眼期及非快速动眼期约40～50分钟即有一个循环，因此孩子熟睡最快约50分钟即会起来，若只是稍微发出一些声响后又继续睡下去，即可推算孩子大概又会再睡50分钟。浅睡的时候，小孩会有一些微笑，或者噘噘嘴、做一些鬼脸，呼吸不均匀，胳膊腿动一动，有时哼哼有点声音，这属于正常现象。家长不要认为他睡得不踏实，实际上孩子浅睡状态就是这样的，所以家长不必去护理，去过度关照他，不要去管他，反而有好处。

总的小孩睡眠情况是这样：生下来一天总的睡眠时间是18～20小时，1～3个月是15个小时，6个月的孩子大概是14小时，到1岁就是13小时，2岁12小时，3岁11小时，4岁以后大概10小时一天。有44%的孩子，2个月晚上能睡五六个小时，到6个月的时候，大多数的孩子都能睡长觉，睡6个小时左右。白天可以睡两三个小觉。平常小的孩子白天1岁以内可能睡两三次，两三岁中午睡一个午觉就可以了。

* 3个月至3岁睡眠进入固定模式

孩子3个月之后，睡眠的时间会渐渐固定，并进入白天睡眠时间短、晚上睡觉时间长的模式，3个月前所出现的日夜颠倒现象也会慢慢改善，4个月以上的孩子70%晚上可以连续睡5～6个小时，到了1岁便已经可以进步到晚上连续睡10～12个小时。就如同每个大人的睡眠质量及习惯不一样，孩子在出生之后也有属于他独特的睡眠模式，不必为了比较而对于自己孩子的睡眠质量感到气馁，少或多1～2个小时都还可以算在正常的范围之内。孩子在夜晚中短暂醒来是正常的现象。当父母发现如呼吸困难、经常难以入睡、时常显露睡眠不足、不寻常的惊醒、对睡觉有恐惧，影响到孩子行为（专注力、暴躁），则应请教医师，找出是否有其他尚未被发现的因素。

找出孩子睡眠不好的原因

孩子的睡眠时间无法固定，或是有持续日夜颠倒的现象，多少与外在因素有关系，爸妈们应试着发现问题做改善，并对孩子进行睡眠的训练，可提高孩子的睡眠质量。外在的因素包括：

❶ 有的小儿白天睡觉很好，可是一到了夜晚就开始哭闹不休。若

是这样，可让孩子白天少睡一些，让他玩得疲劳，晚上睡眠自然好一些了。可将睡觉的时间进行一下调整，比如早上7点起床，上午带他出去玩玩，中午11点钟吃午饭，然后睡觉，保证午睡时间，上午孩子玩累了，自然中午就睡得好。下午睡醒觉之后，可再带孩子出去玩，晚上睡觉时间在9～10小时即可。

❷ 要仔细分析睡眠不安的原因。注意一下室内温度是否过高，家长最常见的问题其实是让孩子在睡觉时穿得太多，使得孩子睡觉时因为感到闷热不舒服而醒来，穿着轻松舒适的服装睡觉，对孩子的睡眠质量来说是较好的。如果摸一下孩子的小脚发凉，则是保暖不好，可加盖棉被。大、小便使尿布湿了，孩子不舒服也睡不踏实，应及时更换尿布。很多妈妈看到孩子晚上哭醒会以为孩子饿了，然后就给孩子喂奶，其实这是一个很不好的习惯，这样做反而会造成孩子有晚上睡醒了要吃奶的习惯。太干燥，有鼻屎也会影响孩子睡眠。

❸ 生病影响睡眠。

◎ 缺微量元素。血钙降低引起大脑及植物性神经兴奋性增高导致孩子晚上睡不安稳，需要补充钙和维生素D。如果缺钙，孩子的囟门就闭合得不好；如果缺锌，一般嘴角都会溃烂。患了佝偻病，夜间就会啼哭。治疗方法是补充维生素D制剂并及时添加辅助食物和多晒太阳等。

◎ 肠道痉挛病。由于腹部大量积气，排不出气，引起腹痛。此病常于夜间发作，婴儿下肢蜷曲剧烈啼哭。治疗方法是发作时让婴儿俯卧，腹部垫个枕头。为了减少肠内积气，喂奶后要把婴儿竖着抱起，轻拍背部让他打打嗝。

◎ 蛲虫症。蛲虫在夜间常常爬到肛门周围产卵，孩子因肛门刺痒而哭闹。如果患了蛲虫症，要勤洗屁股和涂蛲虫膏，也要勤换裤衩、勤晒被褥等，给孩子穿满裆裤子为佳。

❹ 睡眠前玩得太兴奋。在孩子入睡前0.5～1小时，应让孩子安静下来，睡前不要玩得太兴奋，更不要过分逗弄孩子，免得孩子因过于兴奋、紧张而难以入睡。不看刺激性的电视节目，不讲紧张可怕的故事，也不玩新玩具。要给孩子创造一个良好的睡眠环境。室温适宜、安静，

光线较暗。盖的东西要轻、软、干燥。睡前应先让孩子排尿。

❺ 分离焦虑。这个在孩子9～18个月最严重，除了表现在依恋父母，怕见生人，在陌生环境中自我保护意识强外，就表现在晚上睡眠醒得多，睡得轻，对外界警醒，有时在刚睡着后不久或早晨4～5点快真正醒来之前会翻身坐起来，看不到大人就哭，一般抱起来哄哄拍拍，不到1分钟放到床上能接着睡。但半夜他如果迷糊中哭起来，只能等他自己闹累了自己睡去。妈妈在孩子睡前不要拍时间太长，让孩子自然入睡，不要大人抱着睡着。白天要有一定的时间和孩子亲密玩耍，让他意识到爸爸妈妈很爱他，会给他充足的关爱。和孩子玩捉迷藏，让他意识到即便看不到爸爸妈妈，爸爸妈妈其实也在他周围。经常带孩子到外边看看，不要天天闷在家里，只熟悉家里的环境。

❻ 大人的影响。现在有许多家庭早上由保姆或是爷爷、奶奶带，早上的照顾者为了有多余的精力可以做其他事，大都会让孩子在早上的时间几乎都在睡觉。晚上爸妈带回家后，看到孩子是相当兴奋的，也许会逗逗他或陪他玩一会儿，加上爸妈的睡眠时间比较短、动作也比较多一些，孩子就可能会比较晚睡或睡不好。

适合孩子的睡眠模式

帮助孩子调整至适合他们的睡眠模式，这点很重要。孩子能够好好在白天醒来、夜晚睡觉不能单单靠着生物本能，家长所布置的睡眠环境及所采取的行动都是影响着孩子能不能睡好的关键。在孩子3～4个月大时就应准备开始建立一套好的睡眠模式，否则等到孩子1岁之后会走路了，再次要求孩子要自己睡或是乖乖躺着就会变得不太容易了，这段时间会变成父母和孩子的拉锯战，必须等到3岁能沟通之后才能慢慢改善。因此家长可尽量把握孩子的黄金训练期，使父母及孩子都拥有良好的睡眠质量。

想要让孩子可以整晚在自己床上好眠的父母，训练孩子入睡中有一个重点，即不要让孩子在床以外的地方睡着，因为孩子夜晚总会醒来，若孩子醒来的时候发现环境已经与他入睡的环境不同，不安全感渐渐让孩子变得焦虑，夜半里的哭泣即无法避免。让孩子自己在床上睡着的好处是让他们学习自己入睡，趁孩子有睡意但还未睡着时就将他放在床上，不要让孩子在怀中睡着，虽然半夜仍会醒来，但孩子会渐渐学习用自己的方法让自己入眠。

建立良好的入睡仪式

一个好的入睡仪式必须是静态的、可以让孩子安心的。让孩子知道准备要睡觉了，恒常的规律性会让孩子感到安心放松。每个人的入睡仪式独一无二，依个性、习惯而不同，仪式内容可以是洗澡、按摩、换睡衣、讲故事、抱抱、玩（静态）、唱歌、听音乐、谈心（不管听不听得懂），确定能帮助孩子安静下来，无论从哪里开始都要在房间里结束。整个仪式的程序不要超过45分钟，且孩子放到床上时要醒着，以训练孩子自己入睡的能力。

建立睡眠仪式时应尽量让照顾者的步调一致并确实与孩子互动。孩子是很聪明的，当他们发现不同的人可以得到自己比较喜欢的结果时，便会主动向他喜欢的方式去做，这样可能让睡眠仪式的时间越拖越长甚至失败。若照顾者的步调无法一致，那么至少要坚持自己所用的方法，不随意对孩子的哭闹及要求投降。

如果让孩子单独一个房间，一开始照顾者先坐在孩子床边，这样很容易就可以安抚孩子，让他放心。每3天就往房门离远一点，最后退至房门外，但还是要能安抚他。若父母不放心，可用床垫在孩子房睡个几晚，当作让孩子放心的前奏曲，如果孩子对种种改变反应很快，父母就得加速完成程序。

当父母给孩子的安抚越来越少时，孩子给自己的安抚就会越来越多——吸吮手指头、捻弄头发、偎着被子，或是挨近熊宝宝。在就寝时间或夜间，父母都用温柔的方式慢慢地离开，让他建立信心，认定爸妈就在附近，随时都可以响应需求，于是就能学到："虽然我没看到他们，但我知道妈妈就在身边。"

小儿睡眠障碍问题

* 入睡困难

几乎是新手父母都会遇到的问题，当遇上较没有安全感的孩子时，要将孩子放置床上让他自己睡简直是难上加难。有些家长为了避免让孩子整晚哭泣睡得不好，甚至会抱着孩子让他在怀中睡整夜，造成手部酸痛或是受伤。

* 夜半醒来动作或哭泣

孩子在夜里醒来的比例依照年龄有所不同，3个月约70%，6个月85%，6个月到1岁睡眠状况有时会稍微退步，但只有20%～25%的宝宝会在夜间醒来；1～2岁约有20%会夜间醒来，4岁以后10%～15%。孩子在夜间醒来除了肚子饿或是尿布湿等生理需求外，疾病（感冒、中耳炎……）及长牙等也可能会引起孩子的不舒服而起来，心理因素包括环境改变、家人不在身边等情况则也可能是夜间醒来的原因之一。

* 噩梦

孩子在半夜起身分作两种情况，一种是无意识地夜间惊醒，另一种是有意识地被吓醒。夜间惊醒从2～4岁才会开始，发生在睡眠中的非快速动眼期（通常在整晚睡眠中前1/3的时间），与孩子的疾病或是情绪有关，有时伴有梦游或尖叫的现象，但与做梦并不相同，若发现孩子正在起身或梦游但是眼睛没有睁开、轻声叫他也没有反应时，建议静静地在一旁观察其安全即可，若强制安抚则会越来越糟糕。

噩梦与夜间惊醒完全不同，属于有意识的脑中活动，大多发生在睡眠后1/3的快速动眼期，把日间的经验带到梦当中，惊叫或哭一下也属正常。孩子在噩梦之后通常会完全醒来，此时家长应给予安慰及拥抱，先抚平孩子的情绪；2岁以上的孩子已经可以沟通，家长可在安抚的同时解释噩梦的不真实处。在与孩子解释的过程中可以了解孩子所害怕的东西是什么，应依据孩子的反应改变白天可能引起噩梦的环境及原因，若孩子因严重噩梦而无法入睡时，爸妈就应考虑带孩子看医生了。

* 日夜颠倒

日夜颠倒几乎是每个新生儿都有的问题，2个月以前的婴幼儿睡眠时间长，因为在妈妈肚子里时无法分白天或是晚上，出生后会日夜颠倒，妈妈想睡时宝宝又不想睡，对于也需要补充体力的爸妈来说是很累人的一件事。日夜颠倒的情况不会自然消失，仍必须靠睡眠模式的训练才能让孩子在应该睡觉的时候睡着。家中有3个月以下的孩子，家长必须有点耐心，因为睡眠的模式虽然可以训练，但不是每一次努力都可以达到。建议白天时应多陪伴孩子玩、抱抱孩子，且睡眠不应超过3小时，超过时轻轻摇醒孩子陪他玩一下，每一次睡眠循序渐进提早15分钟叫醒孩子，晚上6点之后至睡觉时间之前，也应尽量不要再让孩子去睡。

孩子好动还是过动

好动还是过动

孩子“好动”与“过动”的差别到底在哪里呢？首先，我们要先知道正常发展的过程中，2岁以下的孩子到底会有哪些表现，才能从中分辨孩子到底是“好动”，还是已经到了需要治疗的“过动”程度。

天生活动量稍高的孩子，让父母疲于应付他的惊人体力，这种孩子给人的印象，通常都是相当活泼、充满精力，但也常常让大人觉得他们不受控制，甚至比其他孩子更容易出现一些不合时宜的行为。该如何判断这种孩子的活动量是不是过高了呢？

注意力缺陷多动障碍（ADHD）的患者一般俗称“过动儿”，包括注意力不足、过动及冲动两种症状。注意力不足的孩子很容易分心，较难维持注意力，组织能力也较弱，往往无法完成大人交代的事，而且常会忘东忘西，一下忘记带文具，一下又忘了交作业。

过动及冲动的孩子运动量往往过高，身体老是扭来扭去无法静下来，而且常会制造噪声，精力特别旺盛，个性则容易冲动，上课时喜欢抢答，做事也比较欠缺耐心。

小贴士

婴儿期爱哭闹，长大过动概率高

英国华威大学、瑞士巴塞尔大学与德国波鸿大学的研究团队研究结果发现，每5名婴儿中就有一名会哭闹不止、不爱吃奶与睡不好，而这些宝宝长大后，出现“注意力缺陷多动障碍”（ADHD）、焦虑、抑郁，以及攻击行为问题的概率，比一般正常的宝宝增加了40%。

虽然这项研究显示，婴儿期的危险因子愈多，愈有可能成为问题儿童，但儿童健康专家也提醒家长，不要因此而过度恐慌。

透过评量和测试做确诊

至于要确认孩子是否有注意力缺陷多动障碍，不能单凭一两项症状就判定，有可能单纯是孩子先天的气质。最好的方式是透过SNAP第四版评量表进行评估，再由医生协助，透过计算机测验，做进一步确认，例如计算机发出指令让孩子作答，看孩子的错误率为多少，并了解他的反应能力以及作答的时间长短。

ADHD的成因相当复杂，因此ADHD孩子需要生物、基因、心理、社会、文化、医学和教育等多元鉴定与诊断。美国精神科的临床诊断标准如下：

＊过动儿的诊断标准

A.

符合❶ 或❷

❶

持续6个月（或更长的时间）有下列6项（以上）注意力不足的症状，已达适应不良与其发展水准不符的程度。

◎注意力不足

a.常忽略细节，或在学校功课、工作或其他活动中经常粗心犯错。

b.常在做作业或游戏时，时常不能保持注意力。

c.常常看来不专心听别人正在跟他说的话。

d.常常不能遵从指示把事情做完，且无法完成学校功课、家事或工作场所的职务。

e.规划工作或活动上经常有困难。

f.常常逃避、不喜欢，或排斥需要持续专心的任务。（例如，学校作业、家事等）

g.时常把工作或活动所需的物品弄丢。（例如，玩具、学校作业、铅笔、课本、文具等）

h.时常被外界刺激吸引而分心。

i.对日常活动常常健忘。

❷

持续6个月或更长的时间，有下列6项（以上）过动/冲动的症状，已达适应不良并与其发展水准不符的程度：

◎过动

a.在座位上常手脚动来动去、身体扭动不安。

b.在课堂上或其他需坐在座位上的场合中时常离开座位。

c.常常在不该攀爬跑跳的场合中不断地跑来跑去或爬上爬下。（对青少年或成人而言，可能只是主观上感觉坐不住）

d.时常无法安静地玩或从事休闲活动。

e.经常处于活跃状态，或常像“装了马达似的”四处活动。

f.时常多话。

◎冲动

g.常常在问题尚未讲完之前就抢着说答案。

h.在需轮流的团体活动或游戏中不能等待。

i.常常打岔或侵扰别人（例如，贸然闯入他人的谈话或游戏中）。

B.

足以造成损害的一些过动：冲动或注意力不足症状，在7岁以前已出现。

C.

在两种以上的场合出现因症状而造成损害（例如，在学校或工作场合及在家里）。

D.

必须有明确证据显示在社会、学业或职业功能上出现临床重大损害。

E.

这些症状非仅发生在一种广泛性发展障碍、精神分裂症或其他精神病的病程中，同时也不符合其他精神病之诊断（例如，情感性疾患、焦虑性疾患或人格违常）。

依据各类型记码：

314.01

注意力缺陷 / 过动疾患，复合型：若在过去6个月符合A❶ 及A❷ 的准则。

314.00

注意力缺陷 / 过动疾患，主要为注意不足型：若在过去6个月符合A❶ 但不符合A❷ 的准则。

314.01

注意力缺陷 / 过动疾患，主要为过动冲动型：若在过去6个月符合A❷ 但不符合A❶ 的准则。

这些症状通常开始出现在童年早期，半数以上会持续到成年以后。患有ADHD的孩子，难以诊断的最大原因在于症状相当难判别，对许多父母而言，上述症状或许家中孩子都有，但要判断是否为ADHD还须合并以下几个重要特点：

＊特点1：症状多

当以上症状出现12种或12种以上注意力不足或过动、冲动的症状，7岁前便开始，且合并有学业、人际、情绪和行为等功能受到影响时。

＊特点2：跨场合

出现的场合需2种场域以上，包括发生在家中症状，也同时发生在学校，不分户外或户内等。也就是说，ADHD的孩子不分场合都会有以上症状，而非在特定的领域才会出现特定的症状。

＊特点3：时间长

持续6个月以上，以上症状需为持续性，非昙花一现的。当经常发生在孩子身上，而非偶发性的，即有患ADHD的可能性。

请家长细心观察家中的孩子，以上症状若都符合，相当建议寻求专业儿童青少年精神科医师诊断。

一旦确诊，家长要注意几个事项：

❶ 避免慌张，自己一慌乱，孩子将更难受控制。

❷ 学习分辨什么是无法控制，以及哪些情形是孩子故意的，哪些是无法做到的，不可一味只是给予处罚。

❸ 彻底认识注意力缺陷多动障碍。

治疗

一旦确定是注意力缺陷多动障碍，必须积极接受治疗，过动症对孩子的影响并非只是容易分心或冲动，还会有适应不良、个性上容易反抗，以及无法与同学有好的互动等问题，而且往往因此而受挫感加重，进而与学校脱离，未接受治疗的孩子，预后会比接受治疗者差很多。

最好的观察时机包括入学一段时间（大约已经读大班），以及小学一二年级，这时候已经上学很长一段时间，较能分辨许多行为是否与过动症有关。而最佳治疗年纪在6～9岁阶段，如果拖到中学才要采取行为治疗，这么大的孩子已经很难好好配合。

治疗包括药物和行为治疗。只要症状影响下列5个发展范围，就必须积极接受药物和行为治疗：

❶ 同学关系很差。

❷ 学业表现差，并非一定要100分，而是因过动症影响学业表现。

❸ 师生关系不佳。

❹ 亲子关系比较有问题，容易有对立、反抗的情形。

❺ 情绪发展有阻碍，口语表达不好，容易摔东西或打人。

行为治疗主要在协助孩子改掉不适当行为，必须由父母、老师和医疗所形成“铁三角”一起帮助孩子，尤其家长和老师是最好的执行者，医师则扮演指导的角色，告诉家长要做什么，提供重要卫教及执行技巧，老师也应该多注意、关心孩子的行为表现。

治疗过程中，家长的耐心是非常重要的，有些家长等不及，实施1～2天就想看到成果，或一次就想把孩子的几个行为修正过来，这是不可能的。一个行为的修正可能要1～2个月，且每次只能针对1～3种行为做导正。

2岁前难以诊断过动儿

要诊断2岁之前的过动儿是非常困难的，因为2岁以下婴幼儿的发展尚未完全，且活动是主要的发展任务，有许多准则对他们这个年龄并不适用，这也是临床上专业人员进行判断时最困难之处。

对于好动的孩子要给以足够的活动与发泄。平心而论，现在的社会环境，对于儿童发展所需的活动空间提供得太少，儿童常常总是处在被限制的状况下，难以利用他们刚刚学会的运动技能，所以也常让父母感到困扰。

而身为父母，想要与孩子一起度过成长的挑战，又能同时拥有良好的亲子关系，其实有一些方法：

❶ 给孩子足够的户外活动时间：每天至少有1个小时让他在开放的空间中游玩、喊叫，才不会把过多的精力留在家里跟父母搏斗。

❷ 培养孩子规律的生活作息：孩子需要有适宜的环境提醒他适当的活动时间与内容，孩子才能清楚了解大人对他有什么期待，大人也可以借此机会具体地向孩子说明什么才是这个情境的合宜行为。而父母事先协调出一致的管教态度，对这个部分也是相当重要的。

❸ 给孩子鼓励与赞美，而非限制与禁止：当孩子表现出好的行为时，务必立即给予鼓励与赞美，让孩子多注意受欢迎的行为而且愿意表现出来，而非总是用限制或反对的态度去处理彼此之间分歧的意见；让亲子互动的品质维持在正向的感受中，而不是在每天的互动中累积愤怒与不满。

自闭症

病因

自闭症是脑部功能异常而引起的一种发展障碍，约每1万幼儿中就会有5～10名幼儿出现自闭症症状，症状通常在幼儿3岁前就会出现。多年来对自闭症成因已有不同研究与推测，目前仍无确定成因。目前可公认的是，自闭症的产生与家庭背景和父母的教养态度无关，也非后天因素造成，而由神经机能发展、生化机能发展、遗传因素或脑部受损等生理因素所致。妇女怀孕期间也可能因感染德国麻疹或风疹，使胎儿脑部发育受损而导致自闭症。此外，新陈代谢疾病也可能造成脑细胞功能失调，影响大脑的神经传导功能，因而造成自闭症。还有，早产、难产等造成的新生儿脑部受伤，或是在婴儿时期罹患脑炎、脑膜炎等疾病造成脑部伤害，都可能增加罹患自闭症的机会。

每个自闭症患者的症状皆有不同组合，有的人可能表现在固执行为及口语表达上，有的人则表现于社交互动与固执行为上。每种症状又会依不同程度而有轻度到重度的差别，这些因素也就说明为何每个自闭症患者之间也有差异性。

常见特征

许多人对自闭症3个字始终一知半解，一般对自闭症的印象通常是沉默寡言、孤僻，但却不了解背后原因。根据国际疾病与相关健康问题统计分类第十版，自闭症的诊断须符合以下标准：

A.3岁前出现功能之发展异常或障碍。

B.交互社会互动方面的障碍。

C.沟通方面的障碍。

D.狭窄、反复、固定僵化行为、兴趣和活动等。

换句话说，自闭症有以下五个特征。

❶ 专注力不足及过动：自闭症儿童也常有活动量太高、活动量太低、注意力不集中，缺少主动，对某些事物特别的恐惧或特别喜爱，乱发脾气，甚至他所要求的没有达成时，有攻击或者是伤害自己的行为，这些都不是自闭症所特有的，在其他情绪和行为问题的儿童甚至正常儿童都可能出现。

❷ 过分执着于细枝末节：自闭症孩子往往过分执着于事物里无关紧要的细节，而忽略了其中被他人视为“重要”的部分。有些自闭症孩子的视觉辨别能力较强，所以会将视线注意力放在不重要的细节，而忽略了课堂的其他学习，例如他们只会注意到墙上有一只小蜘蛛在爬，却忽略老师正在讲的事情。此外，大部分自闭症孩子的听觉也较敏锐，很可能会注意到环境里微弱的声响或噪声，因而忽略别人在说的话。

❸ 较难掌握抽象概念：自闭症孩子在处理语言符号及意思的统合上可能出现困难。通常他们能够明白具体概念，对抽象概念则较难理解。同时，因为他们比较会留意影像而忽略语言，所以处理信息时通常会着眼于片面所得数据，而未能了解事件的全貌。

❹ 无法理解事物的关联性：自闭症孩子不太能将生活经验做有系统的串联。由于他们的世界是由许多独立的小节组成，以至于不太能将小节串联而形成有意义的网络，所以对其背后的意义及相互关系都不太能搞懂。经过适当训练后，有些人便能依序处理信息，但太过复杂的关系对他们的认知上还是有一定难度。

❺ 较难在同一时间处理多个信息：由于是直线式思考，自闭症孩子不能在同一时间里去分析多项数据，也比较没办法很有次序地完成工作。通常只能在特定的情况下做出某种反应，较难灵活运用已知概念于不同状况。加上很多时候未能及时将短暂记忆转为长期记忆，以致很快忘记父母的指令。

在人际上的反应

自闭症的孩子较易有以下的行为：

❶ 初诊时父母主诉孩子“不理人”“不看人”“叫他没反应”“我

行我素”“不合群”“自己玩自己的”等行为是自闭症儿童的主要行为特征。

❷ 正常儿童自5～6个月起，逐渐出现认生怕陌生人的行为，而绝大部分自闭症儿童不会认生，甚至到成年都不曾有怕生的经验。

❸ 正常儿童会认人之后，若与照顾者分开时，会有哭闹、依依不舍的分离焦虑行为，但自闭症儿童很少在两岁之前出现分离焦虑，约2%自闭症儿童无法和母亲分开，觉得母亲是自己的一部分，就像手上随时拿着的纸片、玩具、绳子或枕头一样。

因为以上几个特征，转变到人际关系上也就容易出现以下的各项问题：

＊视线接触不佳

◎回避和人的视线接触是自闭症儿童的另一特征，主要是不会用视线和姿势动作来沟通。

◎当他们在用眼神表达人际沟通时，就很可能出现不适当的眼神。

＊奇特的游戏方式

◎游戏是儿童成长过程中不可少的活动，儿童借着单独玩以及和别人一同游戏来了解及学习事物及人际关系。自闭症儿童使用玩具时，常出现不恰当的使用方法，譬如许多自闭症儿童喜欢把车子倒过来，玩它的轮子，或者把车子放在地上推，只注意车轮的转动。

◎综合而言，自闭症儿童在使用玩具方面，比正常儿童有明显的迟缓，及特殊怪异的现象。在装扮的游戏方面，譬如“过家家”等游戏，自闭症儿童很少能像一般儿童这样玩的，即使偶尔出现一些像玩家具的游戏时，他们也只表现出固定的、反复性的玩法，而缺少一般儿童想象的玩法。

＊社交能力障碍

◎和其他儿童交往时，缺少回报式的社交反应，譬如别人帮助他，他不会用适当的方式表达谢意。

◎缺乏参与合作性团体游戏的能力。

◎有很多时间既没有和别人玩也没有做事情，像在沉思又像在发呆，会让别人觉得他在做白日梦，无法亲近。

◎缺乏同情心或不知如何表达同情心，无法体会别人的感受和情绪反应，无法适当地表达自己对别人情绪的了解和反应。由于上述明显的障碍，使得他们容易在社交场合做出不恰当或怪异的行为。

＊语言发展迟缓及沟通障碍

在语言沟通方面，以语言发展迟滞、语法奇特及语用障碍最常见。自闭症儿童语言表达的发展过程如下：

◎先有简单的仿说：听电视广告词、歌或别人讲话，在听到当时，或听到隔了一段时间之后，尤其当他们愉快、自得其乐或有需要的时候，会将这些广告词、歌、话，复诵出来。在仿说初期并不知道所说的意思，等仿说次数多了，才能将所说的话和实际情形配合起来，了解意思。逐渐地仿说字、仿说词，进步到可以主动地说简单的字和词，甚至句子。

◎到了能自动说话时，他们的语言呈现很明显的代名词反转现象，即“你”“我”代名词说反了，“你的”说成“我的”，“我要”说成“你要”，这种现象可以持续达数年之久。

＊易对事物产生恐惧

有部分自闭症的孩子会对某些普通的事物产生恐惧，例如听到某些声音便会大叫或看到某种东西会觉得害怕，但他们常对真正危险的事物不具警觉性，比如滚烫的热水。

＊专注、反复同一行为

◎自闭症儿童除了在玩玩具时不按玩具的正常功能玩之外，对玩具的种类也有其偏好，年幼的儿童较喜欢玩会动的、会出声的、会发亮的东西。

◎年纪较长的儿童，这些行为大都逐渐消失，可是通常会发展出对某些机器或特殊工具的喜爱，譬如喜欢拆组机器、喜欢照相等。

＊固定的仪式行为

◎有人对饮食的内容十分挑剔，只吃固定的食物；有人是对食物的烹调方法、口味、质料固定。

◎有些人则对日常生活的某些细节要求以固定的方式进行，例如，睡固定的地方，盖固定的被子，用固定的奶嘴，坐固定的地方吃，用固定的碗筷，到某个时间看固定的电视节目，坐车坐固定的位置，出门走一定的路线等。

◎在语言、思考沟通方面也有固定现象，譬如有的儿童有重复的、固定的问题，而且要父母用固定的方式回答。部分年长的自闭症患者因为这种固定的行为和思考方式引起困扰。

* 对外界反应异常

自闭症孩童对外界的反应异常。他们可能对声音、光线和触觉反应过分冷淡或者过分敏感，而这些行为会妨碍他们留意周围的事物，包括群体正在进行的活动。

* 自我伤害或破坏外物

通常自闭症的孩子并不会主动伤害或破坏事物。但由于他们常出现沟通和人际关系上的障碍，再加上一些固执的行为，所以当他们坚持要做某些事情而遭受阻止，或被要求做一些他们不能处理的事情时，他们便可能做出一些破坏或自我伤害的行为。

如何对待自闭症的孩子

了解自闭症的原因与特征后，若家中有自闭症的孩子，生活中遇到的问题应该如何处理？或者，当孩子班上有自闭孩童时，该如何帮助孩子去了解他们，进而学习相处呢？

Q：对语词反应好像有时很灵敏，有时又搞不清楚？

A：除了喜欢的词汇或能引起特定反应的词语外，他们对掌握同义词，或是同个词汇在不同情境下的不同意义容易产生困惑；对幽默或讽刺的话语也不太能掌握。加上大部分自闭症孩子的听觉较敏感，他们可能会受微弱的声音影响分心，因而忽略了他人说话的内容。由于语言符号的掌握能力不好，故可尽量将问题改成有提示的句子，以增加自闭症儿的语言表达力；例如用“这个苹果是红色的”来代替“这个苹果是什么颜色？”

平常可以用实例协助解释词汇，同时重复一些重要的词汇。要注意的是，有时即使自闭症孩子说出某些字词，未必等于他明白这些用字，可时常去检视孩子用字的正确性（理解层次）。当孩子鹦鹉学舌时，就表示可能不明白对话的内容，或情绪有些紧张，建议家长可尝试简化对话的结构与内容。若孩子没有接收家长指令时，爸爸妈妈则需要完整地重复说话，不要改变任何用字，否则孩子可能误以为是新指令。

Q：活在自己的世界，怎么办?

A：由于自闭症孩子的世界是由许多独立的小章节所组成，他们对大环境的感受可能很迷茫，因此，他们很可能会把自己关在自己的世界，忽视四周的环境。又因容易被一些琐碎的事情分散注意力，故成人给予清楚且直接的先后次序对他们在处理事情时很有帮助。在进行需要专心的活动时，附近摆设不宜复杂；安排多感官的学习活动，可帮助孩子更注意学习的内容。专家也建议，透过孩子感兴趣的活动进行学习，或以此作为奖励，对孩子亦有帮助。另外，也建议家长对自闭孩子的表现能做出立即的回馈及解释。

Q：如何帮助自闭儿处理不安情绪?

A：告诉孩子“冷静点”“慢慢来，深呼吸”。避免追问为什么感到不安，因为可能连他们自己也不知道原因。避免重复地要求他们停止因不安做出的行为，如“不可以打人”或“不可以大叫”。尝试教导孩子做出一些较正面的行为，如“请坐下”和“请把手放在桌上”等。在公共场合时，让他们先观察其他人所进行的活动，并从旁加以描述和解释。预先向孩子说明将会出现的改变，如有需要，每隔数分钟，重复这项预告数次。透过角色扮演，与孩子预先练习面对改变后的情况。在他们极度不安时，可先带离现场。尝试让他们回答一些简短的问题，以及给予他们一些个人空间，以舒缓他们不安的情绪。

Q：如何与自闭儿共读绘本?

A：由于他们会将专注力放在一些特别感兴趣的部分，而忽略了事件的主题。所以在看故事书时，孩子可能只留意书里的某几张图，这时，可就孩子有兴趣的图加以解释，同时引导孩子掌握故事的因果关系。常用在一般孩子的问题式、引导式阅读法并不适合自闭症的孩子，因为他们不能准确解释事件为何会发生，也无法有效预测什么结果或情节将会出现，所以，家长需要常常指导孩子如何分析事件背后的原因及动机。

此外，因为自闭症孩子比较容易明白具体概念，对抽象概念较难掌握，且对刚听到的内容易转为表面印象式的思考，所以当故事中出现小熊哭泣的脸时，他们可能只意识到小熊在哭，对其背后代表的可能意义如难过伤心等，需要再向他们提示。又因为对真实及假设的故事会产生混淆，讲述故事时也要留意主角和背景的相衬性，慢慢引导孩子去理解何为真实、何为假设。

及早发现，及早治疗

一位家有自闭儿的妈妈曾经说：“儿子从小就不爱黏人，每次睡醒时也不吵闹，都自己一个人安静地玩耍，我一直认为儿子只是生性乖巧、安静，又是家中独生子的关系。直到他3岁上幼儿园时，老师告知我的孩子不会主动和其他小朋友互动，才惊觉我所认为的安静、乖巧其实是发展迟缓的征兆。”除了家长平日细心地呵护及观察外，专业的预防保健服务更是孩子健康发展的一大助力，唯有及早发现问题，才能及早让孩子健康成长。

小儿口吃

大约90%患口吃的人是从2岁开始的。2岁时宝宝急于讲话，一时张口结舌，使要讲的话重复几次。如果情绪紧张，这种情况不断重演容易形成口吃。有些宝宝本来讲话很好，但看到口吃便模仿，由于模仿重复发音，因此也会变成口吃。父母发现这种情况不必过于着急，暂时不急着让宝宝学说话，用几天到一周的时间把重点放在搭积木、拼图、穿珠等动手操作的项目上。宝宝在心平气和时，不知不觉地一面动手一面就会说出正常顺利的句子来。

不要勉强宝宝在生人面前说话，因为紧张时容易出现口吃，以后说话就会讲得不顺利。父母有急事让宝宝帮忙时，也切忌讲话太快、太突然，要平心静气地慢慢讲，不让宝宝心情紧张，以免再度引起口吃。过了2岁，说话顺利之后就不容易发生口吃，但是如果不能及时纠正，就会成为习惯而使口吃长久保持，这时就要找专业医生帮忙矫正了。

纠正孩子吮指

吮指是婴幼儿常见的行为，是发展过程中出现的。大约有一半的婴幼儿有过吮指行为，其高峰在18～21个月。有80%的儿童在入睡时还要吮一吮。

❶ 吮指的方式各不相同：有的孩子只是把手指(多数是大拇指)塞在嘴里“咂”；有的是抱着毛绒的玩具就要吃指；还有的是吮食指、中指，甚至拳头。

❷ 吮指的时间各不相同：有的孩子只要是醒着没人陪伴就吮，有的是在入睡前才吮。在入睡前吮指的，更难纠正。

❸ 对吮指的看法各不相同：在我国，家长对吮指很紧张，千方百计地要纠正；但欧美国家的家长并不是这样看。他们认为这并不是什么不良行为，孩子到了5岁左右会自动放弃的，专家也认为，如果孩子快出恒牙了还在吮指，才会对牙列的整齐与否有影响，否则就没有什么害处，不必过分担心。

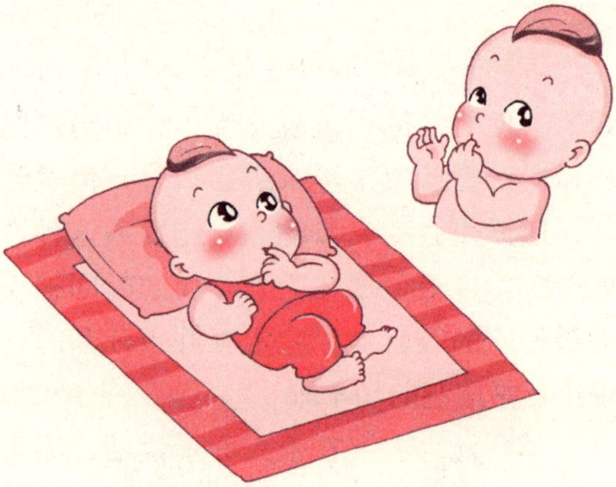

总之，对吮指的看法各式各样，是否急于纠正，认识也不尽相同。从心理发育看这是一种在儿童发展过程中常见的行为，在1岁以内不必过分紧张，1岁以后应该注意纠正。两岁左右开始纠正，可以利用语言讲道理，效果更好。4岁后再开始纠正，由于习惯太牢固，纠正起来困难很大。

＊ 纠正吮指好方法

◎在婴儿醒着的时候，总让他的手指有事做，摇小拨浪鼓、小摇铃，抚触按摩，抱他起来走动。在他刚要把手伸到嘴里时，把他的手指拿出来，逗引他看垂挂的玩具、听你唱唱歌，转移他的注意力。

◎孩子大一点了，可以带他看牙医，让牙科医生对他说不能吮指的话，这会很有用。

◎不要批评，这样做会使他更加喜欢吮指，寻找安全感。

◎可以带孩子到姥姥、奶奶家住几天或者外出旅游几天，环境彻底改变，有时会连行为也改变了。

◎对在睡前要吮指的孩子，可以在睡前对他讲讲故事，他困了，不吮指也可以睡着了。

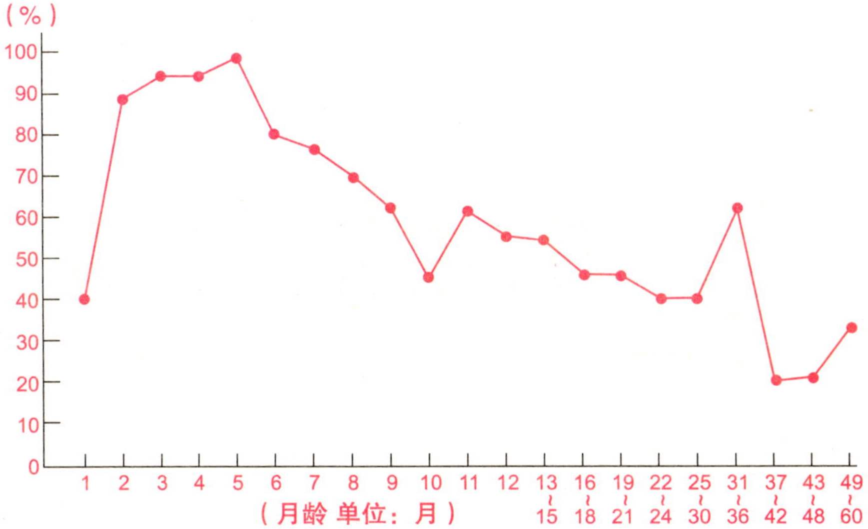

吸吮手指出现率变化图

Part 5

小儿外科常见疾病

小儿斜颈

小儿斜颈学名先天性肌性斜颈，与胎位不正、产伤出血以及先天遗传等因素有关。部分由分娩时胎儿受强烈牵引导致胸锁乳突肌发生血肿、纤维化而引起。部分是因颈椎异常而引起。另外，还有一部分患者被认为是与静脉梗阻有关的原因不明斜颈。

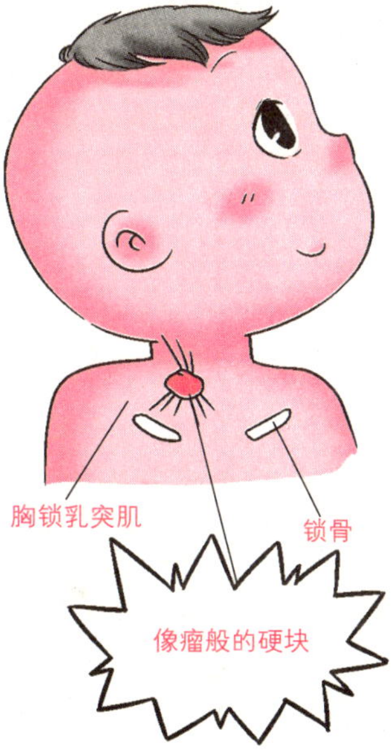

很多患儿有难产或胎位不正史。由于胎位不正、产伤导致胸锁乳突肌缺血、撕裂、出血、肌组织纤维化、挛缩所致，临床上有30%～40%的病例为臀位产。但是近年有人认为在宫内胎儿头颈位置过度侧屈，使同侧胸锁乳突肌的静脉受压，肌纤维水肿，变性挛缩。此外，有人还认为本病可能与遗传因素有关。

词汇解读

“胸锁乳突肌”是颈部众多肌肉中最大、最粗的一条肌肉，负责颈部的运动。此肌肉左右各一条，从耳朵后面凸凸的骨头(称为乳突)开始终止于脖子下面的胸骨及锁骨处，所以称为胸锁乳突肌。如果我们用力把头转到一侧，就可以在脖子的两侧看到或摸到那块肌肉。

临床表现

婴儿出生时并无异常，10天到1月后出现颈部歪斜，头偏向患侧，同时下颏转向健侧，形成特殊的姿势畸形，一侧胸锁乳突肌中下1/3处有肿块隆起，质地坚硬，呈梭形或椭圆形，无压痛感。肿块于生后2～3个月开始逐渐缩小，6个月后全部消失。颈部向健侧旋转活动时稍受限制，而向患侧转动受限。随着年龄增长，挛缩的肌肉日趋严重，畸形更加明显。患儿3～4个月后可出现患侧面部肌肉轻度萎缩，眼睛变小，头部倾斜度渐渐增大，较大些的儿童患侧耳朵可接近肩部，脸部明显不对称。患侧脸轮廓椭圆、短而扁，健侧较直、长而瘦，随着儿童的成长，畸形加重，甚至出现颈椎侧弯以及斜视等表现。

根据以上所述以及X线拍片：颈椎未见骨骼改变。做出本病诊断不难。

鉴别诊断

对先天性肌性斜颈的鉴别十分重要，尤其是患儿就诊时肿物已经消失者，就显得更为重要。

❶ 锁骨产伤骨折：新生儿产伤引起的锁骨骨折后7～10天出现骨痂，呈球形，在锁骨上比较固定，压痛阳性，颈部斜向患侧，X线片可见锁骨骨折线或球形隆起骨痂，即可确诊。

❷ 先天性颈椎畸形：包括颈椎半椎体、颈椎间融合、脊椎间融合、颈椎关节不对称等。该畸形颈部外观短而粗，活动少，但是无包块，颈椎X线可以明确诊断。

❸ 习惯性斜颈：如胸锁乳突肌无挛缩，又无斜视，被动矫正可达中立位，应考虑为习惯性斜颈。

❹ 视力障碍引起非肌性斜颈：如斜视等，当斜视矫正后斜颈自然矫正。

❺ 颈部淋巴腺炎：颈部化脓性淋巴腺炎、扁桃体炎合并淋巴腺炎以及结核性淋巴腺炎都可以引起胸锁乳突肌痉挛或者因疼痛而保持斜颈姿势，此类情况多半在较大儿童中出现，淋巴结肿大，压痛，发热可以鉴别。

多数斜颈的病症是由于颈部肌肉引起，这种肌肉的异常改变，在早期常常可以通过理疗等治疗措施得以治疗。部分病人则必须通过外科手术才能治愈。

髋关节脱位

先天性髋关节脱位臀位产的婴儿发病率比头位产高，剖宫产的发病率比顺产高。特别是剖宫产中体重较重的宝宝。

先天性髋关节脱位是孩子在出生时就有的股骨头从髋臼滑出的疾病。按照脱臼程度的不同，本病可分为：❶完全性脱位；❷半脱位；❸脱位前期，即主要表现为髋臼顶比较倾斜，随时会发生完全脱位或半脱位。先天性髋关节脱位可以双侧同时发生，也可单侧存在。它和外伤等引起的不同，没有疼痛感。而且在孩子未能走路时，又不容易看出异常的表现，因此不易被父母发现。有一个简单的检查方法：宝宝躺着，将他的双髋朝两边展开（膝盖呈直角，大腿与身体垂直）。如果宝宝的双腿硬硬的，不能展开，基本可肯定是此病；如果宝宝两条大腿的条纹不对称、腿有长短，也往往是此病。但由于有些轻度脱位、半脱位的很难靠手法检查确诊，而且宝宝腿上脂肪多、腿的长短也较难明确。因此，6个月以下的婴儿可做超声波检查确诊。

先天性髋关节脱位的早期诊断、早期治疗，非常重要。3～6个月的宝宝诊断明确后，可用专用吊带固定，3个月后95%以上可治愈，这种治疗方法不损伤关节、并发症少。1岁左右开始走路的宝宝，则需要先将脱位的关节整复，然后上3个月的蛙式石膏，再用蛙式支架固定9～12个月，才能恢复正常。2岁以上的孩子则要动手术，再上石膏。4～7岁的孩子必须通过手术才能痊愈。做同样的手术，宝宝年龄越小，效果越好；年龄越大，手术创伤越大且效果越差。

如果髋关节脱位不予治疗，就会导致腿部残疾，走路瘸腿，长大后腿部不能受力，走路时就会感觉酸痛难忍。宝宝长大后，脱位侧的下肢会显得比较短，走起路来，一跛一跛的；就算情况比较轻，脱位不是很严重的话，宝宝的大腿皮肤纹理也会出现不对称的情况，总之是非常影响美观的。除此之外，因为长期受力不正常，宝宝长大以后很可能就没办法像正常人一样的跑、跳了，还会容易有腰酸背痛的情形，而且上述症状会随着年龄的增长逐渐加重。

在家庭中，家长可以根据宝宝的月龄，按照下面小贴士的提示检查一下，如果有1～2项情况发生在宝宝的身上，就要考虑他是不是髋关节脱位了，爸妈千万不要掉以轻心，还是带宝宝到专科医院检查一下好。

小贴士

髋关节脱位家庭自测要点

宝宝的臀纹不对称。

宝宝不太愿意做要把两腿分开才能做的事情。

给宝宝换尿布时，听到关节有响弹声。

到了学步期，宝宝却不太爱走路。

宝宝走路时，老是一只脚叠在另一只脚上。

宝宝走路时，一摇一摆像只小鸭子。

宝宝的两下肢不等长。

桡骨小头半脱位

有时家长给孩子穿衣服，拉了一下孩子的胳膊，他就开始哭闹，胳膊不能动了；有的妈妈陪孩子玩耍时，拉了一下孩子胳膊，他就吵胳膊疼；还有的家长拉着小孩上街，小孩的上肢上举，家长的手突然提拉小孩的手后，小孩出现肘部疼痛，不肯用该手取物和活动肘部，不让人触碰。如果孩子不会说话，家长就会更加不知所措。受伤的孩子到医院接受检查却没有发现任何肿胀、畸形，只是肘关节外侧有明显压痛。

这是由于牵拉导致孩子的肘部关节脱位（医学上称为桡骨小头半脱位）。肘关节的外侧是桡骨小头，桡骨小头周围有韧带包绕（医学上称为环状韧带），小孩的手被牵拉时，桡骨小头从韧带中滑出，并将部分韧带卡压在关节内，引起肘部疼痛和不能活动。由于没有骨折，所以X线片有时并无异常。由于只是韧带卡进关节内，没有骨错位，所以没有明显肿胀和畸形。

为什么成人和较大的孩子从不发生桡骨小头半脱位呢？因为0～5岁的小孩，桡骨小头还没有完全发育成形，包绕它周围的韧带只是一片薄膜，较软又无力，所以桡骨小头很容易从韧带中滑出然后将韧带卡压在关节内。5岁以上的孩子及成人，桡骨小头已经发育成形，而且环状韧带增厚，力量加强，就不再因为牵拉而发生脱位了。

治疗肘部关节脱位不需要麻醉，直接手法复位，复位后也不必固定。但若再次牵拉，会再次复发，若多次复发，韧带会变得更加松弛，从而导致习惯性脱位。所以，家长们切记小孩的胳膊拉不得。

O形腿和X形腿

O形腿俗称罗圈腿，医学上称为膝内翻，外八字腿又称X形腿，医学上称之为膝外翻，是常见的畸形。

造成O形腿和X形腿畸形的主要原因包括钙缺乏和遗传。有少部分是因软骨发育障碍，骨折、外伤、骨瘤等引起的后遗症。小儿患佝偻病时，因钙盐不足，骨骺增生的软骨不能正常地骨化，原有的骨质又出现脱钙和吸收，因而骨质软化，不能耐受重力作用，加之膝关节周围韧带松弛，失去对骨的支持和保护作用，遂发生小腿骨的弯曲变形，造成O形和X形腿。

这种腿部的畸形不仅仅影响体形与健美，对人体健康也有很大影响，人们对其危害往往也认识不足。膝内翻或外翻破坏了膝关节正常力的分布，使关节一侧所受的生物应力增大，对侧相对减少。天长日久，还会引起膝关节行走时疼痛，关节活动也受影响，进而易导致骨性膝关节炎。对这种畸形进行矫正，不仅能增进体形健美，而且还能改善膝关节应力分布不平衡的状态。

除了依靠医师的专业检查之外，要注意观察宝宝的腿形。

外形上的变化：走路姿势很奇怪等。

功能上的表现：宝宝常常跌倒，没走几步路就喊腿酸等。

肠套叠

肠套叠是指一部分肠管及其肠系膜套入邻近肠腔，引起肠梗阻及局部血运障碍。大多见于2岁以下，尤其是3个月到1岁的小儿，男孩略多见。

患儿常以阵发性腹痛(哭闹不安)、频繁呕吐为特点。有时腹痛反复发作较久，患儿可因疲惫而无力再哭闹，面色苍白，精神萎靡，时有呻吟，可误认为并无腹痛。在病程早期无发热，腹部平坦、柔软，可扪及较柔软的腊肠样肿物，多数位于右上或中上腹部。一般在发病8～12小时后，约30%病例可自行排出红色果酱样粪便。如不能及早诊断，经1～2天，全身中毒症状逐渐加重，终因肠管坏死而引起明显腹胀。个别肠套叠可在腹泻过程中发生，使诊断更为困难，易误诊为坏死性肠炎。

腹部B超可早期发现套叠的肠段，对诊断很有帮助。

早期诊断及治疗是处理的关键。绝大多数病儿无须手术治疗。治疗时先采取灌肠方式让肠道畅通，包括钡剂灌肠、食盐水灌肠、气体灌肠3种。经过灌肠治疗后，多能恢复得很好，且不影响肠道功能，不过恢复后，仍有再发的可能，而年纪越大复发机会越小。病程超过2天，或反复肠套叠的病例灌肠疗法不但无效，且有引起穿孔危险，应视为禁忌，必须手术治疗，将坏死部分切除。

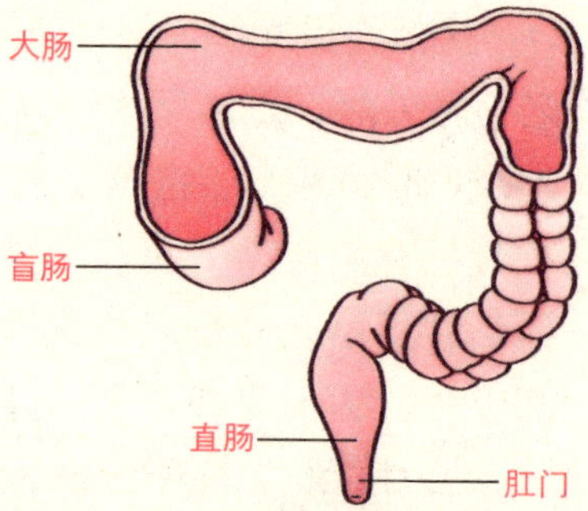

正常的肠

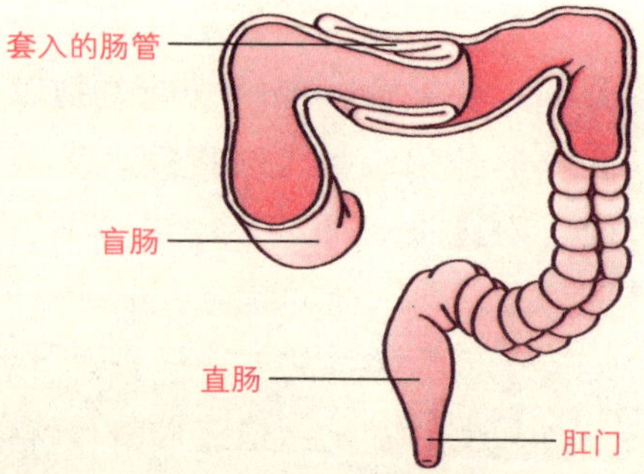

肠套叠症的肠

小儿急性阑尾炎

小儿阑尾炎是儿童常见的急腹症，以5岁以上的儿童多见。发病率虽较成人低，但病势较成人严重。弥漫性腹膜炎的并发率和阑尾穿孔率高，甚至致死，因此必须要重视。小儿阑尾炎年龄越小，症状越不典型，短时间内即可发生穿孔、坏死、弥漫性腹膜炎，故应加以重视。

本病5岁以下幼儿较少见，1岁以下发病率更低，可能与幼儿阑尾发育特点有关，此期阑尾在盲肠的开口较广，呈瓣斗状，不易形成梗阻，所以发生急性阑尾炎的机会也小。

病因

引起小儿急性阑尾炎的原因仍不明确，是多方面的，主要为阑尾腔梗阻、细菌感染、血流障碍及神经反射等因素相互作用、相互影响的结果。具体原因可能有以下几点：

❶ 细菌感染。如上感、咽峡炎、扁桃体炎等是阑尾炎的诱因。

❷ 阑尾腔梗阻。粪石、异物(果核、蛔虫)、阑尾扭曲、管腔瘢痕狭窄等有利于细菌侵入，细菌繁殖，这也是引发急性阑尾炎的较常见原因。

❸ 神经反射。小儿受凉、腹泻、胃肠道功能紊乱等原因可引起阑尾发炎。

症状

小儿发热、腹痛即应考虑到阑尾炎的可能，进行必要的检查和观察。不能排除阑尾炎的患儿应留住院严密观察。当患儿入睡时边摇晃边轻拍患儿身体，如表示抗拒或哭啼时应提高警惕，反复进行检查。

❶ 全身症状较严重，发热出现早，体温多在37.5℃～38.5℃，可高

达39℃～40℃，甚至会出现寒战、抽搐、惊厥等症状。

❷ 腹痛范围较广泛，且有时腹痛不是首发症状。持续性腹痛，开始于上腹或脐周围，数小时后转移至右下腹部。阑尾腔阻塞时，伴有阵发性腹痛加重。

❸ 消化道症状明显而突出。呕吐常为首发症状，呕吐程度较重，持续时间也长，可因大量呕吐，不能进食而产生脱水和酸中毒。阑尾穿孔后可见便频、里急后重等直肠刺激症状。

❹ 压痛点多在麦氏点上方。反复检查可发现右下腹有明显压痛，小儿会出现不愿活动，喜右侧屈膝卧位，走路时腰部屈曲。

＊小儿急症阑尾炎有以下特点

❶ 白细胞升高较成人明显，一般在1.5×10^{9}/L左右，中性粒细胞增多，中毒症状也较严重。

❷ 6岁以上儿童可自诉腹痛部位和性质，配合检查，诊断较容易。6岁以下的婴幼儿常缺乏典型的转移性右下腹疼痛的症状，腹痛和痛部体征往往也不固定，故临床误诊率高。

治疗

鉴于小儿急性阑尾炎的特点，要求早期诊断和及时治疗。

❶ 卡他性或早期轻型阑尾炎，发病时间短可先保守治疗。

❷ 阑尾包块和阑尾周围脓肿，原则上宜采用非手术疗法。

❸ 重型化脓性阑尾炎和坏疽性阑尾炎宜行手术治疗。

❹ 梗阻性阑尾炎(包括粪石、蛔虫、粘连狭窄)宜选手术治疗。

❺ 阑尾穿孔性腹膜炎应及时进行手术治疗。

对婴幼儿蛔虫性阑尾炎及异位阑尾炎等特殊类型的患者，手术指征应放宽。

如果医生诊断应手术治疗，不管是午夜还是拂晓，都应立即行急诊手术。由于小儿的病情发展较快，抗病能力不及成人，容易恶化，如发展到坏死穿孔的阶段，由于致病细菌进入腹腔内大量繁殖，出现脓性腹水，甚至进入血循环引起脓毒败血症，其危险性陡然急升。

术后护理

❶ 腰椎麻醉患者术后应去枕平卧6～12小时，防止脑脊液外漏而引起头痛。连续硬膜外麻醉病人可低枕平卧。

❷ 每1小时测量血压、脉搏1次，连续测量至平稳。如脉搏加快或血压下降，则考虑有出血，应及时观察伤口，请医生采取必要措施。

❸ 手术当天禁食，术后第一天流质，第二天进软食，在正常情况下，第3～4天可进普食。

❹ 术后3～5天禁用强泻剂和刺激性强的肥皂水灌肠，如术后便秘可口服轻泻剂。

❺ 术后24小时可起床活动，促进肠蠕动恢复，防止肠粘连发生。

预防

由于小儿急性阑尾炎的致病原因尚不明确，为了尽量避免孩子患上阑尾炎，家长可以从以下几个方面来注意：

❶ 教育孩子养成良好的饮食习惯，注意卫生，不要暴饮暴食。

❷ 不要让孩子饭后马上进行蹦跳、奔跑等剧烈运动。

❸ 如孩子有肠道寄生虫，应及时到医院就诊，遵医嘱进行驱虫治疗。

❹ 增强孩子的体质，加强锻炼，预防各种疾病的发生。

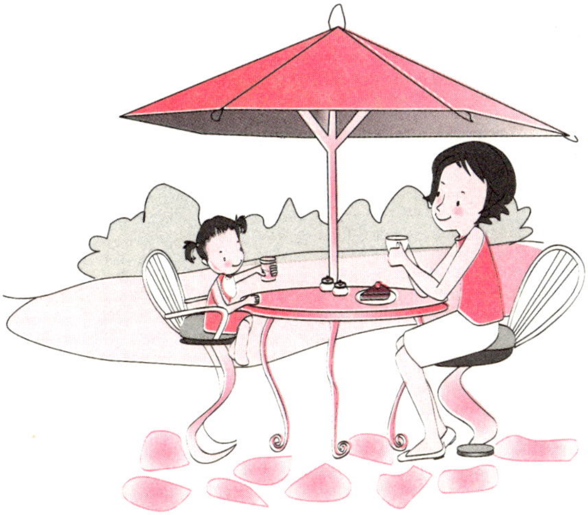

包　茎

男孩的阴茎通常被包皮所裹，如果能够翻转露出龟头的称为假性包茎，反之翻转不能露出龟头的则叫真性包茎。

如果是假性的，成人后龟头成熟自然会露出来，所以这不成问题。

如果是真性的，就会小便困难，有时包皮与龟头连在一起。而且，包皮与龟头间更易积存灰垢，引起龟头包皮炎。

要经常把包皮翻过来仔细清洗，由于龟头很敏感，所以开始时有点疼，但慢慢就习惯了。

有的男孩即使包皮翻转困难，也会自然恢复原样。

真性包茎得做手术解决，并非一定在宝宝期，只要在青春期之前做就行了。手术有切除环状的，也有只切除背面的。

包皮炎是由于受到积存在包皮与龟头之间的灰垢中的细菌感染所引起的。男孩的龟头常被包皮所包围，灰垢容易积存。另外用脏手经常摸阴茎也会引起龟头包皮炎的发生。

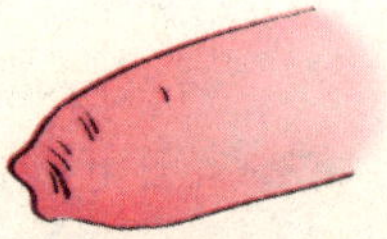

婴儿小鸡鸡的尖端（龟头）大致会被包皮包裹住

一般情形

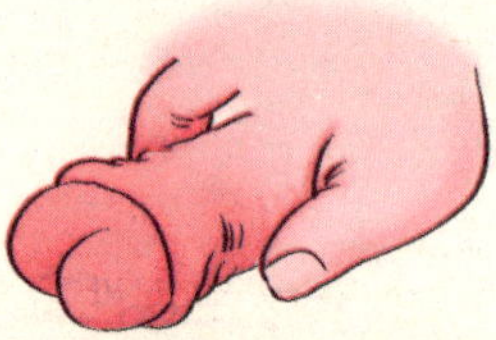

用手把包皮掀开时，包皮尖端的洞能稍微露出龟头，就是假性包茎，没有关系

假性包茎

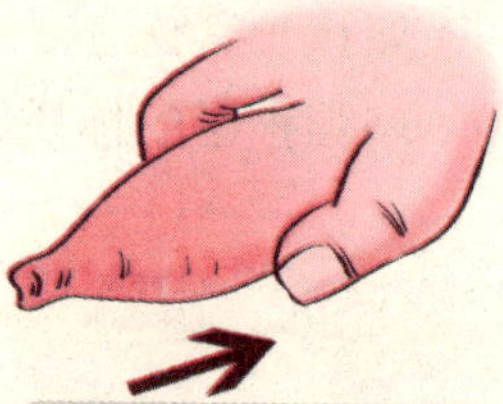

想掀开包皮时，因尖端细窄而掀不开，看不见龟头，就是真性包茎。最好在上幼儿园前去医院诊治

真性包茎

该病发生时会出现红肿、流脓、小便时痛等症状。由于尿道感染也会出现以上症状，所以不要在家里自己处理，应找医生治疗。

为预防孩子得病，应做到每日进行清洗。洗澡时，将包皮翻过来把龟头间的污垢冲洗干净。

Q：孩子做了包皮切割术回家后在护理上需要注意些什么呢？

A：回家后，孩子的阴茎可能还会有些水肿，父母可以用抗生素栓剂帮助消肿，但是一定要按照医嘱使用剂量。此外，每天让孩子用温水坐浴，在孩子的内裤上涂上一层薄薄的促进伤口愈合的霜剂，对局部康复也很有帮助。

Q：包皮何时该割呢？

A：包皮在初期有保护的作用，如果后期没有后退，或是整个包住、看不到尿道口时，就容易藏污纳垢而诱发炎症，增加泌尿道感染的机会。国外也有研究指出，若包皮时常发炎，也和日后引发龟头相关癌症的原因有关联；甚至有些研究还指出，包皮过长可能会增加男性得性病和艾滋病的概率。不过，包皮过长对小孩子最主要的影响在于发炎时会痛、不舒服。医师对此建议，先注意清洁，慢慢观察，如果有慢慢后退，到小学时通常能改善（小学五六年级后，包皮会因为阴茎的成长而相对往后），也就没有开刀的必要了。如果仍需手术，可在孩子可以配合麻醉后再择期手术。

小儿隐睾症

睾丸是男性的象征，主要作用为分泌男性激素，在青春期时，会使男孩子的声音变粗、肌肉较结实、阴部会长出阴毛、喉结也会变大及变得明显。

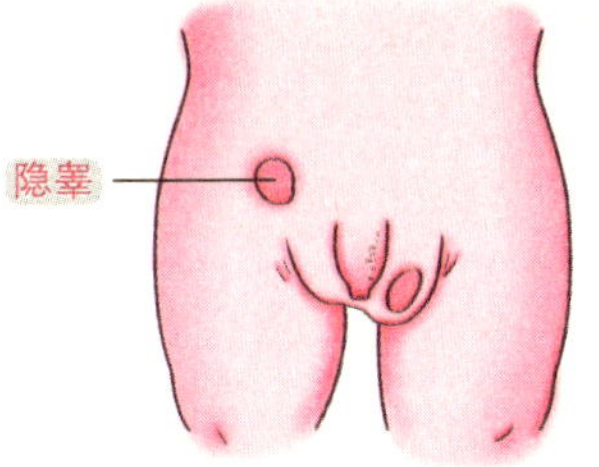

隐睾位于腹股沟，所以同侧的阴囊是空的

睾丸在胚胎发育过程中最初是在后腹腔形成，一般来说，睾丸下降至阴囊的过程可分为三阶段，当宝宝尚在子宫内发育时，由宝宝体内的内分泌系统作用与睾丸系带的牵引，经由腹股沟进入阴囊。

阶段1：在胎儿发育约第3个月时，睾丸会随着睾丸系带，由后腹腔壁逐渐下降到腹股沟。

阶段2：在胎儿发育进入约第7个月时，睾丸会穿过腹股沟。

阶段3：到了胎儿发育约9个月后，睾丸才会下降进入阴囊。

什么是隐睾症

一般说来，睾丸下降的过程，在宝宝出生时就已经完成。如果睾丸在下降的过程中，半途停顿或没有按原定途径而跑到其他地方，使得该侧阴囊里头没有睾丸，这时候就是隐睾症。

隐睾症可以分为没有睾丸或是睾丸隐藏两种状况：

❶ 没有睾丸。

❷ 睾丸躲起来了。

◎ 移动性睾丸。

◎ 睾丸没有正确下降到阴囊中，还停留在腹腔或腹股沟。

◎ 睾丸异位（跑到不正常的位置）。

早产儿发生隐睾症概率高

早产宝宝发生隐睾症的概率较高，根据统计可高达20%。其原因可能与早产宝宝本身发育尚未健全加上内分泌或睾丸系带异常有关，足月生产的宝宝患有隐睾症的概率约2%，但是一岁后发生的概率又会降至1%，而在隐睾症患者中，早产宝宝患有双边隐睾症的概率又占了几乎10%。

隐睾症造成的影响和并发症

* 影响生育力

单侧隐睾的患者约有87%仍有生育能力，而双侧隐睾症患者的生育比例却只有33%，约只有单侧隐睾症患者的1/3。同时，制造精子的功能因高温受损，不孕的可能性日后也会相对提高。

* 影响男性激素分泌

因为睾丸需要在比体内中心温度低约1℃的环境下才能顺利制造精子，而阴囊的功用主要在于提供温度调控，帮助睾丸顺利制造精子。如果睾丸没有进入阴囊，对于睾丸发育、制造精子、男性激素分泌都会受到影响。

* 睾丸纤维化

隐睾症患者的睾丸在宝宝1岁以后就可在显微镜下发现不正常的变化。如果仍没有接受治疗，宝宝4岁时，睾丸内就会开始有大量的纤维沉积（开始纤维化）。如果一直到10岁之前都没有接受治疗，男孩子迈入青春期以后的睾丸可能会开始萎缩变小，或是即便睾丸大小正常，但仍有可能丧失制造精子的能力，而这些状况都会影响男孩子日后的生育功能。

* 罹患睾丸癌概率增高40倍

倘若没有接受适当的治疗，睾丸长期处于高温之下，睾丸细胞有可能会产生病变。根据医学研究显示，在睾丸肿瘤中大约有10%的患者为隐睾症患者，而隐睾症患者也较正常人有高达35～40倍的机会罹患睾丸癌。两侧隐睾的患者更要注意病变的可能性，因为一边睾丸已经检查出肿瘤时，另一边发生肿瘤的概率也高达15%。

因此，医师通常会建议隐睾症患者必须接受睾丸固定手术治疗。因为当睾丸固定在阴囊内之后，不仅日后较容易触诊，一旦睾丸有恶性肿瘤产生的迹象，也可以早期发现、早期治疗。

* 合并疝气

隐睾症的患者在患侧同时又合并有疝气的机会约达90%。因为睾丸在不正常的位置，睾丸也会比较容易因碰撞而受伤，且发生睾丸扭转的机会也会相对增加。

小贴士

天气冷和过度肥胖者也会影响睾丸的位置。

在幼儿冬季体检时，因为天气冷，睾丸因提睾肌收缩，检查时也容易会发生“摸不到蛋蛋”的情形，这是正常的生理现象，家长无须太过担心。除此之外，比较肥胖的小儿，因为皮下脂肪太厚，相对的使睾丸的位置偏高，检查时也会较容易和隐睾症的症状混淆。

隐睾症的检查

* 自行检查

◎ 可利用洗澡时先自行检查看看。一般来说，隐睾症可以利用自行触诊的方式来进行自我检查，譬如妈妈帮宝宝洗澡时，便可以试着摸摸宝宝的阴囊，看看两粒睾丸是否都在阴囊里面。为什么要挑选洗澡时间以利检查呢？因为洗热水澡时，阴囊和提睾肌皆呈现放松状态，睾丸在高温下也会自动掉入阴囊内，比较方便检查。

* 医师专业检查

◎ 触摸阴囊、腹股沟。

◎ 验血、超声波扫描、电脑层扫描、核磁共振扫描、血管摄影、腹腔镜检查。

治疗

* 治疗目的

单侧隐睾症的患者虽然仍拥有生育能力，但是在日后仍有可能产生睾丸病变或造成男孩子心理上的自卑感。因此，医师还是会建议隐睾症患者接受相关治疗。

治疗目的1：治疗身体方面的缺陷。因为隐睾症有95%～98%会合并疝气，两者需同时治疗。

治疗目的2：避免影响生殖能力。因为患有隐睾症的宝宝在1岁之后，睾丸生殖细胞较容易开始受损。

治疗目的3：降低睾丸癌发生的概率。小时候患有隐睾症的男宝宝，将来患有睾丸癌的概率会比正常人高出35～40倍。

因为隐睾症患者的睾丸，在宝宝成长到1岁之后，会容易开始有不正常的变化或逐渐纤维化的情况。

治疗目的4：预防睾丸扭转。因为睾丸的位置不正常，容易让睾丸产生扭转碰撞而擦伤。

治疗目的5：降低心理障碍。虽然说拥有一颗睾丸便足以生育，但可能会使男孩子感到“少了点什么”，甚至会觉得自己少了男性自信和自尊。

* 目前的治疗方式

宝宝出生后医师会建议在宝宝一岁到一岁半，进行将睾丸放回阴囊的手术。

治疗方式1：激素疗法。婴儿时期的隐睾患者，如果睾丸位置位于腹股沟外环以下，可以尝试激素治疗，方式分为注射或鼻腔吸入两种。

治疗方式2：睾丸固定术。行睾丸固定术将睾丸放至阴囊。

治疗方式3：睾丸摘除手术。如果经检查后发现，单侧的睾丸已明显萎缩，或发现时机较晚（超过手术的适合年龄），那么就必须做睾丸摘除手术。不过，基于外观和男性自信的考量，仍可同时再植入人工睾丸。

倘若是双侧隐睾症的患者，年龄小的患者可先尝试激素治疗。如果治疗后，仍无法让睾丸正常降落至阴囊，可先检查睾丸的外观、大小，如果宝宝年龄尚在一岁半以前，且两粒睾丸皆正常（没有纤维化的迹象），就可以考虑做睾丸固定术。如果是在男孩子年龄较大以后，医师通常会和家属进行讨论，考量男孩子第二性征的发育及体质、有无家族遗传病史等之后，才会决定进行治疗的方式。

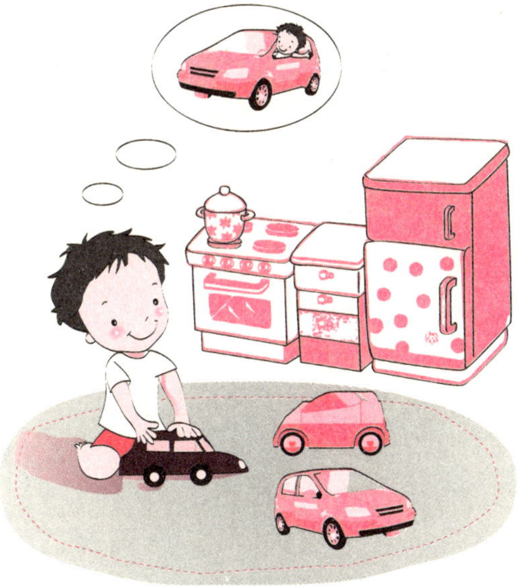

隐睾症的患者在日后照料上需特别注意该侧是否有不正常肿块，如果孩子小时候曾患有隐睾症，家长应告知孩子，让孩子知道自己有隐睾症的病史，日后假使有泌尿问题，就医时也别忘了要告知相关病史，才能帮助医师做出最正确的判断。

幼女外阴阴道炎

女孩由于卵巢功能尚不健全，体内缺乏雌激素，外阴和阴道抵抗力低，加之女孩的处女膜开口相对较大，又邻近肛门，容易受污染而发生炎症。在女孩中，炎症是生殖器官最常见的疾病。

＊病因

❶ 外阴、肛门处卫生不良。女孩排便后，擦过肛门的卫生纸蹭到外阴，或未擦干净的粪便残留，污染内裤，会使粪便中的病菌进入外阴引起炎症。小儿常见的肠道寄生虫如蛲虫，也可以从肛门进入阴道引起感染。

❷ 爽身粉或香皂残留聚积在处女膜和阴唇沟内，肥皂和洗衣粉残留在内裤上，局部用药不当都会引起刺激或过敏性炎症。尼龙和人造纤维内裤对部分女孩也可引起过敏性炎症。

❸ 小孩呼吸道或身体其他部位感染，女孩的双手可将病原体从原感染部位带到外阴。另外，玩耍时，碎布、果核、泥沙等异物也会进入阴唇沟和阴道，造成炎症。

❹ 肥胖的女孩，外阴大腿间摩擦、潮湿受压或皮肤皱褶清洗不净，可发生皮损和感染。

❺ 与家庭成员、保姆共用浴盆、浴巾、坐厕，或到公共游泳池游泳，都有可能使孩子感染上成人生殖器的炎症。

❻ 病原体可通过患病的母亲、保育员或幼儿园儿童的衣物、浴盆、手等传播。

症状

由于炎症轻重、病原体不同而有各种表现。一般来说，女孩会有外阴瘙痒、灼热，甚至排尿困难。年龄较大的能向家长诉说，年龄小的则哭闹不安，或不自觉地搔抓外阴。部分患儿伴有泌尿系统感染，出现尿急、尿频、尿痛。

细心的家长可发现孩子外阴发红，阴道分泌物变黄、有臭味。有的由于外阴炎症致使阴唇粘连、排尿异常。幼女外阴阴道炎的这些表现，有时不像发热咳嗽那么明显、紧急，粗心的家长很容易忽略，使孩子得不到治疗。一部分孩子能够自愈，而某些感染如淋病，因未治疗或治疗不彻底，则转为慢性，炎症反复加重，以致出现附件炎甚至造成成年后的不孕症。

治疗

❶ 保持外阴清洁、干燥，减少摩擦。不穿开裆裤，减少外阴受污染机会。大小便后应清洁外阴，避免用刺激性强的肥皂或浴液，清洁后扑以婴儿粉或氧化锌粉，保持局部干燥。可涂以抗生素软膏，如红霉素或金霉素软膏，瘙痒明显者，也可涂以氢化可的松软膏。

❷ 针对病原体选择相应口服抗生素治疗，或用吸管将抗生素溶液滴入阴道。

❸ 对症处理：有蛲虫者，给予驱虫治疗；若阴道有异物，应及时取出。

❹ 小阴唇已形成粘连，但尚疏松不甚紧密，可洗净外阴后用手指对称向下向外轻轻分离，一般都能分开。分离后的创面每天涂擦抗生素软膏或40%紫草油，防止再粘连。

预防

淋菌性外阴阴道炎在幼女中也有发现。为确保孩子成长为健康美丽，如下几条，父母必须牢记：

❶ 女孩应有单独专用的浴盆、浴巾，避免使用坐便器，避免到无健康检查的公共游泳池游泳。

❷ 养成良好的卫生习惯，大便后从前向后揩擦，常剪指甲，勤洗会阴部及换洗内裤，饭前便后洗手。小儿肠道寄生虫要及时消灭。

③ 最好不要给孩子穿尼龙、化纤内裤，内裤要细心清洗干净以免残留洗衣粉或肥皂。

④ 女孩要尽早穿满裆裤，避免外阴直接与外界接触。外出或坐地玩耍后要清洗屁股。

一切预防措施都不可能确保万无一失。因此家长应经常观察检查女孩外阴，发现异常或孩子自诉不适，搔抓外阴时，千万要到医院妇科诊治，以免错失治疗良机。

假两性畸形

* 男性假两性畸形

指男性女性化性腺，睾丸染色体核型为46XY，呈女性体形，外生殖器女性化。

男性假两性畸形体内睾酮水平正常，但靶器官对雄激素不敏感。且睾酮仍通过芳香化酶转化为雌激素，故呈女性特征。患者体形及外阴发育正常，检查为女性体形，乳房女性发育，无阴毛腋毛，外生殖器似女性，阴囊如大阴唇，阴茎短小，常伴尿道下裂，内生殖器缺如，腹腔内腹股沟或大阴唇内可及发育不良的睾丸，结婚后可出现性交困难。

一般医生按社会性别、本人愿望和外生殖器畸形状况确定治疗方案，如确定性腺为睾丸，社会性别为女性，则应切除发育不良的睾丸和有尿道下裂的阴茎，行阴道成形术，以利患者性生活。施外阴矫治术后，能恢复性生活，但矫治后一般难有生育力。

* 女性假两性畸形

男性化性腺为卵巢，染色体核型为46XX，但外生殖器部分男性化。

其常见病因有先天性肾上腺皮质增生，或称肾上腺性征综合征，属常染色体隐性遗传，系先天性肾上腺类固醇生物合成酶的缺陷所致，导致不能合成氢化可的松，从而垂体促肾上腺皮质激素分泌增多，致使肾上腺皮质增生，雄性素水平上升，女性胎儿外生殖器发育男性化。男性化的另一个原因是孕妇在妊娠期使用较多的雄激素或具有雄性素作用的孕激素使女性胎儿男性化。

患者闭经，外阴发育异常，难辨性别，嗓音低沉，身材较矮，阴蒂肥大，阴唇融合多毛，子宫、卵巢及阴道发育正常。

明确诊断后应及早治疗，以减少患者的精神创伤，如阴蒂过大可行肥大阴蒂部分切除术，阴唇融合者行阴唇分离整形术，先天性肾上腺皮质增生病人需终身服用可的松类药物，以抑制垂体促肾上腺皮质激素的过量分泌。

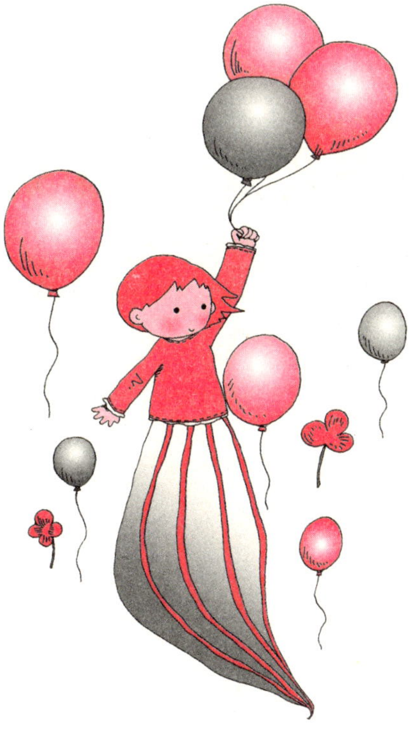

Part 6

小儿皮肤科常见疾病

尿布疹

尿布疹又称为红臀或臀部红斑，是宝宝常见的皮肤病。此病主要是由于尿布不清洁，上面沾有大小便、汗水及未洗净的洗衣粉、肥皂等，刺激宝宝皮肤而引起的。所以腹泻的宝宝常可见到此症。开始可见到臀部红嫩，继而出现红色的小皮疹，严重的可致皮肤破溃，呈片状，可蔓延到会阴及大腿内侧。男婴可见睾丸部受侵。

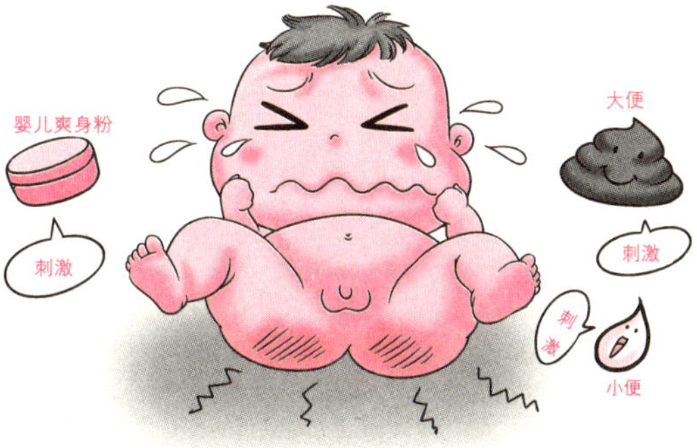

小屁屁长期包覆在尿布里，如果尿湿了，因为紧贴尿布的表皮层，让汗水不容易排出，加上小宝宝好动、过度地摩擦下，产生水泡和破皮，以及尿液粪便中的细菌再度刺激皮肤，就会引起尿布疹。

尿布疹最常见的症状就是皮肤出现小丘疹、红肿、糜烂，甚至产生异味。最好发的位置在包覆尿布的位置上，譬如大腿内侧、会阴处、屁股、腹股沟。

刚出生的宝宝胃肠蠕动较快，大便次数频繁，加上家长担心宝宝着凉，层层包裹之下，皮肤更容易出汗，加上一天好几次的小便，都会造成皮肤的角质层含水量增加。

角质层含水量增加后，会使皮肤的摩擦系数扩增，也就是皮肤变得较粗糙，稍微有一点外力就会容易刮伤皮肤。另外，含水量增加之后，会使皮肤对刺激物的敏感性增加，也就是在化学物的刺激下，皮肤变红所需的时间会缩短许多。

此时，若不勤换尿布，很快就会出现尿布疹。

尿布疹类型

❶ 因持续受到脏物的刺激，使皮肤产生不舒服的现象。

❷ 皮肤因受到过度的刺激而发炎。

❸ 除了发炎之外，还合并有真菌（通常是念珠菌）感染；如果尿布与皮肤过度摩擦造成的尿布疹没有得到适当处理，潮湿的环境下容易引发真菌二次感染，亦即感染念珠菌皮肤炎。

❹ 少数情形还会合并有细菌感染，但较少见。如果合并有皮肤发炎，或有霉菌甚至细菌感染时，除了起红疹之外，还依序会有皮肤流汤、脱皮，以及化脓、流脓现象。

容易感染尿布疹的孩子

* 新生婴儿

新生婴儿排便稀、次数多，如果不勤换尿布，粪便中的细菌和酵素就容易引起尿布疹。

* 肠炎宝宝

患肠炎的宝宝，拉肚子次数频繁，加上尿液粪便全部都包在一起，更容易引起尿布疹。常常拉肚子的婴儿，较容易感染尿布疹。根据统计，一天拉肚子超过4次以上的宝宝，患尿布疹的比例大幅提高，家长要特别注意宝宝屁股的清洁。此外，母乳喂养宝宝的便便偏弱酸性，加上容易拉水便，也会增加尿布疹感染的机会。不过，母乳喂养宝宝的水便状况只是暂时性的，家长无须太过担心因而停止哺喂母乳。尿布疹的治疗首先应该勤换尿布，避免尿液粪便留在宝宝的皮肤上，造成刺激伤害。

尿布疹的处理方式

* 轻微的红疹

在皮肤发红的部位擦上一层凡士林，作为保护皮肤的屏障；有时候也会涂抹氧化锌，因为氧化锌有收敛皮肤水分的效果。另外，尽量避免让宝宝的皮肤受到尿水与粪便的刺激。

＊皮肤发炎

若是发炎情形严重，宝宝的皮肤非常不舒服，可以使用含有类固醇的药膏来抗发炎。

＊发炎且合并有真菌感染

使用抗真菌的药物。

＊发炎且合并有细菌感染

此时则使用类固醇并以抗生素进行治疗。

提醒爸妈，尿布疹的原因及治疗方式随个人而异，一定要经由专科医生诊治给药，不要把亲朋好友介绍的药，直接拿来给宝宝用。

小贴士

宝宝有尿布疹时，建议暂停使用

◎ 湿纸巾：市售湿纸巾可能含有香精或是酒精成分，建议有尿布疹的宝宝暂停使用，以免对小屁屁造成另外的负担。

◎ 爽身粉：患尿布疹的宝宝，小屁屁最好保持干爽，诸如中药痱子粉等，建议暂停使用，仍以勤换尿布为主。如果皮肤有破皮的情况，则建议停用爽身粉。因爽身粉会与皮肤的渗出物结合成硬块，影响皮肤伤口的愈合。

◎ 自行购买药膏涂抹：如果家中有患尿布疹的宝宝，建议家长带宝宝前往正规医院，让医生诊断处方，切忌自己购买药膏涂抹，避免延误治疗的黄金时间。

◎ 应酌情减少纸尿裤的使用。

预防与保养

提供给爸妈几个重要的保养方法：

❶ 随时更换干净尿布：建议爸妈随时注意宝宝尿湿状况。因为宝宝尿湿或是大便的时间并不固定，同时，每个婴儿对于排泄物的反应不一，有些婴儿只要接触到一点点尿水，就会起疹子。另外，宝宝若解出大便时，对皮肤的刺激更大。

❷ 保持屁屁的干爽：刚为宝宝换掉脏尿布后，在能确定宝宝不会突然大小便时，不必急着包上尿布，可先晾干小屁屁，让屁股周围保持通风。

❸ 保护屁屁周围的皮肤：爸妈可在宝宝屁股、肛门及容易起疹子的地方擦上薄薄的凡士林，让屁股周围形成一层保护膜，隔绝尿水与粪便的刺激。添加了氧化锌的保养品，有助于皮肤保持干爽，爸妈也可以适度使用。

一旦看到皮肤发红，用温水清洗婴儿的下身，并充分擦干。然后使用抗生素霜剂或隔离软膏，如氧化锌，以保护皮肤。

一旦尿布浸润，应立刻更换，尽可能让孩子不带尿布活动一下。使用任何一种尿布衬里，这样尿液可渗入尿布面保持孩子的皮肤干燥。除非皮疹消退，否则应避免使用塑料裤或尿布盖，这样会阻碍湿气出来。

你可能无法预防尿布疹，但通过保持婴儿皮肤干燥、清洁，并在尿布浸润后立刻更换等方法，可以限制尿布疹出现的时间或严重程度。用热水洗布尿片，在清洗液中加入适当漂白剂或醋，并多冲洗几遍，以帮助杀菌、冲净残留肥皂。如果整个尿布区均受刺激而发红，那么可能是宝宝对去污剂过敏，试用另一个牌子，看看皮疹是否消退。

预防尿布疹的最好方法，就是尽可能让宝宝不要带尿布。

根据统计，一天勤换尿布次数达8次以上者，宝宝患尿布疹的概率明显降低。主要在于照顾者的照顾技巧和宝宝皮肤本身的敏感程度，也与尿布疹的好发程度紧紧相关。可以的话，宝宝刚换下尿布后，不妨让小屁屁不包尿布，透透气达1～2小时，预防尿布疹感染。

Q & A

Q：涂上麻油是正确的处理方式？

A：一定不能使用麻油，容易引起过敏及发炎，尤其是本来就已经有湿疹病灶，容易扩散其发炎处。家长可以至药店购买氧化锌药膏，抹一层于患部，具有干燥、收敛及保护皮肤的作用。若是尿布疹情况过久，可能是念珠菌感染，应尽速就医，让医生判断是否以抗真菌的药膏治疗。

Q：如何选择尿布？

A：尿布是最贴近尿布疹的位置，因此尿布的选择就极为重要。家长应该选择吸力强、干爽、舒适的尿布，且配合宝宝的身形来选择合适的尺寸，尤其是松紧带处不应太紧，以免因摩擦而造成宝宝皮肤受伤。尿布的材质建议选择摸起来有棉质成分的感觉；或是布质的尿布。需要多注意更换尿布的频率。不过，2～3小时就应该注意宝宝的尿布，保持干爽，才能避免尿布疹的产生。

婴儿湿疹

湿疹是由多种内、外因素引起的浅层真皮及表皮炎症。病因复杂，一般认为与变态反应有一定关系。临床上瘙痒明显，急性期以丘疱疹为主，有渗出倾向，慢性期常以苔藓样变为主，易反复。轻者有轻度红斑及小丘疹，群集或散在；重者可发展为大片红斑、丘疹、丘疱疹。有明显渗出，抓破，多数小糜烂面、表皮厚痂，可侵及全身任何皮肤，婴儿好发于面部并可延及头、颈部。

在防治时，应使患者对湿疹的发病因素、发展规律和防治方法有一定认识，以便能积极配合治疗。避免各种可疑的致病因素。发病期间忌辛辣、酒类食物。对鱼、虾等一般易诱发本病的食物注意食用后及停用后的效果，不要盲目地忌口。哺乳期母亲应适当忌口。保持皮肤清洁，避免过度洗烫、肥皂及各种有害因子刺激。治疗全身性疾病，发现病灶应积极清除。

中医认为，小儿湿疹是一种常见的过敏性皮肤病，多见于肥胖的小儿。可发生在任何部位，但往往是对称的。临床常见湿热型、脾虚型、血燥型。常见的药膳疗法如下。

湿热型

* 薏米百合粥

原料：薏米30克，百合6克，白糖或蜂蜜适量。

方法：前两味加适量水，武火煮熟，文火煮1小时，加白糖或蜂蜜。日1剂，温服。

功效：健脾祛湿，适用于小儿湿疹。

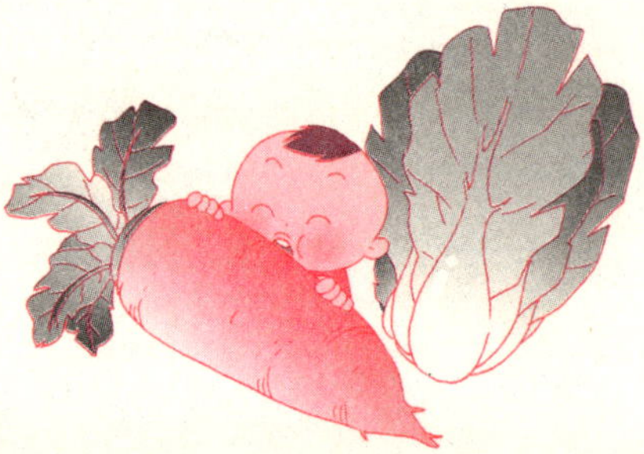

脾虚型

相当于亚急性湿疹。证见：皮损暗红不鲜，时有少许体液渗出，部分干燥结痂，反复发作。或见面、足水肿，纳差便溏，舌淡，苔白而滑。宜用健脾除湿药膳。

* 薏米粥

原料：薏米30克，粳米30克，冰糖适量。

方法：将薏米、粳米洗净，加水共煮成粥，放入少量冰糖，做零食即可。

功效：健脾祛湿，适用于脾虚型小儿湿疹。

* 薏米荸荠汤

原料：生薏米15克，荸荠5～6个(约30克)。

方法：荸荠洗净，去皮切片，加入薏米和水同煮熟，酌加白糖。早晚适量分服。

功效：健脾利湿，对脾虚型湿疹有效。

血燥型

本型湿疹属于慢性湿疹，多由急性或亚急性湿疹演变而来，其皮损边缘较清楚，多局限在某一部位，如头部、手部等处。皮损表现为粗糙、干燥、肥厚、鳞屑，状如皮革，其色暗红，患部剧烈瘙痒，常反复急性发作。舌淡，苔薄白。宜用养血祛风的药膳。

* 桑葚百合汤

原料：桑葚、百合各15克，大枣30克，青果6克。

方法：上四味加水适量煎汤服用，每天1剂，连服10剂。

功效：养血。适用于血燥型湿疹。

＊红枣扁豆粥

原料：红枣10枚(约60克)，扁豆30克，红糖适量。

方法：将前两味加水煮烂熟，加入红糖，服食。

功效：养血和血，而“血和风自灭”，故可治疗慢性湿疹。

小儿湿疹除用上述药膳方法治疗外，还必须重视饮食调理，因为饮食是引起湿疹的重要原因之一。过敏体质的小儿，凡属饮食诱发的湿疹，应对该种食品做相应处理或暂时停用。如牛奶过敏，可改用人乳、羊奶等哺喂。对幼儿，应给予清淡、少盐饮食，以减少患处渗出液，同时还应多给富有维生素和矿物质的菜汁、果汁、菜泥、果泥等，这对调节生理功能，减少过敏反应甚属必要。为患儿烹调食物时，要尽量采用含不饱和脂肪酸的植物油，这对提高患儿血中不饱和脂肪酸的含量，促进湿疹痊愈有一定作用。

Q & A

Q:湿疹宝宝抓不停 怎么办?

A：湿疹宝宝会感觉到痒痒的，很想要抓痒，要如何避免宝宝抓伤，以防细菌感染。湿疹的治疗需要有效的止痒，可于患处涂抹炉甘石止痒。若是宝宝痒到难以入睡，则需要服用抗组胺药来抑制瘙痒的感觉。家长应适时使用外用药来避免宝宝因痒而抓产生反复发炎的恶性循环。只要适当的剂量对于宝宝并无明显的不良反应。

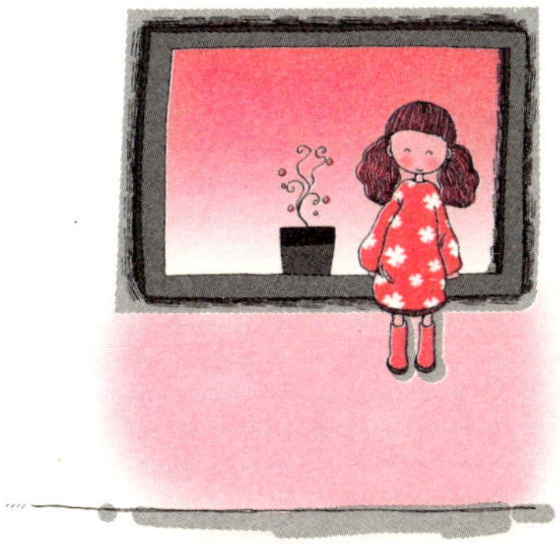

脂溢性皮炎

因为刚出生的宝宝身体内尚有来自妈妈的激素，这些激素会使宝宝皮肤分泌旺盛的皮脂，在宝宝的皮肤上形成黄色的油状物，有时还会有结痂，这些结痂物最常出现在头皮、眉毛以及耳朵后方。

脂溢性皮炎不会影响宝宝的健康，在宝宝五六个月之后就会自行痊愈，并不需要特别治疗。若爸妈觉得很不雅观，或是怕宝宝不舒服，可在宝宝洗澡前10分钟直接在头皮上擦上婴儿油或麻油，慢慢地将头皮上结痂物润湿后，再用沐浴乳或洗发液清洗，有些痂皮无法一次完全清洗干净，可分数次清洗。医生提示，千万不要硬去除痂皮，这样会使皮肤受伤。不过，去掉痂皮之后，有些还会再长出来。

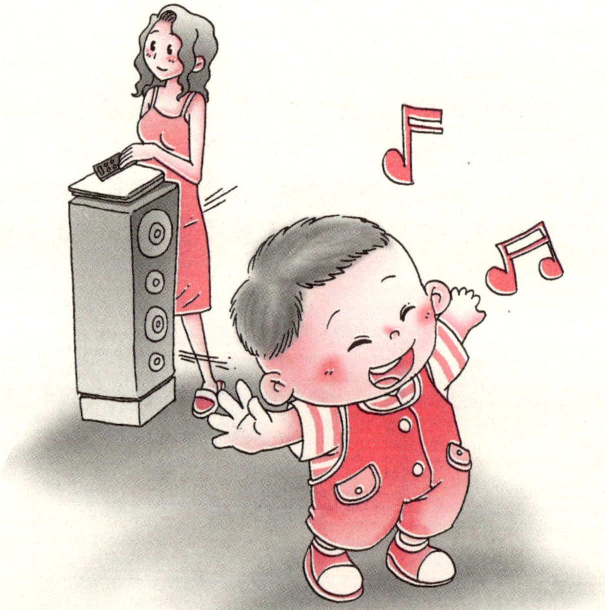

异位性皮肤炎

异位性皮肤炎的发病会集中在婴幼儿时期，部分患者延续终生，因此在0～6岁宝宝这个群体当中，异位性皮肤炎的发病率约为10%，也就是每10个宝宝就有一个宝宝患有异位性皮肤炎。所以，爸妈们可得好好了解这个疾病。

异位性皮肤炎患者多数属于遗传性的体质，患者会对常见的东西产生过敏。

症状

痒是所有异位性皮肤炎患者都会有的症状，而其下的三个症状中，只要具备了两个情况，就可确定是异位性皮肤炎。

❶ 奇痒无比。痒，是异位性皮肤炎必备的一个症状，所以有此症的宝宝，常会抓皮肤，而手部动作发育尚未成熟的宝宝，则会因痒到受不了导致身体动来动去。尤其在夜深人静时，皮肤痒的感觉会特别明显，而身体在盖了棉被较温暖时，也会觉得较痒。因此，宝宝容易在睡觉时搔抓发痒部位。

另外一种说法是，人体本身分泌的类固醇在白天的量较多(当人类面临紧张或突发状况时，身体会分泌类固醇这种物质，用来应付这些状况)，到了晚上，分泌的量减少，自然就会觉得比较痒。

❷ 特定部位出现红疹。异位性皮肤炎通常有几个典型的皮肤发炎、起疹子的部位。就婴儿来讲，脸是好发部位，脸的两颊会发红。至儿童期，皮疹会好发于手肘及腘窝。因为此病症与抓、摩擦有关系，因此尿布包覆的部位不会有皮疹。有的时候头部还会有类似头皮屑的东西，或是耳朵耳垂裂开出现碎屑。青春期及成人期后皮损主要集中在四肢屈侧。

一般来说，宝宝皮肤发炎初期会像长了一粒粒的痘子，或是有渗液状况，如果一直没有处理，皮肤会有结痂样，并呈块状，且因长期搔抓而使皮肤变厚变硬。

❸ 不断复发。宝宝的皮肤发痒、长疹子的状况可能常常会复发。患者一年四季都有发作的可能。在夏天，大量的汗水会刺激皮肤，而冬天则是因过于干燥而发作。

异位性皮肤炎是一种过敏疾病，与遗传关系密切，如果父母患有过敏性鼻炎，或是气喘，那么宝宝患异位性皮肤炎的概率就会大大提高。

小贴士

皮肤起疹子就是异位性皮肤炎吗

在婴儿期常见的皮肤疾病尚有脂溢性皮肤炎、婴儿期湿疹与接触性皮肤炎，这些皮肤疾病发作时，容易与异位性皮肤炎混淆，不过有一个最关键的辨别方式，那就是其他皮肤病很少像异位性皮肤炎般不断复发。

婴幼儿时期的脂溢性皮肤炎好发部位在脸、头，也就是皮脂腺分泌较旺盛的部位，而且皮屑看起来会黄、黏。通常宝宝的脂溢性皮肤炎在4个月大之后就会自行好转，假使4个月之后仍然有皮肤发炎现象，就要怀疑是否有异位性皮肤炎。

另外，当婴儿的皮肤接触到刺激物，就容易产生接触性皮肤炎，包括婴幼儿的口水、不当的皮肤保养用品等，对宝宝的皮肤都是刺激物。

宝宝为何会有异位性皮肤炎

过敏基因+环境+异常免疫功能是发生异位性皮肤炎的原因。异位性皮肤炎并不是单一病因所形成的，但基本上它是一种过敏体质者容易罹患的病症，当过敏体质者处在容易诱发过敏的环境中时，就容易引发此病。原因在于，过敏体质者本身的免疫功能与一般人不同，这种异常并不是免疫力较差，而是他的身体机制会对过敏原产生较一般人更强烈的反应，导致皮肤湿疹。

通常遇到下列情形，宝宝比较容易发病：

❶ 碰到刺激物：汗水、脏污，或是化学物，例如洗衣粉、洗净力强

的清洁用品等。夏天时，宝宝最常因身上的汗水刺激而发病。

❷ 接触过敏原：由于异位性皮肤炎属于过敏疾病，因此宝宝碰到过敏原也可能使病症恶化，常见的过敏原有尘螨、猫狗毛、猫狗排泄物、毛类织品、易致敏的食物等。

❸ 皮肤干燥：当宝宝皮肤过于干燥时，就很容易发痒、起疹子，因此冬天也是异位性皮肤炎好发的季节。

治疗

由于异位性皮肤炎有多种病因与临床症状，因此治疗方式会多管齐下。

❶ 治疗湿疹：使用局部涂抹或口服的类固醇，或是非类固醇药品。

❷ 止痒：使用止痒涂剂，或是服用口服抗组胺帮助止痒。

❸ 杀菌：局部涂抹或口服抗生素，尤其是杀金黄色葡萄球菌。

❹ 保养皮肤：通常异位性皮肤炎的患者肤质较为干燥，只是干燥的程度不一，而疾病发作时皮肤会更干燥。干燥的原因是患者的皮肤缺乏某些脂质，使得皮肤无法形成有效的屏障，水分容易蒸发，而且防止外界的感染物质或是细菌进入的功效也会降低。

有鉴于皮肤本身缺乏某些脂质，因此必须适度保养皮肤，加强皮肤保湿以及对抗外来细菌、感染源的能力。一般而言，尿素软膏或是凡士林都可帮助皮肤建立良好的屏障。

预防可降低严重度

没有一种方式能够阻止异位性皮肤炎产生，爸妈们所能做的是在异位性皮肤炎发生之前或之后，做好相关的准备来降低病情的严重程度。

对于有过敏家族病史的爸妈来说，可以从怀孕时、宝宝出生后，分期进行预防措施。

* 怀孕时

孕妈妈应避免接触过敏原，因为这些过敏原还是会影响到肚子里的宝宝。

◎ 刺激物：污浊的空气、尘螨、猫狗毛、灰尘、汗水、刺激的化学物质，如油漆等。

◎ 个人特殊过敏物：如食物，容易过敏的食物包括贝类海鲜、蟹。如果孕妈妈喝牛奶不会有过敏现象，则无须禁止喝牛奶。

＊宝宝出生后

◎ 喂食母乳。妈妈至少喂食母乳到宝宝满6个月大，若是母乳不足亦可喝水解牛奶。

◎ 冲泡水解牛奶勿加入麦粉或调味米粉。切勿在4个月之前在水解牛奶中加入米粉或是麦粉，尤其是麦粉，这样很可能诱发过敏。

◎ 延后添加辅食的时间。一般无过敏的宝宝，在4个月左右就可添加辅食，若担心过敏，可在6个月之后再添加米粉、麦粉，而肉类食物可延后到8个月再让宝宝食用。

◎ 每次少量增加一种新的辅食。在添加新的辅食时，一定要一次加一样，这样才能了解宝宝对这种食物是否会过敏，而且添加的量要少。

◎ 避免恶化过敏的因子：

毛或毛类织品：包括宠物的体毛，后者则是毛衣、毛外套、毛毯、绒毛类玩具等。有些妈妈以为宠物只要不养在室内或是不放在宝宝居住的空间内就可避免宝宝过敏，事实上，宠物的毛发仍会在空气中飘浮而影响到宝宝。

气候：太冷或太热对宝宝都不好，27℃～28℃是较适当的温度。

汗水：当宝宝汗水里的水分蒸发之后，会留下刺激物质在宝宝皮肤上，因此，医师建议使用干净的湿毛巾为宝宝擦汗，才能彻底擦掉皮肤上的脏物。不过，千万不要使用湿纸巾，即便是号称不含刺激物质的湿纸巾，也会有防腐剂、清洁剂等其他刺激物质(平常应使用温水帮宝宝冲洗屁股，再以干毛巾或是干纸巾擦干)。

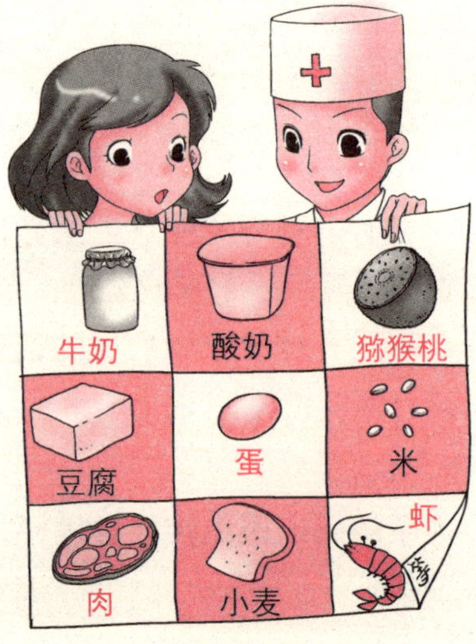

化学物：油漆或是残留在衣服上的

清洁剂等。

情绪恶化：宝宝闹脾气时，也会加重痒的症状，皮肤越痒，宝宝的脾气会越差。

个人特殊过敏食物：每个过敏体质宝宝都有个人的特殊过敏食物，唯有让宝宝亲自尝试才能建立过敏食物清单，这必须靠爸妈细心且长期的观察才会知道。医师也表示，两岁以下的宝宝虽常发生食物过敏，但这现象不会持续一辈子，它会在年龄增长后逐渐好转。过度担心食物过敏反而会导致营养失衡。

有些抽血报告可以提供爸妈了解宝宝可能对哪些食物过敏，但是也只仅供参考，因为它与宝宝实际的状况还是会有出入，并非绝对相关。

◎ 低刺激的皮肤清洁与保养：

清洁：如果宝宝已经有过敏现象，或是本身有很强的过敏家族史，只要使用清水清洗宝宝的皮肤及头发，因为其他清洁品对宝宝的皮肤来说都是负担。而刺激性大的酵素对异位性皮肤炎的宝宝来说，更要避免使用。

假使爸妈觉得宝宝的身体真的需要彻底清洁，例如，腋下或是屁股，那么使用异位性皮肤炎患者专用的清洁用品较佳，或至少要无香精的清洁用品，一瓶清洁剂不要同时拥有多种功效，越单纯越好。头发亦可使用清水。

皮肤保养：因为宝宝的皮肤干燥，最好能洗澡后帮宝宝做一次皮肤保养。要帮宝宝选择什么样的保养品呢？保养品不是选最高级而是选最适合宝宝的最好。除了凡士林与尿素软膏之外，可选择异位性皮肤炎专用产品，但使用时若有皮肤不舒服情形，就换品牌。要注意的是，异位性皮肤炎患者不适合使用含有绵羊油、花生油成分的皮肤用品。

Q & A

Q：一定要使用类固醇吗？

A：目前湿疹的最佳治疗方式仍然是使用局部类固醇，能够迅速且有效地抑制皮肤发炎的情况。常见为皮肤萎缩、变薄，有时候会产生色素变化——变白或变黑。正确的使用是不需要担心不良反应的。由于类固醇药膏有强度之分，宝宝使用的通常是短期且弱效的类固醇，当皮肤发炎情况消失就应停用。只要避免接触正常皮肤，并遵守一天涂抹2次的原则即可。

这里提醒家长不要过量使用类固醇药膏，有些家长以为擦越多越有效，甚至当成乳液来使用，这都是错误的作用。但多数家长很害怕使用类固醇药膏，若是完全不使用类固醇，反而使得发炎更严重，届时必须采用更强效的类固醇，才能发挥其作用，宝宝因此接触更多的类固醇。所以，湿疹治疗原则是涂抹类固醇于患部，抑制发炎症状，才能降低类固醇的使用。

Q：用类固醇真的不好吗？

A：许多家长担心类固醇会对宝宝造成不良影响，要求医师不要让宝宝使用类固醇。但医师强调，只要遵照医嘱，且不滥用类固醇，不必担心产生不良反应，尤其是症状严重的宝宝，如果不使用类固醇，病症永远处在好一半的状态，就像火永远灭不尽一样，反而会更糟糕。

类固醇依效果共分为七级，通常脸与臀部使用的属于极弱效；而手掌或脚底才可能使用到强效的类固醇，目前亦有专为婴儿设计的类固醇用药。再者，因为80%的异位性皮肤炎患者属于轻度病情，向小儿科医师就诊时，医师使用弱效的类固醇即可控制病情。

假使宝宝经常反复发作，或是发作的面积很大，皮肤变硬、厚，就应寻找皮肤科医师，皮肤科医师会针对不同的皮肤部位、症状与轻重程度，还有宝宝的肤质与气候状况来决定使用什么样的类固醇药物。一般来说，非类固醇药膏或药剂较慢见效，一旦遇到病情严重者，通常需先使用类固醇控制病情。

擦药的时候只要轻轻地擦上薄薄一层即可，不要涂抹过多或用力按摩，同时只要遵照皮肤科医师的医嘱，连续使用类固醇(中级以下)14天通常不会有不良反应，也不会经血液吸收而影响内分泌。使用类固醇会产生不良反应通常是因为滥用药物，或是未遵照医嘱使用，例如，把擦身体的类固醇药膏拿来擦脸，那就危险了。另外，如果宝宝擦了类固醇而病情没有改善，医师也会考虑使用其他类固醇产品或非类固醇产品。

Q：可以吃海鲜吗？

A：经由医师诊断证实宝宝患有异位性皮肤炎，须避免辅食提早加入过敏原。一般来说，2岁以前异位性皮肤炎宝宝具有食物不耐受的现象，食物与过敏有相关性，避免提早加入海鲜、奶、蛋等过敏原或是使用减敏奶粉。重要的是，当宝宝被诊断的确是异位性皮肤炎时，才有必要严格执行饮食控制，然而饮食控制也只是辅助性。

异位性皮肤炎是受体质和其他许多因素的影响，还必须要注意皮肤的保养，才有可能达到减少复发的机会。若只是轻微湿疹，医生不建议做饮食控制，由于饮食控制反而可能影响到生长发育及蛋白质的吸收。常见的过敏原食物是海鲜与奶、蛋，有检测过敏原的技术，但是临床上常常遇到虽然抽血检查对某些食物过敏，但实际吃到却没有过敏的症状。食物不耐受症状随着年龄长大可能会有些改变与改善。家长不需过度担心，可以自行观察。当宝宝吃了某些食物之后，在24～48小时之内，产生瘙痒或是过敏反应，家长可自然察觉。

除了过敏原的控制，流传益生菌对于异位性皮肤炎减缓或治疗有效果，目前在医学上仍有争议，有些研究表示的确是有帮助，但有些则持反对意见。益生菌的菌株分成许多种类，提醒家长选择益生菌时必须格外小心谨慎。

Q：为什么宝宝始终没有好？

A：很多爸妈遵照医师的建议，乖乖带宝宝看病，也做了很多预防功夫，但宝宝还是不断复发，为什么呢？此病为遗传性疾病，就医并不代表不会复发或痊愈，但至少可控制病情，不要对这个疾病设立高标准，一定要根治。父母应该接受事实，因为它可能会像感冒一样，一年复发两三次，千万不要因为无法痊愈就直接放弃治疗。如果能在宝宝进入青春期之前控制好此病症，或许有痊愈的可能性。

虽然有一半的异位性皮肤炎患者会自动痊愈，不过爸妈还是要就医，才能让宝宝获得最好的照顾。

胎 记

* 黑色胎记

❶ 蒙古斑。蒙古斑好发于东方人的肩膀、臀部及背部，通常是一出生时就会被发现，许多新生儿身上都能见到蒙古斑。斑块呈现暗蓝色，皮肤表面没有其他变化。蒙古斑色素的颜色会随着年纪增长而越来越淡，许多宝宝成长至3～5岁的时候，蒙古斑会自然消失，所以也无须特别做治疗。

❷ 先天性黑色素细胞痣，也就是我们平常所说的痣。大致又可以分为两种类型：皮内痣与皮下痣。痣是由含黑色素的良性痣细胞所组成，不会消失，有些痣上还会长毛发。一般来说并不用特别做治疗，只有出现瘙痒破溃时才需切除，以免变成癌细胞。

❸ 咖啡牛奶斑。斑块呈淡咖啡色，一出生时就有，出生后斑块的数量会逐渐增加。一般来说不用给予治疗，本身也是良性。

❹ 太田痣。太田痣主要分布在脸颊上，眼睛周围，甚至是眼睛里面的暗黑色斑点。婴儿出生即出现，随着年龄增长，斑块数量越来越多；也有可能是青少年时才出现。太田痣并不会自行消失，也是良性的胎记。若影响美观，可采用激光技术治疗。

❺ 血管瘤。逐渐突起，并越长越大。有约一半的血管瘤会发生在头部、脸部或颈部，容易造成外观上的困扰。血管瘤依照深浅及增生血管的种类，又可分为草莓色痣及海绵状血管瘤。

随着年龄增长，大多数的草莓状血管瘤会自行消失，颜色慢慢变浅、形状变小，所以大多数患者都会恢复正常，只有少数超过10岁还没完全消退。

海绵状血管瘤是一种较深的血管瘤，范围会越来越大，也可能会影响到血液循环，是一种比较危险的血管瘤。海绵状血管瘤不会自行消失，更不能置之不理。

❻ 良性与恶性。婴儿胎记会变成恶性的不多，哪些胎记是恶性？红色胎记并不太会病变成为癌症，只要注意生长的部位是否在眼、鼻、口附近，并影响到宝宝的生理机能；若有出血、裂开的伤口或溃疡、局部隆起，则要就医，否则照护方式与照护一般皮肤相同即可。黑色胎记中的大型黑色素痣却是可能会演变成癌细胞的胎记，家长比较需要警觉。另外海绵状血管瘤也必须留意。

❼ 如何照护胎记。对于身体的胎记，不要相信偏方使用民俗疗法，也不要自己抠破。如果宝宝皮肤上有胎记，要注意保湿，可多擦乳液；若出现表浅伤口，可先以生理食盐水清洁，以免发生感染；激光后的胎记要注意防晒，并依据医师嘱咐进行伤口护理及复诊。

孩子头毛的知识与保养

Q：新生儿胎毛有多有少是怎么回事？

A：孩子在妈妈肚子中长到15～16周就会开始长毛发，这在肚子中长的毛发称为胎毛。

胎毛的多寡和先天的遗传关系最密切，有的宝宝一生出来发量多，有的却很少，这都是正常的。头发对胎儿来说保护作用不大，因此其必要性也不高，更何况宝宝器官成长所需的养分量很大，并没有太多的养分分给毛发，所以宝宝一出生发量稀少家长也不需过于介意。

头发的发量受到人体激素的影响，所以宝宝刚出生的发量并不能作为长大后发量的参考，人的发量要到青春期之后才能确定，青春期激素的变化会影响发量的多寡；之后要到年纪渐老，此时激素分泌又会发生变化，有些人就会因此发量变少。

Q：宝宝的头毛天生比较偏黄，长大会变黑吗？

A：新生儿的头毛就是在妈妈肚子中长的胎毛，胎毛的确比较细软，而且颜色偏黄。宝宝来到这个世界后长的毛发就已经不再是胎毛了，而称为头发。大约在10个月大之前，宝宝的胎毛会渐渐掉落而头发会慢慢成长，这段时间是胎毛与头发转换的时期，新长出的头发会比胎毛硬，颜色也会比较深，这是家长认为宝宝长大头发会变黑、变硬的原因。

Q：头皮脂溢性皮炎需处理吗？

A：新生儿出生一两个月左右，有的会在头皮或囟门附近出现黄黄的或咖啡色的一块一块、摸起来有点油油的并带点油臭味的东西，多数家长会以为是不是宝宝头皮没洗干净，怕会影响宝宝的头发生长，所以就更勤快地帮宝宝洗头，结果越洗情况越严重。这是宝宝常见的脂溢性皮炎，这种发生在头部的脂溢性皮炎越去刺激它会长得越多、情况更严重，事实上脂溢性皮炎一般不需要特别处理，也不会影响到宝宝的头发生长，宝宝长到5～6个月大就会自行消失，除非是宝宝感到痒而去揉捏，就可以带宝宝去看医师，医师会开药膏给宝宝擦。小儿科也会有脂溢性皮肤炎专用的洗发精，可以让症状缓解。

Q：1岁后头发也会自然生长吗？

A：宝宝出生之后，每个孩子长发的时程都不同，有的快有的慢，大约1岁可说是一个分界点，原因是1岁之前的孩子，身体的器官都尚未发展完成，需要很多的养分供给到这些器官，跟这些器官比起来，头发需要养分的顺序被排到比较后面，所以在1岁前只要确定宝宝的营养状况是好的，身体状况也没有问题，头发稀疏是没有关系的。有许多例子是宝宝在1岁前头发很稀少几乎看起来像是没有头发，1岁多之后才开始长头发，而且发量正常，这就表示1岁之后身体的器官逐渐成熟，而且宝宝开始有行动的能力，需要头发来保护头部，养分渐渐较多可以供应给头发，头发自然会正常生长。

Q：宝宝枕头上掉了一堆头发是怎么回事？

A：有些家长看到宝宝在枕头上遗留一堆毛发，或是看到宝宝头上一块块没有毛发的块状，就担心宝宝是否会发生秃头危机。初生宝宝掉发是正常现象。从妈妈肚中带出的胎毛，一出生后就会开始慢慢掉落，宝宝只要在枕头上摩擦头部就会让胎毛掉落，洗头时也会掉，在枕头上摩擦的部位不同，会影响胎毛掉落的位置，而胎毛掉落后，新的头发需要2～3个月的成长时间才能将掉落部位的毛发补足，在这种青黄不接的时期，就会发生宝宝头上一块块没有头发的状况，家长需要一点耐心等待。但若是宝宝胎毛掉后过了3～4个月甚至更久没有长出新的头发，就要注意宝宝是否有营养不足或是其他身体上的问题，必须就诊询问医师的意见。

Q：均衡营养有助于宝宝长头发吗？

A：均衡的营养是有助于头发生长的，所以家长要按照时程让宝宝接触辅食，不要因为喂食牛奶较方便而延后让宝宝接触辅食的时程。宝宝约6个月大就可以开始接触辅食了，宝宝约满周岁就可以接受跟大人一样的固体食物，可吃的食物种类更为丰富，像是海带、紫菜、芝麻等都对头发生长有益。虽然带壳的海鲜对宝宝头发的生长有帮助，但有很多研究报告指出，像是虾子、螃蟹等带壳海鲜容易引起1岁以前的宝宝过敏，所以在1岁前海鲜食品尽量减少，等宝宝大一点再接触这类食物。

Q：6个月以下宝宝头发怎样清洁？

A：宝宝出生6个月内因为喝奶或溢奶容易沾到头发，所以建议天天洗头，但不一定每一次都要用清洁用品，2～3天用一次清洁用品即可，用温水就可以达到足够的清洁效果。肥皂是不错的清洁用品，可用来洗头与洗澡。宝宝需要的肥皂量很少，家长先将肥皂放在自己手中加水搓到起点泡再抹在宝宝头发与身上洗，才不会让宝宝一次接触太多清洁用品；洗发精与沐浴精的用法也是一样，千万不可直接倒在宝宝头上或身上，会让宝宝局部皮肤受到过多刺激。其实现在有不少肥皂与宝宝专用清洁产品可使用于洗头、洗澡，并不一定要分别使用，但有一个原则需注意，因为一般来说洗发精的去油效果较强，拿洗发精来洗身体容易让身体皮肤过于干燥，但拿沐浴精来洗头没有这个问题。

Q：怎样为宝宝挑选洗发沐浴品？

A：洗发精、沐浴乳有许多都含有人工化学合成的界面活性剂、防腐剂、香精等，对人体会造成不良影响的成分，建议家长在选购时一定要注意看成分，选择不含化学成分、真的天然产品。除了选择天然成分产品外，也建议选择单一成分的用品，也就是洗发精最好选不要洗发、润发合一的产品，一方面宝宝并不需要用润发乳，另一方面洗润合一的产品更容易添加化学的成分。

Q：要剃胎毛头发才会长得比较茂密吗？

A：其实剃胎毛与日后头发长得密不密并没有关联，所以胎毛剃不剃皆可。不剃胎毛，胎毛会慢慢脱落再长出新的头发，这个转换过程较漫长，家长比较看不出换毛发的过程。根据民间习俗宝宝在满月时要剃胎毛，一次将胎毛全部剃掉，以为对头皮的刺激比较强，之后长出的头发会长得比较快一点。实际上一样也需要一段生长时间，只不过家长会清楚看到新长出的头发比胎毛色深且质硬，因此产生剃胎毛头发才会长得茂密的错觉。

Q：自己动手帮宝宝剃胎毛好吗？

A：若家长没经验，则不建议自己帮宝宝剃，毕竟宝宝还小会乱动，万一割伤头皮对宝宝不好。但若要带宝宝给理发师剃胎毛，则要注意理发师所使用的剃刀工具有没有彻底消毒，因为宝宝年纪小容易受到细菌侵袭，接触头皮的剃刀一定要消毒完全才行。

Q：宝宝头发上的“旋涡”越多表示脾气越暴躁吗？

A：头发上的“旋涡”代表的是头发生长的方向，跟脾气好坏没有关系，宝宝脾气的好坏与天生的气质有关。

Q：怎么做可以促进宝宝头发生长？

A：适度地按摩头皮可以促进宝宝头发生长，家长可利用每次帮孩子洗完头，将头发吹干后，用双手的指腹轻轻帮孩子按摩头皮，按3～5分钟即可，切忌用指甲去抓抠孩子的头皮，以免让头皮受伤。

Q：要经常帮孩子梳头发吗，多梳头发发质会变好吗？

A：头发并不需要多梳，只要将孩子的头发梳顺即可，过多的刺激反而对头皮不好。若要刺激头发生长，前面所提过的用手指指腹帮孩子头皮按摩家长可以多做。此外，宝宝的头皮很娇嫩，选用梳子时要选用圆头软质的梳子较佳，避免用又硬又尖的梳子，会伤害宝宝头皮。

Q：宝宝洗完头不爱吹头发，可以自然风干吗？

A：宝宝每次洗完头一定要先将头发擦干，再用吹风机隔着适当的距离将头发吹干，若不立即吹干，宝宝头发在自然干的过程中会将身体的体温散出，宝宝容易因此感冒。此外，尽量不要带2～3岁的小孩去烫头发或染头发，染烫的用品多数是化学成分，这些化学成分不仅会伤害孩子的头皮，也会经由头皮皮肤吸收到体内增加肝肾的负荷。另外，也有家长喜欢用强力发胶替孩子做像是朋克头的造型，发胶一样也是化学成分，是会造成肝肾负担，家长需注意。

小儿红斑

小儿红斑主要是皮肤皱褶处的湿热刺激和互相摩擦所致。多见于肥胖宝宝，好发于颈部、腋窝、腹股沟、关节屈侧、股与阴囊的皱褶处。初起时，局部为一片充血性红斑，其范围多与互相摩擦的皮肤皱褶的面积相吻合。表面湿软边缘比较明显，较四周皮肤肿胀。若再发展，表皮容易糜烂，出现浆液性或化脓性渗出物，亦可形成浅表溃疡。

预防红斑要保持皮肤皱褶处清洁、干燥，出汗时要尤其注意。

治疗红斑，可先用4%硼酸液冲洗，然后扑粉，并尽量将皱褶处分开，使局部不再摩擦。湿润时，可用4%硼酸液湿敷。糜烂时，除4%硼酸液湿敷外，可用含硼酸的氧化锌糊剂。有继发感染时，可涂以2%的紫药水或抗感染药物治疗。

小儿荨麻疹

小儿荨麻疹是一种常见的过敏性皮肤病，在身体不特定的部位，长出一块块形状、大小不一的红色风团，发痒。

小儿荨麻疹多是过敏反应所致，其常见多发的可疑病因首先是食物，其次是感染。如婴儿引发荨麻疹的原因多与牛奶及奶制品的添加剂有关。婴幼儿增加辅食以后，鸡蛋、肉松、鱼松、果汁、蔬菜、水果都可成为过敏的原因。儿童喜欢吃零食，如果仁、鱼类、蟹、虾、花生、蛋、草莓、苹果、李子、柑橘、冷饮、饮料、巧克力等都有可能成为过敏原因。另外，被蚊虫叮咬，或与花粉、粉尘、螨及宠物皮毛等接触，均易成为过敏原因。小儿患各种感染，如化脓性扁桃体炎、咽炎、肠炎、上呼吸道感染等疾病均可成为荨麻疹的诱发因素。药物也容易过敏引发荨麻疹。

小儿荨麻疹也有急性和慢性之分，急性荨麻疹治疗相对容易，而慢性荨麻疹治疗时间较长。

小儿急性荨麻疹发病突然，一般有比较明确的诱因，皮肤异常刺痒，风疹块形状不一，有红色、苍白色的；有的为环状，也可以互相融合成大片，一般24小时内会消退，但很快会复发，消退以后不留任何痕迹。皮疹发生部位不定，如用针头在患儿正常皮肤上划痕可出现与划痕一致的红色疙瘩。多数患儿除皮肤奇痒外，没其他不适感；少数因内脏受累出现发热、头疼、气憋、恶心、呕吐、腹泻、腹痛等不适；重时有面色苍白、呼吸困难、血压下降等休克表现。

若是小儿荨麻疹持续复发超过6周则成为慢性荨麻疹，很多因素都可能引起小儿慢性荨麻疹。如温度变化、搔抓、灰尘、花粉、化纤衣物等对皮肤产生的刺激等。也有一半以上的患者可能根本找不到明显的致病原因。

患者最好能和信任的医师长期配合，不要一觉得药物无效就又换医师。

在食物性过敏原中，除鱼、虾、蟹、贝类、蛋类、笋等常见的易过敏食物外，蔬果中的芹菜、香菜、辣椒、草莓、香蕉等也可诱发荨麻疹。还有如泥螺、苋菜、鸡毛菜、莴笋等食物也可诱发此病。因为荨麻疹患者对外界抵抗力差或还没有适应环境，因此对牛奶、黄豆、花生、鸡蛋等过敏的也比较多。如果禁忌的食物过多但又是人体日常所需的，也可以通过少量渐次增加食用量来达到脱敏的目的。

治疗一般以抗组胺药物、葡萄糖酸钙、维生素C为主，辅以安抚止痒的外用药，比较重的可以在医生的指导下临时用一点皮质激素类的药物。

* 日常护理注意

❶ 避免用手抓挠患处，可用冷敷减轻瘙痒感，也可用炉甘石洗剂或氧化锌洗剂清洗皮肤。

❷ 注意卫生，家庭防螨很重要；避免孩子接触花粉类物质，避免在树底、草丛等处活动。

❸ 注意天气变化，避免引起寒冷性荨麻疹；患儿应穿着宽松透气的衣物，以免对患处造成刺激。

蚊虫咬伤

夏季是蚊虫活动的季节，孩子在晚上熟睡时被蚊子咬伤；户外活动时被小黑蚊、蜘蛛、小蜜蜂等叮咬。孩子常被蚊虫叮咬后，叮咬处周围会呈现红色丘疹突起，这是因为蚊虫在叮咬人体时，注入酸性物质溶解皮肤角质层，导致发炎，造成发痒、水肿。

Q：孩子被蚊虫咬伤后如何处理？

A：孩子细嫩的肌肤被蚊虫咬伤之后，出现很大的红色肿块，这是很常见的问题。因为宝宝的皮肤尚未曾受过任何过敏原的接触，又因为免疫力未健全，因此对于蚊虫叮咬容易过度反应。对于蚊虫叮咬出现过度红肿症状的反应，慢慢随着年龄渐长就会有改善。

家长可以帮宝宝在患部冰敷舒缓，有助于镇定与止痒。在没有伤口的情况之下，也可以使用芦荟、薄荷或面速力达母来镇定消肿。若是真的肿得很大，可至医院求诊。

孩子被蚊虫咬伤，愈合之后，出现一点一点的红豆色痕迹，是皮肤受蚊虫叮咬发炎后的色素沉淀，需要耐心和时间，等待皮肤周期性的代谢，慢慢淡化，至于淡化的时间长短会随体质而异。通常来说，肤色较浅者，色素退得比较快；肤色较深者，色素退得比较慢，但不建议孩子涂抹退色素的药膏。

Q：可以使用蚊香帮宝宝驱蚊吗？

A：不建议使用传统式蚊香及液体式电蚊香来帮宝宝驱蚊，此类蚊香对于孩子的中枢神经有影响。可以在晚上睡觉时，在房间挂上蚊帐，以防蚊虫叮咬。

外出时，最简单的方式就是帮宝宝穿上长袖衣物，既可防止蚊虫咬伤，又可避免紫外线的伤害。也可以选择天然成分的防蚊液，如香茅、尤加利成分，虽然效果较弱，但是较安全。对于防蚊贴片，孩子可能会产生局部的过敏性皮肤炎，因此不建议宝宝使用。市面上常见的蚊不叮等防蚊产品用在孩子身上并不安全，也不可喷洒于皮肤及衣物上。

流传使用樟脑油来防蚊，并不是好的选择，因为大量使用樟脑油会产生抽搐、过敏等问题，接触2克剂量会有严重的中毒状况产生，4克剂量即有可能致死。家长常常会不自觉地过度使用，因此不建议孩子使用。

日光性皮炎

有的宝宝在春末夏初，经过日晒以后，被晒处皮肤出现红斑片，又痒又疼。有的宝宝是在吃了某种蔬菜或某种药物后，晒太阳时会出现红斑、水疱。这种情况叫日光性皮炎。

患日光性皮炎多是在太阳下暴露皮肤2～6小时以上，皮肤发红，出现红斑、水疱，并有痒痛感。经过3～4天后，红斑逐渐变为暗红色，逐渐消退。水疱破裂后干燥结痂，表皮脱屑，留有色素沉着。

患日光性皮炎的宝宝可注意以下问题：

❶ 尽量避免日晒，外出时注意遮阳，穿长袖衣服、长裤、浅色衣服。

❷ 在外露的皮肤上涂防晒护肤品。

❸ 日晒出现红斑后，立即用冷水湿敷局部，以减轻反应。

痱　子

孩子的汗腺功能尚未发育完全，自行调整排汗的功能不佳，加上基础代谢比成人快，因此时常觉得过热。在脖子、腋下等身体皱褶处与头部、躯干等部位，容易出现一颗一颗红色凸起的小丘疹。家长常常担心孩子着凉，即使在大热天也让他穿上一层又一层的衣服，包裹太紧反而容易流汗出现痱子。

Q & A

Q：可以用痱子粉保持皮肤干爽吗?

A：痱子粉的主要功用是吸汗及保持皮肤干燥，其主要的两大成分为滑石粉与玉蜀黍粉。然而痱子粉的滑石粉成分可能会黏着宝宝肌肤发炎处，反而造成细菌滋生，因此当孩子肌肤有发炎状况时就应避免使用痱子粉。平常家长若仍习惯使用，建议选择不含滑石粉成分，而是含天然的玉蜀黍粉成分的痱子粉较温和、不刺激。特别是宝宝为敏感性肤质时，更需要减少外来物质的刺激。在使用时切忌涂抹过多，否则容易结块反而更刺激皮肤。

痱子粉的使用方式是先扑一点痱子粉在自己的手上，再均匀地涂抹在孩子的肌肤上，不要直接对着宝宝的身上泼撒，以免粉末飞扬被宝宝吸入口鼻中，引发气喘的可能性。现在市面上有液态的痱子膏可以自行选择使用，但仍需注意其成分，应以天然为主。建议选择含有氧化锌的乳膏来取代痱子粉，亦具有保护皮肤的效果。

Q：用酵素或花露水帮孩子洗澡？

A：有些家长觉得户外环境有许多看不见的细菌，孩子肌肤很脏，因此在水中加入酵素来帮助宝宝洗澡。医生不建议家长使用酵素，尤其是对于未满1岁的宝宝。由于酵素通常含有超过pH5.5的皂碱，而且酵素结构为易过敏的蛋白质成分，具有分解蛋白质的功能，分解正常皮肤上的保护膜，可能会使得宝宝肌肤过于干燥。当孩子满1岁，其皮肤有正常的屏障功能，才考虑使用酵素清洁。

所有孩子都不需要过度清洁。家长也需避免使用含有酒精的花露水帮孩子洗澡，对于孩子而言，酒精成分过于刺激皮肤，只要使用温水或中性清洁用品即可。

Q：长痱子是因为孩子穿得太多吗？

A：家长常常害怕孩子着凉，即便是夏季仍为孩子穿上一层又一层的衣物。但是孩子体温比成人低，35℃～37℃都是正常体温。最适合孩子的室温为24℃，而不是大人习以为常的28℃。孩子的排汗功能不健全，容易闷热，当孩子长痱子，有可能因为穿着太多衣服。

要如何替孩子穿衣服呢？观察宝宝的皮肤状况，用手去触摸孩子的手、脚及肚子，温热都是正常的。若是孩子的两颊潮红，甚至是流汗，表示孩子的体温过高，可能穿着过多衣服。孩子若是过冷或过热，都会有哭闹的情形。若是欲了解新生儿的温度，测量体温是最好的方式。

夏季气候炎热，温度过高，孩子在室内也可以吹冷气。由于孩子体温调节能力不佳，若是刚洗澡后，立即吹冷气可能会感冒，应擦干身体与头发之后，用浴巾包裹完整，等孩子适应之后，再穿上吸汗的棉质衣服。

Q：长痱子吃哪些清热解毒的食物？

A：在夏季可以给孩子多吃清淡食物，对于痱子严重的孩子，可以选择以下药膳。

* 清凉绿豆汤

原料：绿豆100克，干荷叶15克，薄荷叶、甘草各少许，白糖适量。

方法：薄荷、甘草同煎取汁，荷叶装入纱布袋，扎口，与绿豆加水同煮至豆烂，去药袋，兑入薄荷甘草汁，待凉食。

功效：清热解暑，祛湿。适用于小儿痱子。

* 蜜糖银花露

原料：蜜糖30克，金银花15～30克。

方法：先将金银花煎水，去渣放凉，分次加入蜜糖溶化后饮用。煎时不要太浓，一般煎成两碗银花汁，瓶储分次冲蜜糖服。

功效：蜜糖，即蜂蜜，它对于身体需要高热量和易于消化食物的儿童特别有益，且能解毒，和金银花同用，能清热利湿解毒。适用于小儿痱子、暑疖等病。

* 荷叶茅根粥

原料：鲜荷叶1个(约100克)，白茅根30克，粳米适量，白糖适量。

方法：先将白茅根洗净，加水1000毫升煎煮30分钟，去渣取汁，用药汁煮米粥至烂熟时，放入洗净的鲜荷叶，略煮即成。吃时放少许白糖调味。

功效：清热利湿，对小儿痱子有效。

* 紫草茸糖水

原料：紫草茸3～5克，白砂糖适量。

方法：上两味加水2碗煮至1碗，去渣饮用。

功效：清热凉血，解毒。适用于小儿痱子。

疣

疣俗称瘊子。疣是经过病毒传染后才生出来的。常见的疣有以下几种。

* 传染性软疣

俗称“水瘊”，多发生于宝宝身上，为米粒到黄豆大串珠样隆起，表面有蜡样的光泽。白色或珍珠色，中心有小脐凹。用针将顶端挑破后，可挤出白色乳酪样物质，其中含有大量病毒。这种软疣可发生在躯干、四肢，症状不明显，有时有痒感。

＊寻常疣

俗称“刺瘊”，是最常见的瘊子。多发生于青少年，开始在皮肤上出现针尖到黄豆大的隆起，表面较硬，灰褐色。这种疣的表面顶端呈乳头状、菜花状或刺状，故叫“刺瘊”，其好发于手部、足部、鼻孔、耳道内。

＊扁平疣

俗称“扁瘊子”，为米粒到绿豆大小扁平隆起，棕色，表面光滑，数量多，多发生于面部及手背。

长了瘊子以后，数目少的可到医院用液氮冷冻治疗，也可涂抹软膏。传染性软疣可在用针挑破挤出白色物后，涂2%～3%碘酒。有的瘊子不经治疗，几年后自行消退。有的反复发作，就需要到医院治疗了。

冻疮

冻疮好发于肢体末梢或暴露的部位，如手、足、面颊、耳郭等处，初起时，局部有蚕豆至指甲盖大小的紫红色肿块或硬结，边缘呈鲜红色，中央呈青紫色，触摸患处时有冰冷感，用手压下去会褪色，松手后会慢慢恢复。患儿自觉有肿胀、瘙痒、烧灼感，严重者可有水疱，破烂后会形成溃疡，经久不愈。

预防冻疮需要注意以下方面：

❶ 坚持体育锻炼，增强机体的抗寒能力。

❷ 天气寒冷时，要注意给孩子保暖，如出门时使用口罩、手套、防风耳罩等。

❸ 易患冻疮的孩子可用生姜片或凡士林涂搽易患冻疮的部位，可减轻冻疮。

❹ 鞋袜的大小、松紧要合适，保持鞋袜的干燥，受潮后要及时更换，受冻部位不宜立即烘烤或用热水浸泡。

患有冻疮的孩子，饮食上宜食用散瘀止痛的食物。

＊当归羊肉汤

原料：当归15克，红花5克，羊肉100克，盐3克，料酒5克，姜片5克。

方法：羊肉洗净放入沸水中汆烫后捞出，切片；将当归、红花分别洗净后，装入调料包中；将羊肉、姜片、调料包放入锅内，加入适量清水和料酒，大火煮开后，改用小火煲约2小时；煮至汤熟时，加盐调味即可。

功效：补血活血、散瘀止痛、温中健脾。最适合冻疮患儿服用。

毛囊炎

夏天潮湿闷热，宝宝容易流汗而阻塞毛孔，引起毛囊炎。

症状

❶ 好发于头部、颈部，亦可发生于臀部及身体其他部位。

❷ 初起为小丘疹，周围有明显红晕，其中心有毛发贯穿，迅速形成粟粒大小的丘疱疹、小脓包，脓包壁薄，不相融合，破后有小量脓性分泌物，以后排出少量脓液，干燥结痂。愈后不留痕迹或有浅表疤痕，自觉瘙痒。

❸ 疖肿较大时，可有发热、头痛及乏力等全身症状，白细胞数增高。

❹ 面部疖肿如合并颅内感染时，面部肿胀严重，可伴寒战、高热、头痛等海绵窦感染性栓塞。

治疗

❶ 轻症，去除脓头，涂以2%碘酊或1%甲紫。

❷ 重症，可全身使用抗生素，可根据病情在医生指导下口服螺旋霉

素、阿奇霉素或诺氟沙星、头孢等广谱抗生素。

* 冬瓜薏米

原料：冬瓜200～400克，薏米30～50克，精盐适量。

方法：将冬瓜洗净切块，与洗净的薏米一同入锅，加水适量，煮汤，加精盐调味即成。饮汤吃冬瓜，分数次吃完，隔日服用1剂，连服3～5剂。

功效：清热解毒，健脾利尿。适用于各种毛囊炎，还适用于各种疖病，对湿热型患者较为适宜。

* 绿豆荷叶

原料：绿豆50克，鲜荷叶1张(约100克)，冰糖适量。

方法：将鲜荷叶洗净切碎，加水适量，煎煮15分钟，去渣取汁，加入洗净的绿豆，一同炖烂，加入冰糖调味即成。日服1次，连服7日。

功效：清热解暑，除烦止痒。适用于各种毛囊炎，尤其适合患者夏季食用。

家庭护理

❶ 小儿生活要规律，要注意休息。

❷ 小儿患者应少吃辛辣、肥腻或含糖量过高的饮食。

❸ 家长应注意清洁，如果头部发生毛囊炎，洗头时不要用力搔抓，洗头也不要过勤。

❹ 患儿要积极锻炼身体，提高身体抵抗力。

❺ 剪短孩子指甲，嘱咐孩子不要搔抓，并且保持患处的清洁和干燥，避免感染。

Q & A

Q：毛囊炎宝宝如何保持皮肤清洁?

A：家长只要用约30℃的温水加强清洗即可，并保持皮肤干爽；或是选择婴儿专用清洁用品。宝宝的体表面积较大且皮肤较薄，容易吸收化学药剂，因此宝宝的清洁用品必须选择无色、无香、无味，亦即不含皂碱、香精、人工色素与防腐剂，以及pH值为中性。成人沐浴用品多强调清洁力强，因此含有皂性，不适合宝宝使用。天然植物成分较适合宝宝，一来少了化学伤害，二来贴近皮肤，又达到保湿作用。

Q：患上毛囊炎脓包可以热敷吗？

A：当毛囊炎的脓包太大，需要至医院做引流的处理，若是无处理就不易痊愈。热敷脓包不会加速其成熟，有时候可能使血流量增加，皮肤变薄，增加细菌感染至全身的概率。正确的处理方式应为就医，使用适当药物——涂药或口服治疗。

Q：毛囊炎宝宝要剪短头发吗？

A：毛囊炎宝宝不需要过度理发，特地剪短头发。毛囊炎有可能是短时间的发作，不一定是因头发过长，堵塞毛孔而造成。在毛囊炎发作时理发，反而有可能造成伤口，增加感染概率。一般而言是气温过热与排汗的问题，保持皮肤干燥与清爽才是最重要预防毛囊炎的方法，宝宝流汗了就赶紧擦干。家长若是担心，可以在夏天来临时，尚未产生毛囊炎情况，就先带宝宝剪头发，帮助其排汗。不要涂抹过度滋养的乳液，反而会加重病情。

脓疱疮

脓疱疮俗称黄水疮，是小儿一种最常见的细菌感染性皮肤病，系接触传染，蔓延迅速，是一种急性、接触性、传染性皮肤病。婴幼儿和儿童最易感染，通常由金黄色葡萄球菌引起。

症状

本病在炎热潮湿季节发病率高。经常发于手臂、下肢或尿布区以及皮肤皱褶部位。脓疱高出皮肤表面，周围微红。初期疱液清晰，后期迅速成为黄色浑浊液。脓疱壁很薄，一碰就破，破了就流水结痂，并向周围蔓延。脓疱破裂而露出红而润湿的面。轻者无全身症状；重者新的脓疱疮不断出现，可并发败血症、脑膜炎。

治疗

❶ 新生儿脓疱疮一经发现应立即隔离和就医。一般都要到医院去医治，临床需要1～2周才会痊愈。若未及时处理，或治疗不当，发展成新生儿脓毒血症很危险。本病要注意隔离。患儿的衣物及玩具等要进行消毒。

❷ 轻症一般以外治为主。病初仅有个别脓疱，宜将表皮刺破，用消毒药棉吸去液体，涂2%紫药水或涂上抗生素油膏；患处四周的皮肤须每隔2～3小时用75%的酒精消毒1次。结痂部位，要先用1：1000高锰酸钾液冲洗后再揭去痂皮，涂些紫药水。保持小儿的清洁卫生，衣服的清洁卫生和皮肤清洁干爽。

❸ 全身症状较重者，医生会全身使用敏感抗生素。

❹ 患病的小儿，其衣物玩具等应每天煮沸消毒1次，烈日下曝晒被褥；婴幼儿的生活用品要经常消毒、洗晒，并自备1套，单独使用；要注意经常给小儿洗澡换衣服，剪指甲；防止皮肤损伤。

对反复发作者，应注意增强体质，可选用下列药膳食疗方。

* 银菊饮

原料：金银花、山楂、菊花各10克，蜂蜜50克。

方法：将上述药以水煎煮沸30分钟后，起锅滤汁；另将蜂蜜文火煮沸，烧至微黄时，缓缓倒入熬成的银菊饮汁内，拌匀，用纱布过滤去渣，冷却后即成。每次1汤匙，每日3次，温开水冲饮。

功效：辛凉解表，清热解毒。

* 莲米豆仁汤

原料：红枣、莲米各30克，绿豆、薏米、豆皮(腐竹)各60克，红糖适量。

方法：将五者加清水适量同煮至烂熟后，红糖调味服食。

功效：清热解毒。

预防和护理

❶ 给小儿穿着宽松的棉布睡衣，不要裸身直接包裹在襁褓里，以避免造成局部潮湿而导致细菌侵入继发感染。

❷ 给小儿勤洗澡和勤换内衣，每次洗澡后要注意拭干颈部、耳后和腋下等部位，既保持小儿皮肤干净又保持相对干燥。

❸ 天热时不要包得过严，扎得过紧，以免出汗多、潮湿而诱发脓疱疮。

❹ 注意皮肤卫生，儿童内衣要勤洗勤换，特别是夏季应勤洗澡、剪指甲。

❺ 生了痱子或瘙痒性皮肤病，应及时治疗，避免细菌感染。

❻ 幼儿园发现此病，应立即隔离消毒。

小贴士

全身皮肤潮红时要注意毒血症

夏天，小儿长疖是常见的病，通常应用些清热解毒、消炎药物，或外敷药膏，或成熟后切开排脓就会痊愈。但是如果处理不当，如胡乱挑脓、挤压疖子等，有时可因此而致毒血症。毒血症表现是急起高热、寒战、烦躁不安、全身皮肤潮红、手足会有点肿胀，严重者可致感染性休克或抽筋昏迷。所以不要胡乱处理热疖，一旦出现不能自行处理的情况，应立即就医。

倒　刺

倒刺在医学上称为逆剥。在正常情况下，指甲周围与皮肤是紧密相连的，没有一丝空隙，形成一道天然屏障，但有时我们会看到指端表面近指甲根部的皮肤会裂开，形成翘起的三角形肉刺，这就是“倒刺”。

倒刺实际上是一种浅表的皮肤损伤，并不是大问题。但孩子会出于好奇或觉得难受碍事，用手去撕，这样反而会造成倒刺根部皮肤真层暴露，引起继发细菌感染，不仅会疼痛出血，严重时还可能导致甲沟炎。

＊生成倒刺的原因

❶ 孩子贪玩好动，经常用手抓玩具、啃咬指甲，或者小手与其他物

体过多摩擦，使得他们娇嫩的皮肤长出倒刺。

❷ 呵护不得当，导致孩子手部皮肤干燥，指甲下面的皮肤得不到油脂的滋润，很容易长出倒刺。

❸ 如果孩子日常饮食中缺少维生素C或其他微量元素，也可能会通过皮肤表现出来。

* 倒刺如何除

❶ 经常给孩子剪指甲，保持指甲卫生，并且要教育孩子，让他知道啃咬指甲是不对的。

❷ 让孩子多喝水、多吃水果，每天都要给小手涂上无刺激、含油脂的护肤霜，像羊毛脂、维生素E霜等。橄榄油有防止倒刺生成的功效，把孩子的小手洗干净，将橄榄油涂上，并进行按摩，既营养皮肤，又可以防止倒刺的生成。

❸ 孩子长出了倒刺，千万不要硬拔，先用温水浸泡有倒刺的手，等指甲及周围的皮肤变得柔软后，再用小剪刀将其剪掉，然后用含维生素E的营养油按摩指甲四周及指关节。

夏日宝宝防晒装备

* 防晒抗老从婴儿时期做起

皮肤抗老从婴儿时期就要开始留意，尤其6岁以前的婴幼儿因为皮肤的抵御力、保水度、角质强度较差，更容易受到紫外线侵袭，使肌肤变得敏感。一次次不断累积的伤害会在肌肤留下印记，过了20岁之后，斑点、细纹等老化现象可能会提早出现。

当皮肤曝晒在阳光下时，阳光中的UVA（波长320～400nm）会造成真皮层破坏萎缩而导致皮肤变黑及老化，UVB（波长280～320nm）则会使得皮肤有红肿及受伤的现象。当皮肤没有做好保护就直接曝晒在阳光下时，容易因阳光造成细胞变性、组织受到破坏而让皮肤晒伤甚至产生色素斑、皮肤癌，即便宝宝的皮肤柔嫩且生长快速，但家长仍必须注意别让孩子直接暴露在阳光底下，“晒”是会累积的，现在过度曝晒，40岁之后就会快速老化。除了不要直接在户外阳光下曝晒超过15分钟之外，家中的卤素灯与扑蚊灯也同样有紫外线辐射，因此就算待在家中，仍有机会因窗边的阳光或是家中灯光而晒黑。

* 认识肌肤大敌——紫外线

紫外线的波长可分为UVA、UVB、UVC 3种。UVA强度最弱，但穿透力最强，可穿透云层、玻璃进入室内、车内，且不因时辰、季节或气候改变强度，会深入真皮组织，刺激黑色素增生及迫使胶原纤维萎缩变形；UVB虽然只到达皮肤表皮层，但会使角质增厚、皮肤变得暗沉，或是造成肌肤表层晒伤；UVC对皮肤的伤害最大，但臭氧层可以对UVC发挥隔离作用，只是近来臭氧层陆续遭受破坏，未来或许也会对人体健康造成危害。

❶ 外出前先查看当日紫外线指数表：东方人的肤质相对来说较不容易受到紫外线伤害，是很适合进行光照活动的族群，只要不是过度在阳光下曝晒，对健康益处多多，因此不需要因为担心紫外线照射而禁止宝宝外出，家长只需在外出前事先查询户外紫外线指数，以此拟定防晒策略，即可让孩子放心、安全地享受阳光。

小贴士

看懂紫外线指数分级

指数	0～2	3～4	5～6	7～9	10以上
等级	微量级	低量级	中量级	过量级	危险级
强度	微弱	弱	中等	强	极强

当紫外线指数低于7，可避开阳光最强烈的时段，选择在早晨10点之前或下午3点之后外出，或是帮孩子戴上帽子、穿着薄外套，以及涂抹防晒用品；若紫外线指数高于7则尽量避免外出，如需外出一定要做好完备的防晒措施。

❷ 依照紫外线指数采取防晒措施：夏日一天当中以上午10点到下午

3点的紫外线较为强烈，此时应尽量避免带孩子外出或是在户外曝晒超过半小时，出门时务必根据当日的紫外线指数，确实做好不同程度的防晒措施。

紫外线指数强度与相应防晒措施		
紫外线指数	曝晒时限	防护措施
5~6	30分钟内	1.帽子／阳伞／太阳眼镜
		2.防晒液
		3.尽量待在阴凉处
7~9	20分钟内	1.帽子／阳伞／太阳眼镜
		2.套上长袖衣物
		3.防晒液
		4.10点到14点最好不外出
		5.尽量待在阴凉处

气象预报中提供当日紫外线指数，数值从0～15，数值越大表示阳光强度越高，对于肌肤的伤害也越大，家长可以此为依据进行防晒准备。

* 慎选防晒衣物

有些家长为了要替孩子做到全面性防晒，而将孩子包裹得密不透风，如此一来可能会影响孩子的出游心情，甚至发生其他肌肤问题，如出疹子。

外在的防晒衣物是夏日必备的道具，例如戴帽子、推车的屏蔽、阳伞、护颈、袖套都是很不错的选择，可作为防晒乳之外的加强。一般而言家长都会认为白色的衣服比黑色还要容易反射光源，也较不热，实际上经过实验发现，黑色的衣物防晒效果是比白色好的，但在挑选上应仍以“织密”程度作为准则，衣服表面太多小洞让阳光透进，自然会失去其挡住紫外线的效果。现在市面上也有一些经过认证的UPF防晒衣物，衣服本身就具有防晒系数，若家长不喜欢在宝宝身上涂涂抹抹，又怕宝宝会晒伤、晒黑的话，也可以试看看此类产品。

6个月以上的孩子可以配戴太阳眼镜保护眼周肌肤，购买前应让孩子亲自配戴，选择符合脸形、舒适的款式，材质最好是以聚碳酸酯制成，可防止眼镜在不慎碰撞时容易碎裂的问题。

优先选择物理性防晒品

一般市面上所售的防晒品可分为化学性防晒品及物理性防晒品。化学性防晒是先吸收紫外线的能量后，再转换成一种较低的能量释放出来，借此消除紫外线对肌肤的影响，具有质地轻透、防晒效果强的优势，但使用在孩子身上可能有健康上的疑虑，如成分代谢问题，以及可能引发过敏反应，建议最好避免将纯化学性防晒品使用在孩子身上。

物理性防晒的作用原理是采用粉末基质混合油脂成分，以反射紫外线的方式达到防护效果，只停留在皮肤表面，容易清洗、不刺激皮肤，对婴幼儿而言是比较安全的选择，然而纯物理性的防晒质地较厚重、易泛白，且有防晒波段死角。目前市场上的产品80%以上是物理和化学防晒剂共同作用的混合产品，家长们可选择以二氧化钛、氧化锌为主要成分的偏物理性防晒品，以减少孩子的肌肤负担。

* 认识防晒功能标示

❶ SPF（Sun Protection Factor）：SPF是美系防晒标示，其数值所代表的含义是指涂抹防晒用品后能抵御紫外线UVB照射的时间倍数，系数越高表示防护时间较长，与防晒效果好坏无相对关系。

❷ PA（Protection Grade of UVA）：PA是日系防晒标示，依照阻绝UVA的时间，分为PA+、PA++、PA+++，PA+表示可以延缓皮肤晒黑的时间倍数为2～4倍；PA++指的是可延缓4～8倍；PA+++表示可延缓8倍以上。

❸ IPD/PPD：欧系化妆品以IPD及PPD代表防晒系数，IPD指的是照射UVA之后立即性的晒黑，PPD则是照射UVA2小时后仍持续的晒黑，两者的数值代表使用后肌肤延长晒黑的倍数。

* 根据场合使用适当的防晒品

根据场合不同，选择的防晒品也应有所区分。如果打算去逛街或是到附近公园走走，可以使用防晒系数较低、较轻薄的防晒品，如SPF25、PA++以上的防晒品；若是有戏水活动，紫外线会因水面反射产生更强烈的影响，这时候防晒系数较高以及具有防水作用的防晒品就派上用场了。

由于紫外线中的UVA能穿透云层，也能透进5厘米厚的玻璃窗，即使在室内活动或是阴天也需要加强防晒，搭车前也别忘了帮孩子做好防晒，以免紫外线透过车窗伤害宝宝的肌肤。

孩子的脸部面积较成人小，使用的防晒品剂量相对也要减少，家长可依手掌面积来推估，一个手掌大小的面积大约涂抹一颗绿豆大小的剂量，有些容易被忽略的部位，如耳朵、下巴、脖子后方、足部，都要仔细涂抹，避免因疏忽而使肌肤受到烈日曝晒的伤害。

涂抹防晒品应该在出门前半小时完成，之后再根据场所及流汗情况进行补擦。即使使用防水性防晒品也绝非一劳永逸，戏水、出汗或用毛巾擦拭过后，都会减弱防晒品的效果，最好每隔2～3小时就补擦1次。

* 防晒指数不是一切

认识防晒乳之前，首先要懂得阅读产品上众多数字的意义，才能买到最适合又划算的产品。在防晒乳瓶上所标示的“SPF”，代表的是使用此产品延长晒伤时间的倍数。以SPF30的产品为例，晒10分钟就会晒红的皮肤，使用产品后就能延长至30×10=300分钟。由于带孩子出去玩时不太可能不断计算使用的时间，且晒伤时间会因阳光强度及场合而有所不同，因此选购时并不应认为“系数越高就越好”，通常只要是婴幼儿专用、SPF指数30以上就非常适合了。挑选防晒乳应以清爽为主，防水、高系数的防晒产品擦起来比较闷，可能会引发汗疹，若是需要玩水的场合，则多擦几次即可。

防晒产品除了系数的差别，还分作“物理性防晒”及“化学性防晒”，物理性防晒顾名思义是利用二氧化钛等成分在皮肤上形成反光膜，以反射紫外线对皮肤的伤害；而化学性防晒则是将大部分紫外线吸收进成分当中，阻挡紫外线进入皮肤破坏组织。虽然物理性防晒较不会引起过敏，但相对于化学性防晒仍较油腻，市面上许多产品都混合了两种防晒方式，使用挑选上仍以个人习惯为主。

孩子适用防晒品三大指标：

1. 选择质地清爽不黏腻的乳液状防晒品。
2. 购买成分表标示清楚的产品。
3. 无添加香料、酒精及复杂萃取成分。

* 使用产品前做过敏测试

6个月以下的孩子并不适合擦拭防晒乳，孩子的皮肤尚未发展成熟，防晒乳中的化学成分可能会造成孩子皮肤过敏或其他刺激反应。购买防晒乳之后、正式使用之前，仍需对产品进行过敏测试，使用过程中才不会让孩子的皮肤产生不必要的负担。过敏测试是将防晒乳擦在孩子皮肤较细嫩的地方，如颈部及手臂内侧，等待2小时至一整晚观察皮肤是否有红肿现象，以判别此产品是否适合。正式使用防晒乳时应于指尖挤出一球，涂抹全脸，并重复动作3次（也就是在脸上涂3层），才算是足够可以抵挡阳光的用量。即使已彻底涂抹，防晒乳在皮肤上的效果也会随时间消逝，应2～3个小时后再补擦1次，以维持防晒乳的效果。

＊彻底清洁，肌肤不残留

一般物理性防晒品使用清水或少量清洁用品即可洗净，防水性的物理防晒品清洗两次以上也可卸除干净，只需清洗至皮肤上的黏腻感消失即可，就算未完全卸除也不易造成皮肤的负担；至于化学性防晒品需要一道卸妆手续，这可能会为孩子肌肤带来刺激，因此最好还是为孩子选择较安全的物理性防晒品为宜。

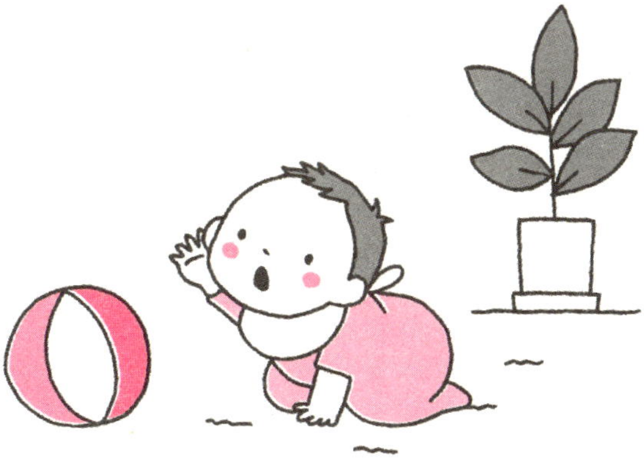

Part 7

小儿五官科常见疾病

眼睛、耳朵异常的就医基准

孩子的鼻泪管比较狭窄，眼泪不容易流出来，有时眼角会有白色分泌物，如果只是生理上的反应，就不需要担心。但如果眼睛有充血，眼屎变多，黑眼球怪怪的，或看东西好像有困难等状况时，就要就医。

＊需要注意

要发现耳朵的异常，最重要的就是多注意孩子的状况，对巨大声响没有反应，没有注意到妈妈的声音等，也许有听力异常的可能。耳朵会痛，或经常用手抓耳朵时，也要就医。

＊眼睛就医的基准

当孩子有下列症状时应尽快就医：

◎ 眼睛有异物，会痛或会痒时。

◎ 眼睑红肿时。

有这种情况可以白天门诊时间带去医院：

◎ 眼屎变多，会痛或会痒。

◎ 眼白严重充血。

◎ 黑眼球往旁边斜，眼球的位置异常。

＊提供给医生的信息

眼睛有眼屎或充血吗，何时发生的？眼屎的量有变化吗，何时开始的？会痛会痒吗，有其他症状吗？

＊有可能发生的疾病

鼻泪管阻塞、病毒性结膜炎、过敏性结膜炎、细菌性结膜炎、咽结膜热、睫毛倒插等。

＊让宝宝比较舒服的居家照护

◎ 经常清除眼屎：用蘸了开水的纱布巾，从眼头方向往眼尾擦拭，温柔地清除眼屎，用过的纱布巾，要注意不要让其他人碰到。

◎ 帮宝宝把指甲剪短：把指甲剪短，修剪成圆弧状，手也要洗干净，不要让手上的脏污沾到眼睛里。

＊ 耳朵就医的基准

当孩子有下列症状时应尽快就医：

◎ 耳朵非常痛的样子。

◎ 有发热，而且耳朵化脓。

有这种情况可以白天门诊时间带去医院：

◎ 巨大声响没反应，听力似乎有问题。

＊ 提供给医生的信息

常常抓耳朵吗？听力状况如何？耳朵是否有分泌物？耳道里是否有湿疹或疥疮？

＊ 有可能发生的疾病

急性中耳炎、渗出性中耳炎、外耳道炎、外耳道有异物、重听等。

＊ 让宝宝比较舒服的居家照护

◎ 用纱布巾清洁耳朵分泌物：用蘸了开水的纱布巾，拭去流到耳朵外面的分泌物。

◎ 耳朵会痛的时候，可以用冰毛巾或用纱布巾包着冰敷袋冰敷耳后，可以稍微缓解疼痛。

婴幼儿的视力发展

国内近视人口快速增加，近视年龄也逐年降低，家长必须了解每个阶段宝宝应有的视力发展，并且能随时注意及观察，做好预防保健，才能避免宝宝提早成为近视一族。

眼睛是人体的重要器官，能够分辨物体形象的形态觉、辨识色彩的色感、测知明暗的光觉，如何照顾发育中宝宝的眼睛，首先从了解眼睛的构造及功能开始。

了解眼睛构造

眼球的最外层是透明的角膜和白色的巩膜。角膜能将光线折射送进瞳孔，这是视觉第一步。坚韧的巩膜是保护眼睛的外膜，构成俗称的眼白，其功能为结合眼压以维持眼球的形状，供应眼睛内部养分的神经和血管，也会穿过巩膜。

眼球中层的前部为虹膜，具有色素，决定眼珠看起来是东方人的深咖啡或是西方人的蓝色、褐色等。其中心有圆孔，就是瞳孔，虹膜依光线的强弱收缩瞳孔大小，以调节进入眼睛的光线。

眼球后部的脉络膜，呈暗褐色，主要由色素与血管组成，可供应眼球养料并运送废物。它与虹膜之间是睫状肌。虹膜正后方的水晶体，必须是清澈透明，光线才能由此进入。再其后是透明胶状液的玻璃体，用以保持眼球的形状。之后是视网膜，为眼球壁最内层，满布感光细胞与神经，进入眼中的光线在此形成影像。

眼睛经过许多道复杂程序，才能够看到物体。实际上，看是在大脑完成，眼睛只提供光线及影像传输。光线从瞳孔射入眼球，经由晶球体折射，将光线的焦点聚集在视网膜上，形成清晰的影像，视神经再将影像传到大脑而产生视觉，我们才能看到物体的影像。

眼睛的成像原理犹如一部照相机，眼球的角膜与晶球体是镜头；瞳孔是光圈；视网膜为底片，睫状肌则是调焦器。不过，照相机是记录平面影像，但眼睛所见的是立体影像。因此，良好视力涉及前端的角膜、中间的晶球体及后端的视网膜等一连串的连锁关卡，每个部分均有正常机能，才能够看得清楚且看得远。

为什么眼睛可以看远和看近呢？这是借由扁平椭圆形的晶球体来调节，眼睛本身的轴长不会变动，透过睫状肌的收缩与放松来调节晶球体的形状及厚度，以取得适当的焦距。

当我们近距离用眼的时间过久，睫状肌持续用力，其调节能力变差，造成晶球体无法恢复为正常原形，形成假性近视。此时借由望远凝视，让睫状肌适时放松，若疏忽不管，久而久之就形成真性近视。

宝宝视力的发展

刚出生的宝宝由于视网膜黄斑部发育还未完成，所以视力很不好，只能够感觉到明暗，而且也只能看到很贴近眼前的事物，要等到黄斑部发育完成，视力才会建立起来。

1岁的宝宝，视力大概只有0.2，3岁时也只达到0.5～0.8。视力发展主要和脑部的视神经发育有关，眼球只不过是接收光线以及成像的工具罢了，也因此，视力的发展要发育完成，必须等大脑的视觉中枢发育成熟。宝宝大约在出生6个月时，眼球的大小为成人的2／3。5～6岁时就大致定型，视力才能达到0.8～1.0的目标。

宝宝没办法自我表达出视力好与坏，所以视力的评估其实可靠性并不高。3岁以下的婴幼儿，父母最好在每个阶段以客观的观察，初步判断宝宝的反应是否有异常或延迟的现象。从0～6岁，宝宝视力发育会有以下的表现。

* 1个月宝宝

刚出生的宝宝视力很差，只有光感，也只能聚焦在眼前20～30厘米的东西，周遭的事物对他而言是一片蒙眬。

眼球呈不协调而无目的的运动。

此阶段对颜色还未有感觉。

对光线、形象简单、黑白分明、会动的东西有一些反应；对强光会有闭眼反应，用光刺激，会有直接及间接的瞳孔反应，不过反应比较慢。

* 2个月宝宝

宝宝眼睛已可以随着移动的物体而运动，并开始学习协调眼球运动。

容易引起会聚反射，也就是将东西拿近，引起两眼向内聚。

开始有立体感，两眼一起看的时候，会有远近和深度的感觉。

出现保护性的眨眼反射。

* 4个月宝宝

视网膜黄斑部中心凹的发育大致完成，眼睛已能够分辨眼前物体的形状以及鲜艳的颜色。

眼手协调开始，能看自己的手，有时候也会用手触摸所看见的物体。

能稳定地注视目标，眼睛可随着小玩具移动，头也会随之移动。

妈妈可以拿着颜色鲜艳的玩具，左右慢慢移动，让宝宝眼睛也跟着移转。

注意：如果视力发展有障碍，不能稳定地注视，会出现眼球震颤。

＊6个月宝宝

眼外肌开始出现协同作用，能正确地控制眼球运动；两眼可以比较长时间地注视一个物体。

能够在较远距离看到较小的目标。

眼睛有调节作用，物体靠近眼睛时会有眼球内聚及缩瞳反应。

眼手协调也更加熟练，可以靠近及抓住物品，或将东西放入口中。

眼睛与身体开始协调，开始学习控制身体在空间中的运动。

注意：6个月以上宝宝如果有斜视问题，必须及早矫正，并定期追踪检查，以免影响双眼视觉的发育。

＊8个月宝宝

已经能够伸手拿取自己想要的东西，有稳定的固视。

开始学爬，眼和身体的协调有进一步发展；并且会判断距离，设定目标后，会移动去拿取。

已经明了自己与其他东西的位置，也知道大小、形状和位置的不同。

＊1岁宝宝

两眼可同时对准目标，也能调整自己的姿势，以便看清楚想要看的东西；手眼协调也较顺利。

眼、手、身体的协调可以让宝宝正确地接和丢东西；视力与微细运动能够协调，可以处理更小的物品，也会用手指喂食。

开始走路时，可用眼睛去指挥协调身体的肌肉群，指挥整个身体的运动。

＊2岁宝宝

◎走路时可以躲开障碍物。

◎已经有深度的知觉，能区分远处与近处的东西。

◎视线跟得上快速移动的东西。

＊3岁宝宝

◎视觉比较敏锐，喜欢观察。

◎会借由眼睛来引导手的动作，眼、手协调得更好。

* 4岁宝宝

◎喜欢翻阅图画书，能学习辨别图案的方向。

注意：宝宝3～4岁时，应该开始接受视力检查，才能早期发现视力异常，并及时治疗。

* 6岁宝宝

◎视力约为1.0，为正常成人的视力。

注意：孩子在6岁以前，是弱视矫正的关键时机。

尽早发现宝宝的视力问题

年幼的宝宝还无法适时地表达自己，因此有赖于爸妈平日的用心观察。当宝宝出现以下症状，可能是视力出现问题，应到眼科做进一步的检查。

* 观察外观

1. 眼睛位置不正常，直视时，眼睛会偏移。
2. 黑眼珠之中有白色的反光。
3. 两眼瞳孔大小不等。
4. 眼睑经常红肿、带垢。

* 观察行为

1. 在宝宝眼前拿起玩具，吸引注意，但其眼睛不会注视，也不想抓取。
2. 行动迟缓，手眼协调能力差，走路经常碰撞或跌倒。
3. 专注某物时，常眯眼或用手遮眼。
4. 每次需要用眼力时，经常歪头、揉眼睛或皱眉头。
5. 眼睛怕光，流眼泪、眨眼次数多。
6. 看书或写字时太近，看电视距离越来越近。
7. 经常陈述看不清楚或眼睛痒、痛。

宝宝3岁开始接受视力检查

视力发展异常必须及早筛检，若等到上小学才发现，往往会错过矫正的黄金期。医师建议宝宝3岁时，父母应该将其带到眼科接受第一次的视力检查，如果检查结果正常，后续可以每半年到一年做1次检查，若发现有异常，必须积极进行矫正治疗。

现在不像以前有频繁的户外活动和较大的空间，现代家庭空间小，父母时间有限，看电视、玩电脑，成为孩子重要的娱乐，所以近视比例逐年升高，年纪也不断降低，甚至还未上学就已近视。

父母要特别注意，当3岁孩童的最佳矫正视力（非裸视）小于0.5、4岁孩童的最佳矫正视力（非裸视）小于0.6、5岁孩童的最佳矫正视力（非裸视）小于0.7或6岁孩童的最佳矫正视力（非裸视）小于0.8时，应注意可能有弱视的问题。

护眼必须从出生开始

家长除了定期让孩子接受视力检查之外，更要重视视力的保健以预防近视提早发生，孩子的视力保健要从出生后就开始，以下几个原则可以给父母们参考。

❶ 多从事户外活动，接近大自然。

❷ 饮食要均衡，婴幼儿主要从母乳或牛奶获得营养。开始吃辅食时，必须让宝宝有均衡的营养摄取，保健眼睛的营养成分首推维生素A及叶黄素。大众所知的胡萝卜富含维生素A原，是眼睛视网膜发育之不可缺少的营养素。缺乏维生素A，影响眼睛对黑暗环境的适应能力，严重时可能导致夜盲症，也可能造成眼睛干涩、泪水分泌量减少，甚至干眼症。叶黄素的最佳来源是深绿色蔬菜，如绿色花椰菜、菠菜、莴苣、芥蓝菜等，它是非常好的抗氧化剂，能过滤掉光源中有害的自由基。

眼睛就像是我们的身体一样，需要各类营养来保持健康。然而药补不如食补，透过天然食物来补充营养是最好的方式，宝宝需要多方面摄取均衡营养，各色蔬菜水果，如绿色、黄色、红色、黑色、白色等就富有人体必需的维生素，因此养成宝宝不挑食的好习惯，才是视力保健之道。

❸ 对于弱视的小朋友须配合医嘱配戴眼镜或遮眼治疗、弱视训练。

❹ 3岁以后的孩子喜欢看电视，爸妈就要控制时间，每次以30分钟为限，最好1天不要超过1小时。看电视和阅读一样，也要开启室内灯光，不要像看电影一样，在全暗的室内看电视，其反差对比太强烈，眼睛易受强烈的刺激；并注意电视是否反光，若靠近窗户，容易产生反光，造成眼睛疲劳。观看电视时至少距离3～4米以上或电视对角线的6倍以上的距离。

❺ 年幼的宝宝抵抗力较差，身为照顾者的爸妈，双手必须时常保持干净；宝宝的双手当然也需要随时清洁，并避免以手搓揉眼睛，不仅容易伤及眼睛表面之结构，且会将病菌传染至眼睛。因此，要勤洗手，彻底清洁手心与手背，并用清水冲洗干净，减少感染机会。

❻ 看书的姿势和光线：孩子看书时通常会离书本很近，或者躺着看、趴着看。离书本很近或趴着看书会造成睫状肌处于紧绷状态（看近的东西时睫状肌会让晶球体变厚，如此才可对焦），时间久了就容易失去调节功能，也就产生了近视，还容易造成头痛。至于躺着看书时，光线很容易不足，同样会使眼睛不自主用力阅读，也就容易造成近视。桌椅的高度也需注意，如果与孩子身形比例相差太多时，也会引起孩子阅读距离过近的问题。理想上来说，从小就要养成离书本35厘米的阅读距离，如果是看电脑则需离得更远一些。除距离与姿势外（不要以躺姿或趴姿看书），书本文字字体要够大，印刷也需清晰。光线方面不要只开一盏灯，上方的大灯也需打开。

❼ 狭小空间也容易近视：动物实验已经发现，若把小动物关在狭小空间里，长时间无法看到远方景物时，后来就会变成近视眼。所以住在乡间的孩子通常眼睛很好，因为时常可以看到远景，相对而言都市孩子就容易近视，除了上学整天都在看近的东西以外，回到家中还常是关在自己小小的房间，即使没有在看书或看电视，对视力还是没有好处。一般而言看6米以外的东西才称得上是远眺（望远凝视），如果有山能够凝视是最好，不然看远方的电线杆也可以。若爸爸妈妈也属于电脑族，建议每使用30～40分钟电脑就能以远眺5～10分钟的方式来休息眼睛，而且每天早晚以热毛巾敷眼，对眼睛也有保养效果。

Q&A

Q：为什么我的小孩常常眨眼？

A：孩子有时会因为想引起家长的注意或心理层面需求被压抑而产生过度眨眼的习惯，也有可能由于眼睛发炎、发痒症状而引起眨眼，睫毛倒插也会使孩子不停地眨眼。面对眨眼问题时，首先要注意是否为过敏引起的过敏性结膜炎。此外，眨眼也可能属于小儿神经科范畴，如抽动症或妥瑞斯综合征，皆有可能出现眨眼情况。

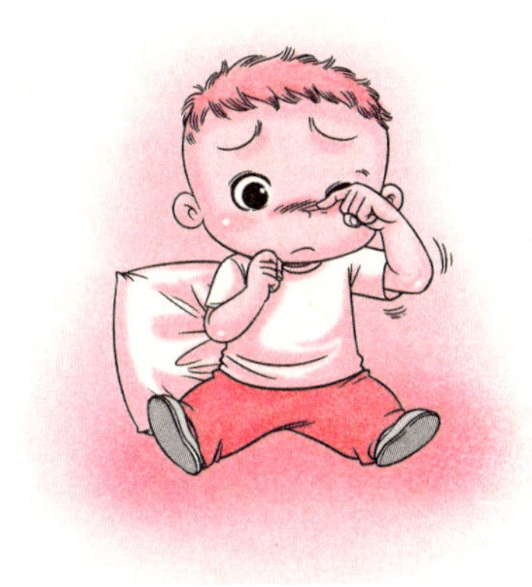

Q：视力保健产品真的从小就要补充吗？

A：站在医生的立场，通常还是建议从正常的饮食中去摄取所需的营养素，像是市面上的叶黄素或维生素产品，其对身体来说是否为必要，其实尚无定论。举叶黄素来说，唯一被证明的是它对预防老年性黄斑部病变有效；至于对小孩的视力发育以及预防近视的部分并无证据。比起猛吃绿色蔬菜，多看绿色倒是比较重要呢。以前说鱼肝油对眼睛好，是因为以往经济条件较差，动物性蛋白质、维生素A的摄取量不足，而鱼肝油便可以补充维生素A；现代人不但很少营养不足，反而还常营养过剩，也更需要留意日常的“均衡饮食”。

Q：孩子常常歪着头看电视，为什么？

A：斜视斜颈症肌肉的问题；有视力问题（如散光）的孩子也有可能会歪着头看电视，这些都要让医生判断才能确定。在此提醒，若帮孩子把头摆正，过一下子孩子马上又歪头的话，就要特别注意了，最好能尽快带去眼科做检查。

Q：眼睛痒时怎么办？

A：如果眼睛发痒，家里若有止痒的眼药水（一般成药）或人工泪液则可以做应急使用，此类药物通常不含抗生素或类固醇，最常见的成分为血管收缩剂，但不建议经常性使用；最安全的止痒方式则是冰敷。不论是异物入侵眼部还是眼睛痒，切记还是不要用手去搓揉。若是过敏引起的暂时性眼睛痒，也可用生理食盐水先将过敏原冲洗掉。

视力发育会影响宝宝的专注力与学习力，家长不可轻忽，多注意、多观察，并建立良好饮食与生活习惯，避免长时间阅读、看电视、看电脑，多带孩子到户外活动，以免错过黄金时期，无法矫治。

儿童视力异常的发现与矫治

使下一代拥有一双明亮、健康的眼睛，是每位家长的共同愿望。因此，及早发现儿童的视力异常成为儿童眼保健工作的重要环节。

视力是我们比较熟悉的一个概念，可以用视力表加以测定。如我们较常使用的国际标准视力表和对数视力表，都是使用一系列按不同缩小比例排列的英文字母“E”字作为视标，让被测者说出“E”字的开口方向，直到不能正确分辨为止。前一种视力表正常为1.0，后一种视力表正常为5.0。此种方法一般在3岁半到4岁以上应用较为普遍。

无论是利用生活场景还是视力表检查小儿的视力时，都要注意检查单眼的视力，即分别挡住某侧眼睛，然后观察另侧眼睛的视物反应。在小年龄儿童，分别挡不同的眼时，小儿表现应相似。如先挡某侧眼时，小儿毫无反应，而再挡另一眼，小儿则拒绝，往往提示后挡的一眼为好眼，也就是健眼，是真正用来注视的眼，而先挡的一眼可能存在视力问题。当然，这种检查要反复做几次，如结果相同，才可能提示确有问题。当用视力表检查时，如双眼视力相差大于或等于2行，则视力较好的一只眼的发育就会受到抑制，此时，即使视力不是很差，也应到医院及时进行矫治。

儿童视力异常除极少数为某些器质性疾病如先天性白内障等所致外，大多数为生理性发育或屈光异常所致。因此，当确定儿童确实存在视力异常时，医生往往要先做一些眼科常规检查，以首先排除器质性眼病，然后，对于较大儿童往往要进行散瞳验光，再根据验光结果决定是否需要戴矫正眼镜。

对于散瞳和戴眼镜，很多家长存有顾虑，甚至中断检查，其实是对散瞳和戴眼镜存在误解。散瞳药实际上就是一种平滑肌松弛剂，它可使眼部的平滑肌暂时完全放松，从而检测出儿童最客观的屈光状态，使配出的眼镜度数更准。而戴眼镜对于学龄前儿童来讲，一方面是改善了视力，另一方面还可使儿童的视功能得到正常发育，并避免斜视的发生。有些家长认为小孩不做什么精细操作，不必要戴眼镜的观点是错误的，会导致视力异常并发症的发生。此外，学龄前儿童的屈光不正多以远视眼为主，随着年龄的增长，远视度数会逐渐减轻，最终很可能摘掉眼镜。有的儿童经过散瞳验光后，即使戴上合适的矫正眼镜视力仍然达不到0.9，医生会诊断为弱视，它是由于儿童存在的屈光不正或斜视等导致了眼底细胞功能的发育出现异常。这些小儿除要坚持戴眼镜外，还要在医生指导下进行一段时间的弱视治疗，使缺陷的细胞功能得以恢复，从而使儿童的视力和视功能发育重新回到正确的轨道。

流行性结膜炎

夏天很多学游泳的宝宝都出现了红眼睛的症状，这是腺病毒在作乱，也就是流行性结膜炎（俗称红眼症）。

一般腺病毒的潜伏期为5～7天，容易侵犯6个月至5岁的小孩；病毒比较容易侵袭免疫力较弱的幼儿、年长者或有免疫方面疾病的患者。

词汇解读

腺病毒

病毒有很多种，而腺病毒和流行性感冒的病毒属于其中不同的家族。感冒也是病毒感染会出现的一种症状，有些病毒会影响到肠胃，有些会影响呼吸道。腺病毒本身也有好几十种类型，形态不同，表现的症状也不相同。其中有几种类型容易在春、冬季节出现，夏天则容易出现腺病毒引发的结膜炎。

感染途径

流行性结膜炎之传染途径为接触传染，如游泳池之污水，公用物品、毛巾、洗脸盆等，皆可传染流行性结膜炎。

常见症状

人体感染腺病毒会在各个不同的部位或器官引发各类症状，包括上呼吸道和眼睛的急性黏膜感染，局部淋巴结亦常波及。

患了流行性角结膜炎（俗称红眼症），可在眼睛看到滤泡性的结膜炎。常是单侧，会流泪、烧灼感、结膜充血。另外可伴随发热、咽炎，尤其有滤泡性淋巴肿的咽炎，则可以被诊断为咽结膜炎热。

治疗

腺病毒的感染一般在用药上就仅是症状治疗（舒缓症状的支持性疗法），结膜炎患者可使用含类固醇的眼药水，大多情况会自然痊愈。目前并无抵抗腺病毒的药，若出现危险症状时，则需住院观察。但多数情况来说，除非孩子的抵抗力真的很弱，或者病毒的毒性太强，不然腺病毒引起严重并发症（如心肌炎、无菌性脑膜炎）的概率并不算高。

预防

腺病毒的传染力很强，会借由沾染患者眼部分泌物的物体接触传染，尤其是在泳池中或更衣室等潮湿地方，更容易接触传染。急性结膜炎潜伏期为2～3天，继而出现眼睛异物感、结膜红肿、分泌物增加、畏光、流泪，严重者会导致眼睑肿痛或结膜出血。和感冒的愈程类似，多数人在感染1～2周后，症状可自然缓解。

为避免感染急性结膜炎，从事水上活动时，要记得在更换衣物、穿戴蛙镜泳帽、碰触门把、使用吹风机等公用设施前后，彻底洗净双手。戏水后可用无菌单包装的生理食盐水冲洗眼睛，或由眼科医师开药预防。一旦感染，除尽快就医外，一周内应避免出入公共场所及从事水上活动，以避免继发性细菌感染或交互感染。

内斜视与外斜视

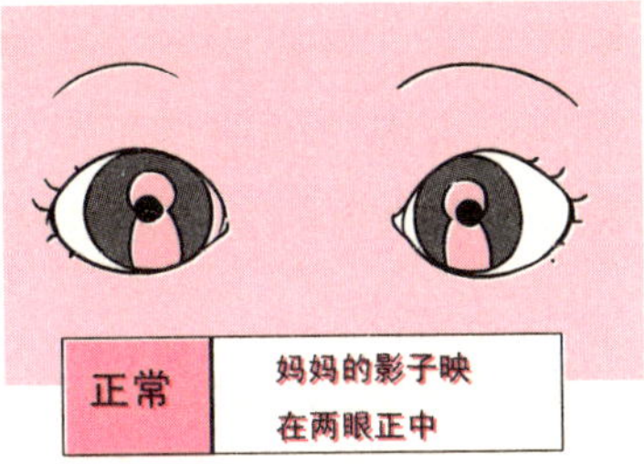

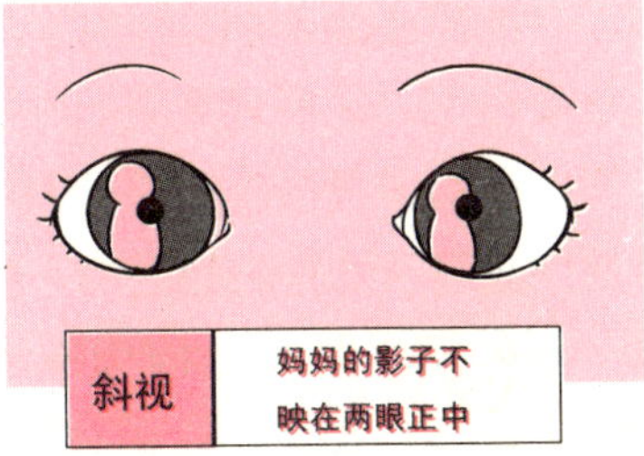

根据统计数据显示，国外婴儿发生内斜视与外斜视的比率约为2%，国内的发生率则为1%～2%。

内斜视与外斜视的发生原因可分为先天遗传以及后天因素，不过后天发生的原因至今尚未有明确的定论，可能与眼部肌肉的发展、眼睛部位的肿瘤、眼部受伤等有关。

一般来说，婴儿在出生3～6个月时，视觉与立体感逐渐发展，双眼看东西时都能让影像投射在黄斑位置上，但有少数婴儿在眼睛发育的过程中两眼的协调出了问题，出现了内斜视与外斜视的状况，使斜视眼的影像无法投射至黄斑部，容易造成弱视。

斜视依眼睛偏斜的方向可分为内斜视与外斜视，而平常说的斗鸡眼实际上就是内斜视。

内斜视

看东西时，一只眼睛正视但另一只眼睛斜视，两眼的视轴不在同一个方向，这就是所谓的斜视；当一只眼睛的黑眼珠特别偏向鼻梁，或是两眼黑眼珠都向中间靠拢的情况，就是俗称的斗鸡眼。内斜视依照发生的年龄，可分为先天性内斜视与后天性内斜视，先天性内斜视一般发生于出生到6个月之内，6个月之后发生的则为后天性内斜视。

不论是先天或后天发生的内斜视，都可能与遗传基因有关，其他发生的可能原因还包括两眼外直肌发育不良所引起两眼眼球集中于内侧无法向外看、内直肌纤维化将眼球拉至鼻侧容易形成弱视等眼部肌肉问题，以及眼睛高度远视所造成。大部分先天性内斜视，多半是大角度的内斜视，斗鸡眼的状况会很明显。

但也有所谓假性的内斜视，6个月以内的宝宝发生假性内斜视比例很高，其实宝宝并未真正发生内斜视的问题，因为宝宝鼻梁比较宽或是内眼角过宽，造成视觉上内部的眼白比较少，眼睛看起来像有斗鸡眼般，但实际上眼睛的协调性是正常的。假性内斜视随着宝宝颜面发育成熟，鼻梁逐渐高挺后，类似斜视的现象就会自然消失。

* 矫正与治疗

建议家长在宝宝3岁前带宝宝至眼科做一次详细的视力检查，若发现真正的内斜视问题就可及早给予适当的治疗或矫正方式。

如果是眼部肌肉发生问题所产生的内斜视，一般要先做手术将内斜的角度拉正，之后还要进行眼部斜弱视的训练，斜弱视训练可促进两眼的协调，使影像投射至正常位置，这个训练可能需持续到孩子7岁左右，因为7岁进入眼睛发育的稳定期，持续训练到这个年纪才能真正解决问题。

如果内斜视是因为高度远视所造成，就要戴凸透镜眼镜来矫正视角，这个方式通常也需要持续矫正至7岁以后，而且要依据每个阶段眼睛度数的变化来调整凸透镜眼镜的镜片度数。越早发现越早做矫正效果越好，矫正后的视力状态会较佳，如果等到孩子6岁以后才发现内斜视问题，此时期已经接近视力发展完成的阶段，矫正治疗后的效果可能离正常值会有一些差距。

外斜视

外斜视与内斜视一样分为先天性与后天性，发生的原因与基因遗传以及眼部肌肉发展问题有关，发生的年龄并没有明确的数据。

外斜视分成两种，一种是隐性的外斜视，又称间歇性外斜视，也就是孩子眼睛的焦距有时候可以正常对焦有时却无法正常对焦，通常是孩子眼睛使用过度。例如看电视过久或是看某样东西过久，眼睛疲劳后所产生的斜视，这种间歇性外斜视比较不会造成弱视的现象。

另一种是显性外斜视，可很容易看出孩子的眼睛其中一只是呈现斜的方向看东西的状态，这种外斜视很容易造成偏斜的一眼有弱视的现象。

隐性的外斜视家长比较难观察发现，因为它是间歇性的发生，必须靠眼科医师才能检查出来，通常医师会用遮眼方式检查，将眼睛分别遮住，借此可以检查出哪一只眼睛出现外斜视问题。而显性外斜视则比较容易观察，当家长发现孩子两眼位置不正或侧着眼看东西或是歪着头看东西，就有可能是显性外斜视，此时家长可帮孩子做遮眼检查看看。有的孩子会在遮眼检查时哭闹，原因是没被遮住的眼睛看不清东西，借此可发现问题。另外，家长也可以自己做初步的筛检，可拿着灯或手电筒在孩子眼前30～50厘米处照孩子的眼睛，若是灯的光点落在瞳孔的正中心，表示孩子没有外斜视问题，但若灯的光点跑掉，没有落在瞳孔的正中心，就可能是显性外斜视。当家长发现孩子眼睛有上述现象，都应带至眼科让医师做彻底检查。

❶ 隐性外斜视：通常孩子出现隐性的外斜视，医师检查后都会先观察一阵子，并不一定会马上做手术治疗。如果斜视出现的频率增加，表示隐性的外斜视有可能演变成显性外斜视，此时就要看其偏离的角度来决定是否要以手术治疗。

❷ 显性外斜视：若诊断为显性外斜视，就需要进行治疗。如果外斜视的角度小，可以戴菱形镜片矫正，但若斜视角度大，就必须做手术治疗，将角度拉正，之后再进行斜弱视训练，跟上述内斜视的训练一样，必须训练至7岁以后疗程才算告一段落。

不论是内斜视或是外斜视的手术治疗，在幼儿时期都必须全身麻醉才能施行，建议3岁以后再做这个手术较佳，因为3岁之后做全身麻醉的安全性较高，而且斜视手术并非都是一次就可以完成，有时必须进行多次手术才能达到理想的效果，因此家长需要有耐心。

至于有人认为，在宝宝床边挂玩具，宝宝整天以斜视的角度看这些玩具容易造成斜视；还有人说妈妈会在婴儿床前上方拿玩具逗宝宝，由于距离宝宝的眼睛过近，在长时间注视下眼球不动容易形成斗鸡眼；还有认为只让宝宝看一侧光线以及卧室光线太亮都会引发斜视问题等。这些认识都缺乏依据，医学上并未有这方面的研究报告。

小儿倒睫

倒睫，就是睫毛不是朝外长，而是向内长。倒睫的人常因睫毛刺激眼球而出现流泪，甚至患其他眼病的情况。

宝宝倒睫是常见的，有的宝宝下眼睑上有几根睫毛倒生，这是由于宝宝的面部特征与成年人的面部特征不同。宝宝的脸颊及鼻根发育尚未饱满，皮肤显得较松弛，尤其是下眼皮的内侧更是如此，使眼皮向内翻，将睫毛拉向内，而形成上层睫毛倒生。宝宝倒睫可随着宝宝年龄的增长，面部特征的改变而消失。而沙眼引起的倒睫一般需用手术矫正。

有些宝宝的下眼睑睫毛贴在眼球表面，并引起流泪，父母怕睫毛会刺坏眼睛，急于求医生做手术治疗，其实不必要。宝宝的睫毛又细又软，是不会刺伤眼球的。

治疗宝宝的倒睫可以采用如下的方法：父母可以经常用干净的手指将宝宝的下眼皮向外下方牵拉，每日数次。

还可以取一小段胶布或塑料透明胶带，一端贴在下眼皮的边缘部，另一端贴在脸颊上，这样可借牵拉眼皮的力量使眼睫毛朝外翻，减少眼睫毛对眼球的威胁。待宝宝稍大后，皮肤不再松弛，睫毛倒生的现象就会自然消失。

若宝宝长到2岁以后，在未哭的情况下，下眼睑睫毛仍贴在眼球表面，这才算是倒睫，这个时候再酌情考虑施行手术治疗。

小儿麦粒肿

麦粒肿是眼睑腺被细菌感染引起的化脓性炎症，即睑腺炎，俗称“针眼”。

常见症状

病初自觉眼发痒不适，随后眼皮出现红肿，睁不开眼，有触痛，甚至伴有发热，全身不适，球结膜充血。

2～3日后，脓肿成熟，局部隆起，出现黄色脓点，最后破溃排出脓液，疼痛缓解，红肿逐渐痊愈。

内、外麦粒肿的表现基本相似，只不过内麦粒肿疼痛较为明显，炎症持续时间长。外麦粒肿在眼皮外面破溃排脓，内麦粒肿在眼皮内破溃排脓。

发病过程中，小儿会有发热、耳前淋巴结肿大、压痛等症状。容易发生在小儿常哭闹、用脏手揉眼等行为时，这都是替细菌创造乘虚而入的机会。引发麦粒肿的细菌，多为金黄色葡萄球菌，因此，多有化脓性炎症。另外，小儿在患有疾病时，尤其是脾胃气虚或全身抵抗力下降，也极易引起麦粒肿。

急性麦粒肿治疗

麦粒肿初期的治疗可给予热湿敷，每天3～4次，每次20分钟，同时使用抗生素眼膏或眼药水或使用鲜淡竹叶叶茎，或鲜桑叶5钱，放入茶壶中小火煮，眼睛靠近熏蒸，以不烫眼为度，每日熏蒸1次，每次15分钟。淡竹叶及桑叶都有清热消肿的效果，能运用于急性麦粒肿。

另外穴位按摩也有助于消肿，眼睛周围的穴位钻竹、丝竹空、承泣，及阳明胃经的循行，足三里、厉兑穴及中趾内侧，都有助于脾胃运化及去湿热消瘀肿的作用，每天按摩2次，每次20～30分钟。若红肿不消则须以手术切开排脓或将肿块切除，但记得不要自己随便以未经消毒的针去挑，以免细菌感染。

反复性麦粒肿治疗

对于慢性及长期反复性麦粒肿，一般治疗常用抗生素或苦寒的中药如黄连、龙胆泻肝汤治疗。其实苦寒的中药不仅对病情没有帮助，反而会让它更容易反复发作，这是因为苦寒药容易伤脾胃之气，脾胃受损湿气更无法代谢，于是加重湿热体质。一旦小孩揉眼睛，就很容易引起细菌性感染，湿热体质就会让身体抗菌的能力减弱，引起化脓甚至肿硬不消。

中医认为，针眼屡发，可因感冒风邪外袭；或因过食辛辣、油腻、甜食，使脾胃受损产生积热以致反复。在清火的前提下要注重调理脾胃，健脾可促进水谷运化，才是治疗的根本，千万别一味地只用清热退火之药物或食物，以免耗损脾胃之气，会让麦粒肿更容易反复发作。

预防麦粒肿

❶ 不要使眼睛过度疲劳。视力不良需戴合适的眼镜，以免常用力眨眼睛，使腺体开口逐渐被分泌物堵住。

❷ 父母不要用脏手为宝宝除眼屎、擦眼睛，不要修、拔宝宝的睫毛。不要用不干净的手去揉擦眼睛，使细菌自腺体开口处跑进去。

❸ 与食物有关的过敏，如有些人嗜食海鲜、巧克力等而引起过敏并产生针眼。

❹ 眼皮发炎时，少吃油腻燥热食物，尤其是花生、核桃、开心果等，因为会使眼睑的分泌物更多。

❺ 脾胃虚寒，晨起舌苔厚腻，少吃面包、甜食、饮料、寒性食物，如瓜果类、猕猴桃、火龙果、橘子等，以免损伤脾胃，让湿热蓄积体内。

❻ 注意保持宝宝大便通畅，多吃蔬菜、水果，定时排便。

眼性斜颈

多数斜颈的病症是由于颈部肌肉引起，常见的原因是由于产伤或其他原因造成的胸锁乳突肌损伤，引起肌肉异常挛缩等。由于胸锁乳突肌异常挛缩造成颈部活动受到限制，引起歪头。这种肌肉的异常改变，在早期常常可以通过理疗等治疗措施得以治疗。部分患者则必须通过外科手术才能治愈。

然而，孩子歪头也可能是眼部异常引起的，对于颈部肌肉未发现明显异常且歪头的孩子，就应该考虑是“眼性斜颈”。眼性斜颈多数是由于先天性眼部肌肉麻痹所造成的。最常见的是单眼或双眼的上斜肌麻痹。眼性斜颈是由于眼肌肌肉在某些方向运动障碍，造成复视（看东西有2个不重叠的影子），孩子为避免复视而产生的一种代偿反应。当孩子的头部采取某种特殊的位置时（很多时候可以表现出斜颈），复视消失。孩子采取这种头位时，可以减轻由于斜视带来的不适，维持双眼视觉，对视觉功能起保护作用。

但是，长期的歪头会为孩子带来许多不良后果。

❶ 由于歪头（斜颈）带来的面部不对称，由于重力的作用，使一侧面部丰满，另一侧面部瘦小。

❷ 对颈部骨骼的影响，造成颈椎的侧弯。

❸ 可能会造成下颌骨的发育畸形。

虽然先天性斜肌麻痹的儿童，视觉功能可因为代偿头位（歪头、斜颈等）得以保护。但是，这种保护在很多情况下都只是暂时的。如果眼肌异常的情况长期不能得到改善，可能会使更多的眼肌会受累。此时，歪头的现象可能减轻了，但是，对视觉功能的保护也同时没有了。最终往往造成一只眼睛的抑制，结果是被抑制的那只眼产生弱视。患儿将终身失去立体视觉功能。

因先天性眼肌麻痹造成的斜颈应该做到早治疗。但是，往往有经验的眼科专科医生才能做出正确的诊断。常常需要借助特殊的设备，特殊的检查才能诊断。经过确诊，通过早期的手术，孩子很快就恢复正常。这样，就防止了因为治疗延误而造成视功能损害。通过手术，歪头现象会得到治疗，由此引起的脊柱侧弯等问题也随之会慢慢消失。

关注孩子的听力发展

据统计，每1000名新生儿中，就有2～3名有双耳听力上的问题。由于听力问题较不易由外观上发觉，往往轻、中度听损的婴儿会错过0～6

个月的黄金疗育期。而重度听损儿童诊断出的年龄平均为1.5岁，中重度听损为3.5～4岁，然而，孩童发展语言的黄金时期则是0～6岁。

聋儿能否说话

大脑听觉中枢是在出生后，不断受环境的声音刺激，才得以发育完成。换言之，3岁以后人脑的可塑性逐渐变差，大脑中原先被设计用于听力、语言的细胞逐渐转变成其他用途，故此时要再让它恢复原有的听语功能就相当困难。而这3年当中，又以前6个月听力对听语的正常发展最为重要。

可惜的是，多数家长没有警觉到宝宝的听力有问题，因而错过早期治疗的黄金时段。虽然双侧轻、中、重度听损的发生率是2‰～3‰，但90%以上仍具有可利用的存余听力，多数借由佩戴助听器或少数需要植入人工电子耳，只要善加利用所扩增的存余听力，孩子仍有机会能学会开口说话。

如何早期发现宝宝有听力障碍

简易居家听力语言行为评量表

出生～2个月大	3～6个月大
*巨大的声响（如用力关门声、拍手声）会使孩子有惊吓的反应 *孩子浅睡时会被大的说话声或噪声干扰而扭动身体	*当您对着孩子说话时，他会偶尔发出咿咿呀呀的声音或是有眼神的接触 *会对一些环境中的声音表现出兴趣（如电铃声、狗叫声、电视声等）
7～12个月大	**1～2岁大**
*开始牙牙学语，并自得其乐 *喜欢玩会发出声音的玩具 *当您从背后叫他，他会转向您或者有咿咿呀呀的声音	*可以说简单的单字（如爸爸、妈妈） *2岁左右时能够重复您所说的话、词组（如不要、没有了）或是短句子（如爸爸去上班）

（续表）

另外，若您的孩子有下列的状况，他可能需要做听力检查：
*说话比同年龄的孩子还要不清楚 *无法像同年龄的孩子一样与人沟通 *常要求别人重复地述说 *在家或在学校似乎都不专心 *在看电视或听音乐时，音量设定比其他家庭成员来得大声 *有多次中耳感染

以上评量表仅供家长参考，但不能取代专业的听力检查，若您怀疑孩子的听力或说话有问题，请带孩子做进一步的专业听力检查。

总而言之，父母可以从日常生活中观察婴幼儿对声音的反应行为，来评估其听力是否有问题。因为一般说来，母亲和孩子朝夕相处，她的观察及直觉是相当正确的。

根据研究统计，妈妈直觉观察宝宝听障之正确率高达94%。对于有怀疑的病例，便需做进一步检查。在此也要呼吁家长，不要相信自己有绝对能力评估婴幼儿的听力状况，若有怀疑时，应该求教于专家，并让宝宝接受听力检查。

把握0～6个月的黄金疗育期

一般来说，听损儿若能在6个月以前给予诊断与治疗，其将来在语言和身心方面都可以达到正常程度的发展；反之，若迟至6个月后才被诊断出来，将会造成语言和社交技巧上的明显迟缓；若3岁以后才开始矫正，将可能造成永久性中枢听觉发展异常。对重度听损的小朋友，听语的发展会大为落后，可能终其一生，停留在小学阶段。

因此，越早发现并开始介入疗育，越能帮助孩子利用剩余听力来学习语言。

哪些宝宝应主动接受听力筛检？

◎ 有听障家族史。

◎ 婴儿出生时伴随先天性的感染（如弓形虫、德国麻疹、水痘、梅毒等）。

◎ 出生时有严重呼吸困难。

◎ 出生体重小于1500克。

◎ 曾有急需输血的黄疸现象。

◎ 曾经严重缺氧。

◎ 曾罹患细菌性脑膜炎。

◎ 需机械性辅助呼吸5天或以上者。

◎ 头颈部有先天性畸形的新生儿。

婴幼儿听障的治疗方法

婴幼儿听障治疗方法有以下五大类：

❶ 药物治疗：如急性中耳炎、中耳积液，多数可借助药物改善。

❷ 手术治疗：长期、反复性中耳积液者，可考虑装中耳通气管。中耳积液究竟要用药物或中耳通气管，耳科医师有充分经验与能力做判断。另外，外耳道先天畸形者，亦可借由手术改善。

❸ 助听器：大多数（约9/10）的听力损失患者，可借由装置助听器获得改善，只有少数才需要人工电子耳。

❹ 人工电子耳：对于双耳皆为极重度听损之儿童，若戴助听器不足以协助他发展语言，则建议考虑动手术植入人工电子耳。然而人工电子耳需要手术植入，并不是每位幼儿均适用（如全身麻醉不适应症者、耳蜗严重发育不全或听觉神经细小之病患并不合适），因此应接受详细的术前评估。

❺ 听语复健：任何程度的听损儿童，在装置助听器或人工电子耳后，均需要接受听语复健及特殊教育，才能帮助孩子对生活及学习有较良好的适应。

小贴士

“助听器”与“人工电子耳”

听觉的产生是由声音的能量透过空气的振动，经由外耳震动耳膜，然后经过中耳的听小骨传送到内耳，内耳的毛细胞将声音的能量转换成刺激神经的电刺激，再经由听神经传到脑干及大脑，进而产生听觉，在这个路径的任何一个环节受到阻碍，都会产生听觉的障碍。

因此，造成听损的成因不同，有些患者借由助听器就能有所帮助；有些可以借由开刀改善，还可使用人工电子耳；有些则是无法改善的，只能教导孩子学习手语。

助听器是个小型的扩音器，扩大外界的声音再送入耳内，不过对极重度的听损儿帮助有限。因此，在经济条件许可的情况下，多数父母会考虑植入人工电子耳来帮助极重度听损的孩子。

人工电子耳是一种电子装置，可帮助那些未能从助听器得到帮助的极重度听障者，重获可用的听力。它的功能是代替病变受损的听觉器官，把声音转换成编码的电子信号，传入人体的内耳耳蜗，刺激残留的听神经纤维，再由大脑产生听觉。

小儿中耳炎

季节交替天气不稳定，幼儿容易感冒而引发中耳炎，这和耳朵构造有关，耳腔和咽喉中间有个咽鼓管，婴幼儿耳朵中的咽鼓管比成人来得短，而且呈现水平状，一旦感冒后，细菌很容易侵入，从咽鼓管跑到中耳而引起感染发炎。

感染原因最常见为：

❶ 急性上呼吸道感染时，炎症向咽鼓管蔓延。咽鼓管咽口及管腔黏

膜出现充血、肿胀，纤毛运动发生障碍，致病菌乘虚侵入中耳。

❷ 急性传染病，可通过咽鼓管途径并发本病，急性化脓性中耳炎亦可为上述传染病的局部表现。

❸ 在污水中游泳或跳水，不适当的咽鼓管吹张、擤鼻过猛、鼻腔治疗等，均可导致细菌循咽鼓管侵入中耳。

❹ 哺乳姿势不当，乳汁可经咽鼓管进入中耳。

❺ 外耳道鼓膜外伤、鼓膜穿刺、鼓膜置管时，致病菌可由外耳道直接侵入中耳。

症状

急性化脓性中耳炎症状主要是：

❶ 全身症状轻重不一。可有畏寒、发热、怠倦、食欲减退。小儿全身症状较重，常伴呕吐、腹泻等消化道症状。鼓膜一旦穿孔，体温即逐渐下降，全身症状明显减轻。

❷ 耳痛。耳深部痛，逐渐加重。如搏动性跳痛或刺痛，可向同侧头部或牙齿放射，吞咽及咳嗽时耳痛加重。耳痛剧烈者夜不能眠，烦躁不安。鼓膜破流脓后，耳痛减轻。

❸ 听力减退及耳鸣。始感耳闷，继而听力渐降，伴有耳鸣。穿孔后耳聋反而减轻。耳痛剧者，耳聋可被患者忽略。偶伴眩晕。

❹ 耳漏。鼓膜穿孔后耳内有液体流出，初为血水样，以后变为黏液脓性或纯脓性。

越小的小孩患中耳炎后症状越不明显，主要与婴幼儿无法正确表达有关。除了发热之外，多半以异常哭闹、抓耳朵为表现，严重时可能导致耳膜破裂，进而流出脓液，大一点的孩子就会主诉耳朵疼痛。因此，家长必须仔细观察婴幼儿细微的动作，以便及早发现并就医。

根据统计发现，有高达75%的人一生中曾得过中耳炎，其中约有25%会反复感染，上一次中耳炎未彻底治疗，也较容易再次感染。

反复感染可能造成听力受损

婴幼儿罹患中耳炎，大多可以痊愈，但罹患中耳炎如果未加以治疗，可能会有严重并发症及后遗症，尤其是婴幼儿，严重中耳炎会出现化脓或慢性积液，必要时需耳鼻喉科医师采取手术引流治疗，将耳膜打开，引出脓液，并给予抗生素治疗一段时间。极少数患者可能因为中耳炎治疗不当，使细菌经由中耳进入乳突内，而造成乳突炎，耳朵后面出现红肿热痛，甚至进一步并发脑膜炎，而且长期且反复感染，也较容易影响孩子将来的听力，不可不慎。

婴幼儿罹患中耳炎，家长在照顾过程中，最重要就是配合医师的治疗，按时且固定服药，并观察耳朵是否有化脓或不明液体流出，通常只要依照医师指示用药彻底治疗，绝大多数患者不会并发乳突炎。

治疗

急性化脓性中耳炎治疗原则为控制感染，通畅引流及病因治疗。

全身治疗时及早应用足量抗生素或磺胺类药物控制感染，直至症状消退后5～7日停药，务求彻底治愈。鼓膜穿孔后取脓液做细菌培养及药敏试验，可参照其结果改用适宜的抗生素。在进行全身及局部治疗的同时，应针对病因同时展开治疗，如积极治疗鼻部及咽部慢性疾病。

中医认为，本病多因外感风湿热邪所致，或因小儿热病后余毒未清。可选择以下药膳。

* 苦瓜茶

原料：鲜苦瓜1个，白糖60克。

方法：苦瓜切片煮，滤渣，取汁，加入白糖或冰糖合溶。代茶饮。

功效：适用于湿热上扰而引起的耳聋或耳道出脓，伴有头痛、牙疼、耳部肿痛、耳鸣。

* 薏米山药粥

原料：薏米、山药各60克，粳米60克。

方法：先将薏米加水煮至烂熟，取山药捣碎，加米同煮糊粥。早晚空腹温热服食。

功效：健脾利湿。适用于脾虚湿困型慢性中耳炎。

＊白术山药煲扁豆

原料：白术15克，山药18克，扁豆20克，红糖适量。

方法：白术煎汤后去渣，加入其他三味煲烂服。

功效：健脾益气、利湿。适用于脾虚湿困型中耳炎。

预防

肺炎链球菌、流行性感冒嗜血杆菌以及葡萄球菌等细菌都会造成中耳炎，其中以肺炎链球菌占最多。宝宝出生2个月就可以开始接种肺炎链球菌疫苗，满2、4、6个月分别接种1剂，1岁以后再接种1剂，总共完成4剂；如果已经超过1岁，建议接种两剂；超过2岁，则只要接种1剂。由于年龄越小感染肺炎链球菌症状会越严重，所以接种疫苗要越早越好，尤其高危险群更应该及早接种，包括有心脏病、免疫功能有缺陷（如正在接受化疗、肾病症候群等）、慢性肺疾（常出现在早产儿）等疾病的幼儿。

接种肺炎链球菌疫苗可以维持5～10年的保护力，是预防中耳炎的最好方式。

预防婴幼儿罹患中耳炎，家长应遵循以下几个原则。

❶ 培养孩子建立正常作息：包括充足的睡眠、避免日夜颠倒。

❷ 均衡的营养摄取：多吃蔬菜、水果，以补充足够维生素。

❸ 避免二手烟。

❹ 流行期尽量避免出入公共场所。

❺ 居家保持空气流通。

❻ 家中有感冒患者，应该戴上口罩。

❼ 洗手后才能抱小孩。

预防孩子听力损伤

由于幼儿还不能清楚地表达自己的不适，因此孩子的早期耳聋多不易被发现。

＊预防病毒和细菌感染

孩子发热是很常见的情况。如果发热是病毒感染（腮腺炎、麻疹、风疹、水痘等）引起的，感染后可引起孩子耳聋。

细菌感染时，如脑膜炎双球菌或葡萄球菌引起的脑膜炎，除了脑膜感染症状外，还可以引起脓毒性内耳炎，使听觉感受器中毒引起耳聋。因此，爸爸妈妈要按时带孩子去注射疫苗，预防各种传染病。

＊使用耳毒性药物要谨慎

孩子常用的各种药物中，有些是具有耳毒性的，使用后虽然感染控制住了，但药物的毒性作用也逐渐显现了出来，使孩子的听力受到损害。

如果孩子原本听力就不好，使用耳毒性药物可加重听力损害。所以，尽量少用耳毒性药物非常必要。如果在孩子发烧后怀疑有听力损害，应去医院做听力测试。

＊给宝宝一个弱噪声的环境

如果孩子每天生活在大声响的环境中，听力肯定会受影响。因此，爸爸妈妈要少带孩子去看热闹，尤其不要去围观敲锣打鼓扭秧歌或看放爆竹；在家里，要教育大一点的孩子少扔东西、不摔物品；不要给孩子玩质量不好的电声玩具，尽量减少噪声刺激。

＊预防孩子感冒

孩子极易患上呼吸道感染。由于鼻子与中耳之间有咽鼓管相通，孩子鼻塞、流涕、咳嗽的时候，常经咽鼓管诱发急性中耳炎。孩子常在感冒两三天后夜里哭闹，或大叫耳朵痛。如果不及时治疗或治疗不彻底，有时就会转变为分泌性中耳炎或化脓性中耳炎。

怎样给宝宝掏耳屎

* 耳屎的作用

耳屎可以阻止异物侵入耳朵，保护耳道和鼓膜。当空气中的尘埃侵入耳道时，耳屎就能把它们粘住，保持外耳道的清洁。

同时，耳屎还能起到“消声器”的作用。人之所以能够听到各种声音，是靠外界各种不同的声波传进了耳朵，引起鼓膜振动所致。但如果声波过强，如打雷、爆炸等，鼓膜会因之而受到剧烈震动，容易招致损伤，时间一长，听力就会下降。而耳屎则可以像消声器那样减低声波的冲击，以保护鼓膜，进而保护听力。由于宝宝的听力还处于发育阶段，所以耳屎的这种保护作用显得尤为重要。

此外，耳屎具有一定的油腻性。假如在洗澡时，不小心水流进了耳中，耳屎就可以防止脏水的侵袭，进而防止可能引起的感染性疾病，如外耳道炎、中耳炎的发生。

* 经常给宝宝掏耳屎有害处

孩子的外耳道还远没有发育成熟，而且外耳道由于大多呈扁平缝隙状，不容易操作，加上耳内皮肤很娇嫩，经常掏耳屎很容易造成一些不良后果：轻者掏伤耳内皮肤而引起炎症，生疖长疮，严重的可能会把鼓膜捅破，导致宝宝听力损伤。

经常掏耳屎，会使外耳道的皮肤因为经常受到刺激而形成外耳道乳头状瘤。虽然它是良性的，可以用手术的方法切除，但切除后容易复发。

一般来说，耳屎会随着宝宝的咀嚼、张口或打哈欠的活动，借助于下颌等关节的运动而自行脱落，并排出耳道，所以并不需要担心。

* 如何给宝宝掏耳屎

如果宝宝耳内的耳屎积存过多，耳屎变干甚至塞满耳道，而又不能自行排出的话，可能会妨碍听力，或者诱发感染。

在宝宝临睡前，给他滴1～2滴耳药水。在滴药水时，您要让宝宝躺在床上或者把他抱在您的膝盖上，他的头要侧过来。在药水滴入后，要让孩子保持这个姿势2分钟，使耳屎得到充分地稀释。

在宝宝耳朵内塞一个用消毒棉球做成的耳塞。第二天取出耳塞，耳屎可能粘在上面从而被清除出耳道。

如果上面说的办法没有用，那么您就应该到医院寻求医生的帮助。

流鼻涕、鼻塞的就医基准

小儿的鼻腔比大人的狭窄，黏膜也敏感，免疫力还未成熟，因此只要气温变化或灰尘刺激，就立刻会流鼻涕或鼻塞。另外如果有细菌或病毒入侵，也会制造许多鼻涕来抵抗。

* 需要注意

要注意是清澈的鼻水流不停，还是浓稠的黄色鼻涕，同时观察食欲与全身状况，如果身体不适，无法顺利吃奶，呼吸困难，就要带去看医生。

* 请先这样做

❶ 了解流鼻涕的原因。

❷ 如果没有马上停止，就要量体温。

❸ 确认鼻涕的颜色和持续的时间：有时可能是突然温度变化或干燥的关系，因此要确认有无发热及鼻涕的状态。

❹ 注意身体是否不适与喝牛奶的状况：看看身体活动力是否正常，表情是否很有精神。

* 让孩子舒服的居家照护

❶ 用吸鼻器把鼻涕吸出来：宝宝不会自己擤鼻涕，家长要用吸鼻器或棉花棒帮忙，把鼻涕清出来，用温毛巾温热鼻子，较易清理。吸鼻器使用相当方便，如果吸不出来，可以请耳鼻喉科帮忙。鼻子温暖的话，鼻涕比较容易清出来，尽量不要让鼻子塞住。

❷ 少量多次喂奶：流鼻涕或鼻塞时，没有办法顺畅地用鼻子呼吸，就无法顺畅地吸奶，不需要强迫一次全部喝完，可以分成几次，一点一

点地慢慢喂。可以中间多休息几次喂奶，把鼻涕清干净再来喂也好。

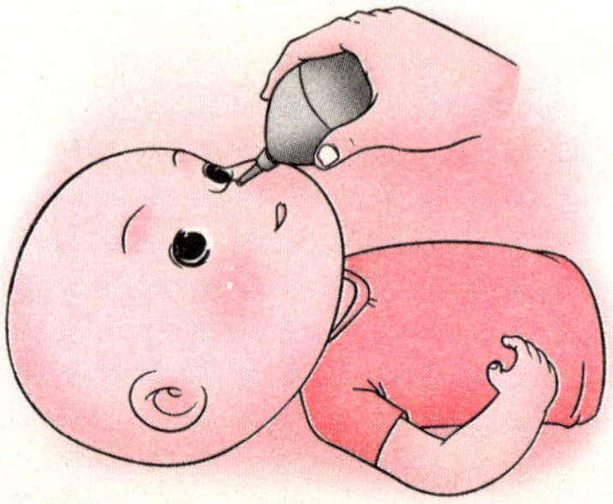

❸ 提高房间的湿度，调节内部环境：干燥会让鼻塞更严重，可以把洗好的衣服晾在室内，提高房间湿度。香烟会刺激鼻黏膜，更容易流鼻涕，因此为了孩子大人要禁烟。可以把浴巾等晾在室内增加湿度，也可以使用加湿器。

＊就医的基准

有这种情况可以白天门诊时间带去医院：

◎ 有发热或腹泻、呕吐等其他症状。

◎ 持续流鼻涕或鼻塞，食欲不佳，身体不适，无法顺利吸奶，睡不好等。

＊提供给医生的信息

何时开始流鼻涕或鼻塞？是什么样的鼻涕？鼻子会痛吗？有鼻涕以外的症状吗？如果流鼻血，是什么时候流的鼻血？

＊有可能发生的疾病

感冒风寒、流行性感冒、鼻窦炎、过敏性鼻炎、急性中耳炎、鼻腔被异物阻塞等。

小儿鼻出血

小儿鼻出血可由多种因素诱发，如孩子过度或过重地抠鼻子，异物进入鼻腔，缺乏维生素，气候干燥等。此外，孩子患有各种鼻炎、鼻外伤、鼻中隔偏曲或鼻肿瘤等鼻腔疾病，以及白血病、风湿热等病也会引起鼻出血。孩子经常流鼻血，或者不易止住，应到医院检查。

❶ 孩子流鼻血时，应安静地坐下，且头稍向前倾，以免鼻血从鼻腔流入口腔，家长可用脱脂棉塞住孩子流血的鼻孔，并解开孩子的衣领扣，让孩子放松心情，再用湿毛巾冷敷孩子的鼻子以利于止血。

❷ 当孩子鼻子出血较多且不易止住时，应及时送院就医。

❸ 让孩子将流入口中的血液尽量吐出，以免咽下的血液刺激胃部，进而引发呕吐。

❹ 纠正孩子抠挖鼻子、往鼻腔里塞东西等不良癖好，积极防治鼻炎、鼻窦炎等鼻腔疾病。

❺ 适当地多给孩子吃新鲜蔬果，如番茄、芹菜、白萝卜、莲藕、荸荠、西瓜、雪梨等，以利于保持鼻黏膜湿润，防止鼻出血；少吃辛辣刺激性食物，如羊肉、狗肉、辣椒、花椒等。

❻ 莲藕排骨汤有凉血止血、清热生津、止渴除烦的功效，可以作为食疗。

* 莲藕排骨汤

原料：莲藕200克，马蹄30克，白萝卜80克，猪排骨200克，盐适量。

方法：将莲藕切块；马蹄去皮，切片；白萝卜去皮，切块；将排骨切块放入沸水锅中汆烫5分钟后捞出；将排骨块、莲藕块、马蹄片、白萝卜块一起放入砂锅内，加入适量清水，大火煮沸后转为小火煲煮；煮至汤熟时，加盐调味即可。

功效：凉血止血、清热生津、止渴除烦。

鼻塞怎么办

爸爸妈妈应及时将鼻腔内的分泌物清除干净。只要清理干净鼻腔，就会解决宝宝的鼻塞问题。

❶ 用细小的棉签蘸点儿油（麻油、菜油或婴儿油），轻轻地将鼻屎、鼻涕擦干净，或用吸鼻器将鼻腔内的分泌物慢慢地吸出来。

❷ 将一小勺食盐放入240毫升的温水中，当盐完全溶化之后，装在用过的眼药水瓶中，将宝宝抱起来，向宝宝的两个鼻孔中各滴一滴盐水，然后让宝宝平躺下，再用吸鼻器将鼻腔内的分泌物吸干净。

❸ 取一条小毛巾用温水浸湿，然后敷在宝宝的鼻子上或轻轻地一按一擦，重复几次后，鼻黏膜会变得湿润，鼻腔里的分泌物被软化了，就会很容易被擦掉。

小贴士

给爸爸妈妈的小提醒

除了以上的措施之外，还应注意保持室内空气新鲜，保证一定的湿度。室内温度不要太热，应多给宝宝喝点儿热水。早晨宝宝醒来时，不要立即从热被窝里抱出来，以免受到冷空气的刺激。

即便宝宝是过敏性鼻炎，症状明显时，只要加强护理，采取适当的方法，也可减轻宝宝的痛苦。随着宝宝的长大，免疫功能逐渐增强，鼻痒、打喷嚏、流清鼻涕、鼻塞等表现也会随之消失。如果越来越严重，应该到正规医院的五官科进行检查和治疗。

急性鼻炎

急性鼻炎是鼻腔黏膜的急性炎性疾病。很常见，有传染性。病毒感染是急性鼻炎的主要病因。致病病毒种类繁多，常见的有鼻病毒、腺病毒、冠状病毒、流感病毒和副流感病毒等。当机体抵抗力下降或鼻黏膜的防御功能遭到破坏时，病毒侵入机体、生长繁殖而发病。在此基础上可合并继发性细菌感染。常见的诱因有受凉、营养不良、慢性疾病等；或者由于局部因素如鼻腔的慢性疾病和邻近的病灶性疾病，可因妨碍鼻腔的通气引流，影响其生理功能，而为病原体在局部的生长繁殖创造条件。

急性鼻炎的潜伏期一般为1～3天。起病时鼻内有干燥及痒感，打喷嚏，随即出现鼻塞并逐渐加重，流清水样鼻涕，以后鼻涕变成黏液性。一般均有嗅觉减退，说话时有闭塞性鼻音。全身症状轻重不一，常感周身不适，或有低热。若无并发症，各种临床表现逐渐减轻乃至消失。病程为7～10天。小儿全身症状较成人重，多有发热、倦怠，甚至高热、惊厥。可伴较明显的消化道症状，如呕吐、腹泻等。合并腺样体肥大时，鼻塞加重，妨碍吮奶。

本病主要通过飞沫传播，发病率高，应特别注意预防。应该经常锻炼身体，增强身体抵抗力。注意适当的饮食。积极治疗上呼吸道的病灶性疾病。患者外出时戴口罩，勿出入公共场所。

在治疗上以支持和对症治疗为主，同时注意预防并发症。早期用发汗疗法可缩短病程，如生姜、红糖、葱白煎汤热服或用解热镇痛药。小儿使用的通鼻外用药必须请医生开，不要随意购买或使用成人药。

感冒后警惕鼻窦炎

鼻窦炎正确的名称是副鼻窦炎。副鼻窦是面部骨骼中充满气体的空腔，这些空腔表面覆盖着黏膜，当黏膜肿胀及发炎时就是副鼻窦炎。我们人体的副鼻窦有4对，包括上颌窦、蝶窦、筛窦与额窦。

鼻窦炎是感冒后不少见的并发症，但有时不易诊断出来，有时又会被过度诊断。鼻涕变黄不是诊断的唯一依据，因为感冒的恢复期也容易看到鼻涕由大量透明变黄稠。

上颌窦位于鼻子的左右两边，周岁以后就有可能会发炎，临床上最常见；蝶窦位于眼窝的后方，周岁以后也有可能发炎，但临床上少见；筛窦位于眼窝的中间，3～5岁以后才有可能发炎；额窦则位于眼窝的上方，6～10岁以后才有发炎的可能；这4对副鼻窦中，以上颌窦的炎症最容易侵犯幼儿了。

鼻窦炎常见的两大症状

❶ 超过3～4天以上的持续黄脓鼻涕、鼻塞。容易导致鼻涕倒流，也会引起在晚上发作的慢性咳嗽，有时也会出现鼻音。

❷ 脸部肿胀或眼球周围水肿、压痛、头痛等。最常见就是位于鼻子左右两边的上颌窦发炎，所以家长若发现幼儿持续黄脓鼻涕，可以压一压幼儿的脸，试试看按压鼻子两边会不会诱发幼儿不舒服的表现。

鼻窦炎的感染与治疗

哪些幼儿容易出现鼻窦炎呢？包括反复的感冒、有过敏的体质如过敏性鼻炎、鼻息肉或鼻中隔偏曲导致鼻窦开口受阻、最近牙龈感染、纤毛功能不良与免疫不全等。这些因素都容易导致鼻窦受到细菌、病毒或霉菌的侵犯，产生鼻窦炎。

到了医院，医师也可以借着鼻窦X光甚至计算机断层摄影等方法来辅助诊断。尤其是出现鼻窦炎的并发症如蜂窝组织炎、脑膜脑炎、骨髓炎或瘘管等，所幸这些严重并发症的发生率都很低。

正确诊断鼻窦炎后，由于鼻窦炎的首要致病因是细菌，所以选择适当的抗生素就很重要，且抗生素的使用时间为10～14天，一定要按疗程服药才能有效根除鼻窦中的细菌。遇到少数病例药物治疗仍无效时，需考虑手术治疗。

过敏性鼻炎让鼻窦炎难以治愈

引起鼻窦炎的原因大都是病菌感染了鼻窦黏膜，而过敏性鼻炎的病因是由于环境中的过敏原引起了鼻腔黏膜的过敏反应，这两种疾病在形成的原因上有根本的不同但是彼此之间却互相影响。

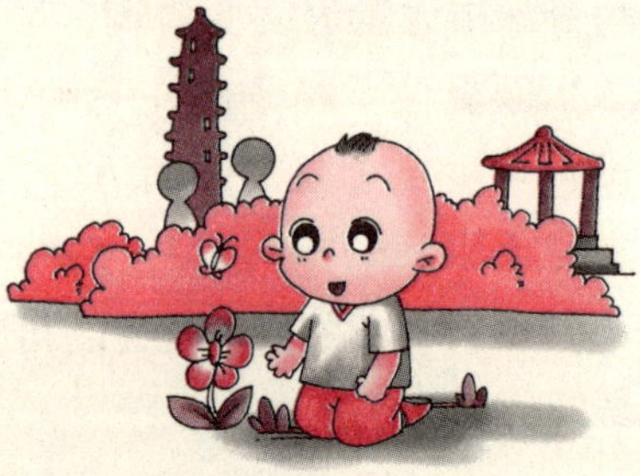

罹患鼻窦炎时，鼻窦里面常常充满着脓性的分泌物。鼻窦炎患者在服用药

物以后，鼻窦里面发炎的脓性分泌物如果能够从畅通的鼻窦开口排除，那么在经过一段时间的疗程之后，急性鼻窦炎可以完全治愈。所以在治疗鼻窦炎时，是否能够保持鼻窦开口的通畅，往往是治疗成败的关键。

然而过敏性鼻炎患者的鼻内黏膜比较肿胀，患病的时间越久，肿胀的情形更明显，水肿的鼻黏膜容易堵塞鼻窦的开口区域，鼻黏膜肿胀的程度越大，影响的区域就会越广泛，这会让鼻窦的生理功能受损。

当过敏性鼻炎患者一旦得了鼻窦炎时，肿胀的鼻黏膜会使得鼻窦内的脓性分泌物不容易排出鼻窦，这不仅增加了医师做出正确诊断的难度，也使得鼻窦炎的治疗效果大打折扣。

最后再提醒家长，当幼儿患上呼吸道感染，症状持续加重时，若出现鼻音与黄鼻涕，请提高警觉找医师检查，看是否得鼻窦炎了。

小儿过敏性鼻炎

小儿过敏性鼻炎是因吸入外界过敏原而引起的过敏性疾病。在儿童中极为常见，是一种慢性鼻黏膜充血的疾病。

病因

目前认为与过敏体质遗传及环境因素有关。例如尘螨、花粉、真菌、动物皮毛、油漆、家庭装修中的甲醛等，此外许多食物均可引起过敏。过敏性鼻炎属于I型变态反应，过敏体质的儿童在吸入过敏原后引发一系列的反应，使鼻黏膜处于致敏状态，当致敏原再次吸入鼻腔时，激发鼻黏膜发生充血、水肿，浆液性及黏液性分泌物增加，导致鼻阻塞、流鼻涕、鼻发痒、打喷嚏等过敏表现，随后，鼻黏膜对致敏原日益敏感，病情可逐年加重。

哪些因素容易引起过敏

❶ 吸入物：尘螨，动物的皮毛、羽毛，棉花絮，植物花粉等。

❷ 家族遗传：过敏性鼻炎的发生与遗传有关。患者具有过敏体质，可以有家族史。

❸ 接触物：化妆品、油漆、汽油、酒精等。

❹ 其他因素：冷热变化，细菌毒素；某些食物：鱼虾、鸡蛋、牛奶、面粉、花生、大豆等。

症状

儿童过敏性鼻炎的症状主要是：连续打喷嚏、鼻内奇痒、流清水鼻涕（感染时为脓涕）及鼻塞。

❶ 鼻痒和连续打喷嚏。每天常发作数次阵发性连续打喷嚏，随后伴有鼻塞和流涕，尤以晨起和夜晚明显。

❷ 大量清水样鼻涕。伴随着打喷嚏的同时，大量的鼻涕会倾泻而下。但急性期过后或变稠厚。

❸ 鼻塞。程度轻重不一。

❹ 嗅觉障碍。

过敏发作期还会出现眼部症状如结膜发红、发痒、流泪。有的会伴有头昏、耳闷、头痛。常年鼻炎发作患儿以清晨起床时症状明显，季节性过鼻炎发作患儿多在春天和夏秋交替时节易发作频繁。2～6岁的学龄前儿童是诱发呼吸道过敏的高发年龄。呼吸道过敏严重的患儿还会出现过敏性咳嗽和哮喘。长期不愈的过敏性鼻炎，可引起孩子全身症状，如乏力、食欲不佳、体重不增，生长发育迟缓和器官功能障碍等。

治疗

正确的治疗方式可以缓解过敏性鼻炎的症状，如果爸妈认为这是小病而不做治疗，有可能会产生鼻窦炎或是中耳炎等并发症。在药物的使用上可分为两大类：

❶ 抗组胺药物：此药也就是抗过敏药物，可使鼻黏膜的分泌物减少，降低过敏反应，过去此类药物的不良反应是会使人想睡觉，但现在推出的第二代抗组胺药已无这项不良反应，且药效较长，可降低服药次数。

❷ 抗炎药物：此类药物都会做成鼻喷剂的剂型，可以降低鼻黏膜的发炎反应。目前，含类固醇的鼻喷剂是治疗过敏性鼻炎最有效的药物，通常喷剂内所含的类固醇剂量非常低，并且是直接作用在鼻黏膜上，并不会使孩子产生满月脸、水牛肩，或是抑制孩子的生长等不良反应，爸妈们可以放心。

传统的盐水洗鼻法没有任何不良反应，比较安全。虽然见效比较慢，但只要坚持下来可有很好的效果。洗时使用生理盐水，掌握好浓度、温度。最好先单独冲洗鼻前庭，再冲洗鼻腔深层。直接冲洗容易把鼻前庭的脏东西冲到鼻腔深层。

家庭护理

＊儿童过敏性鼻炎患者应该减少摄入以下食物：

❶ 特殊处理或加工精制的食物。

❷ 人工色素：特别是黄色色素。

❸ 避免食物添加剂。

❹ 过冷食物会降低免疫力，并造成呼吸道过敏，所以避免冷饮。

❺ 寻找致敏食物，并尽量减少食用。

❻ 刺激性食物：如辣椒、芥末等容易刺激呼吸道黏膜。

＊小儿过敏性鼻炎患者在生活调理上要注意：

❶ 早睡早起，避免过度劳累。

❷ 适度运动对于过敏性鼻炎的改善，有不小的帮助。

❸ 生活规律。

预防

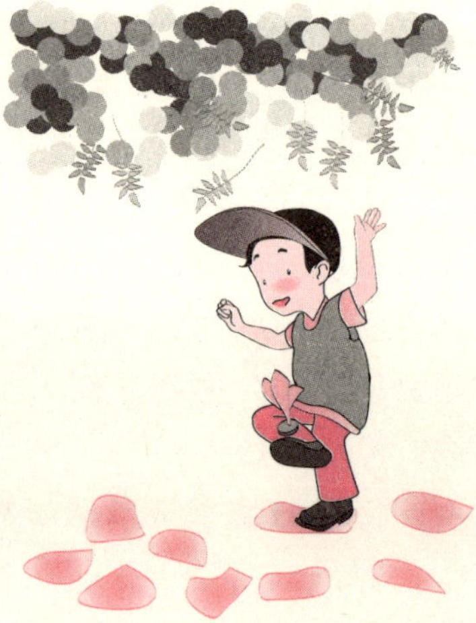

过敏性鼻炎最根本的预防措施都是避免过敏原的接触，主要是注意居室环境以及生活细节。

❶ 家里最好不要有需要经常浇水的喜阴植物，潮湿的土壤里可能隐藏着大量的霉菌。

❷ 仔细防治蟑螂。

❸ 经常用漂白粉或者其他清洁剂清洗卫生间及垃圾箱。

❹ 如果衣物发生霉变要尽早扔掉。室内保持干燥，地毯应注意防止潮湿，并保持书籍、报纸和衣物的干燥通风，食物也应防止霉变。

❺ 过敏体质的儿童平时多补充抗过敏益生菌调整过敏体质。

幼儿打鼾

据统计，3～12岁孩童，4个就有1个睡觉会打鼾。紧张的家长常担心孩子打鼾会不会有危险，其实大部分幼儿打鼾，只要没有合并睡眠呼吸中止问题，并不会有太大影响，父母不需过度担忧。

词汇解读

打鼾

我们的鼻子、嘴巴、喉咙等呼吸道的任何一处，只要发生阻塞，都可能造成打鼾。根据白努力定律，当气体进入呼吸道，通过阻塞的地方，这时候压力会变小，气流会变大，一旦气流的流速变大，就会振动软组织，进而发出声音，就是打鼾的声音。

病因

婴幼儿打鼾最常见原因就出在结构上的问题，包括扁桃体、腺样体肥大都会导致打鼾，其次是颅颜异常以及神经肌肉协调性不佳等问题造成的。至于刚出生的小宝宝因为鼻子小，而容易鼻塞，所以多少会有打鼾情形，只要宝宝睡得好、长得好，就不需担心。

幼儿打鼾主要因为淋巴组织在婴幼儿期生长速度特别快，扁桃体和腺样体长得特别大，但是小朋友脸的成长来不及跟上速度，才会造成呼吸道阻塞，这与遗传关系并不大。此外，小朋友养得太胖也会增加睡眠呼吸中止的风险，胖宝宝脖子的脂肪较多，容易挤压呼吸道的空间，打鼾会较明显。

平卧是最容易引起打鼾的睡姿，因为这种睡姿会让舌头往后倒，如果孩子扁桃体已经比较大，加上舌头往后挤，更容易让呼吸道阻塞，打鼾症状更严重，所以建议家长让打鼾的幼儿采侧睡或趴睡会比较好。

症状

当孩子只是单纯打鼾，没有因为睡眠呼吸中止影响到睡眠，家长只需观察即可。但是如果孩子因为打鼾或睡眠呼吸中止而睡不好，翻来覆去，或常半夜起来尿尿，就会有一些影响。研究发现，睡眠呼吸中止与孩子的学习、认知有一定的关系，所以假如孩子合并有生长迟滞（身高、体重增加不理想）、过动或学习状况不佳等情形，就要进一步寻求医师的协助加以解决。

单纯打鼾普遍不会有健康方面的影响，例如小朋友因为感冒、严重鼻塞，打鼾比较明显，感冒好了就会消失，类似情形家长不需太慌张。

若是长期睡眠呼吸中止，可能使心脏、肺脏的负荷增加，进而导致高血压、肺心症等严重并发症，这时候必须就医接受治疗。

睡眠呼吸中止是否有立即性的危险，必须要看程度，如果问题严重，会担心血氧降太低而导致缺氧，甚至因窒息而死亡，较少数小朋友会有此严重窒息甚至死亡的并发症，多数小朋友不会立即有生命危险，但长久下来较担心影响到孩子的心肺功能。

治疗

家长可先采取最简单的方式，即持续观察孩子睡觉达1小时时间，并注意是否有很大的打鼾声，接着出现不呼吸情形，且持续10秒以上，这种情形只要发生1次，就代表有睡眠呼吸中止的问题，而如果同时发现孩子嘴唇发绀，表示有缺氧现象，必须积极就医，接受进一步检查。

幼儿打鼾并同时有睡眠呼吸中止问题，大部分因为扁桃体或腺样体肥大所造成，这种情形采取手术治疗，将扁桃体或腺样体切除，可有效改善症状，是一劳永逸的解决方法，有高达八九成病童因此得到很好效果，体重可以正常增加，学习和注意力也明显改善。这项手术必须住院，手术进行时间约1小时。由于需要观察并控制术后出血问题，所以住院期间前后需要4～5天。

扁桃体或腺样体切除手术在耳鼻喉科算是一般的手术，主要风险在于术后的出血问题。第一个危险高峰是在刚动完手术，必须住院观察1～2天，没有问题再出院；第二个危险时间点是在手术后一星期，这时候伤口开始长好，上面黏膜开始结痂脱落，如果脱落太快，黏膜还未长好，也有可能出血，不过类似的风险概率其实非常低。

通常小于3岁的幼儿并不建议接受手术治疗，3～6岁这个阶段，由于腺样体和扁桃体长得最快，脸还来不及跟着长，打鼾情形比较严重，所以手术治疗多在此阶段，等再长大一些，脸已经拉长，症状有可能减轻到不需开刀的程度。

家庭护理

家长对于手术难免有所顾虑，幼儿打鼾只要症状轻微，没有睡眠呼吸中止问题，也没有缺氧、焦躁不安、睡不好以及影响学习能力等困扰，只需持续观察，给一点时间或许会渐渐改善。

若是过敏性鼻炎引起鼻塞造成的打鼾或睡眠呼吸中止，只要采用内科治疗，将过敏情形做有效控制即可，生活中则尽量避免冰冷食物，以降低过敏发生，如果因为过度肥胖引起，只需减重就能改善。

必要时也可以使用呼吸器，其主要原理是在睡觉时，于鼻子部位戴上很轻的罩子，从空气加压器把空气加压打出，再经由鼻部的罩子注入鼻腔和喉部，这种经过加压的空气能让喉部张开，撑开狭窄阻塞的呼吸道，让空气送进到达肺部，以改善睡眠呼吸中止的情形。不过戴呼吸器比较吵，也比较不舒服，孩子顺从性并不高。

实际上，随着孩子身高、体重增加，是有可能让打鼾情形获得改善。依据国外研究报告指出，幼儿打鼾平均1年可自行改善的机会不超过10%，概率相对不高。

急性扁桃体炎

急性扁桃体炎为腭扁桃体的急性非特异性炎症，往往伴有程度不等与范围不一的急性咽炎，是一种很常见的咽部疾病。多发生于儿童及青年，在季节更替、气温变化时容易发病。

病因

主要的致病菌为乙型溶血性链球菌。葡萄球菌、肺炎双球菌和腺病毒也可引起本病。细菌与病毒混合感染不少见。在正常人的咽部及扁桃体隐窝内存在着这些病原体，机体防御能力正常时，不致发生疾病。当某些因素使机体防御能力降低，存在于机体内之病原体大量繁殖，外界之病原体又乘虚而入，因而致病。影响机体抵抗力降低而可诱发急性扁桃体炎的因素有：受凉、潮湿、过度劳累、烟酒过度，有害气体刺激以及上呼吸道有慢性病灶存在等。

症状

急性扁桃体炎有传染性，传染潜伏期为2～4天，为飞沫或直接接触传染。通常呈散发性，偶有暴发流行，多见于集体生活者。

❶ 急性卡他性扁桃体炎。病变较轻，炎症仅限于表面黏膜，隐窝内及扁桃体实质无明显炎症改变。其症状与一般急性咽炎相似，有咽痛、低热和其他轻度全身症状。检查时可见扁桃体及舌腭弓表面黏膜充血肿胀，扁桃体实质无明显肿大，表面也无渗出物。

❷ 急性化脓性扁桃体炎。本型起病较急，局部和全身症状都较重。咽痛剧烈，吞咽困难，痛常散射至耳部。下颌角淋巴结肿大，有时感到转头不便。全身常有恶寒高热，幼儿可因高热而抽搐，呕吐或昏睡。检查时可见扁桃体肿大，周围充血，隐窝口有黄色白脓点。连接脓点可连成假膜，但不超出扁桃体范围，易于拭去，不留出血创面。如扁桃体实质内有化脓病变，可在表面看到黄白色突起。

由于炎症向邻近组织扩展，急性扁桃体炎最常见的局部并发症为扁桃体周围脓肿，也可引起急性中耳炎、急性淋巴结炎、咽旁脓肿等。另外急性扁桃体炎可引起全身各系统许多疾病，常见者有风湿热、急性关节炎、心肌炎及急性肾炎等。

要预防急性扁桃体炎应注意锻炼身体，增强体质，提高机体的抵抗能力。

治疗

本病具有传染性，故患者应适当隔离。患者应多注意休息，多饮水，通大便，进流质食物。因本病多为链球菌感染，因此抗菌消炎是主要治疗原则，若伴有发热，解热镇痛是重要的治疗措施。

* 扁桃体爱发炎是切还是留

如果孩子的扁桃体经常发炎、肿大，该怎么办呢？是继续采用保守疗法，还是索性手术切除？切除是否会影响孩子的发育呢？

美国儿科学会的参考意见是，儿童扁桃体切除术(常和腺样体切除术联合进行)，是儿外科常规的治疗方式，临床应用十分普遍，接受手术的患儿年龄通常在5～7岁，手术的成功率比较高。但到目前为止，这种治疗的远期效果尚未得到充分证实，所以医生在考虑手术时，态度会比较保守。

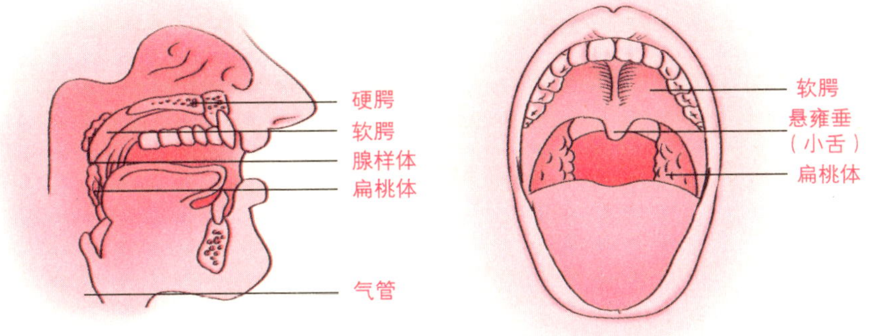

扁桃体和腺样体的位置

* 什么情况需要手术

❶ 扁桃体(或腺样体)严重肿大，影响孩子的呼吸，导致肺部氧气和二氧化碳的交换出现障碍(一个特征是呼吸在睡眠时停止几秒钟)。

❷ 如果是因腺样体肥大引起呼吸困难或吞咽困难，甚或严重的语言障碍，推荐进行单纯腺样体切除术。

下列情况，手术是合理的，但并不紧急：

◎感染严重，导致扁桃体后方或周围有脓液积聚。

◎扁桃体炎症发作，应用抗生素治疗6个月，症状没有完全消失。

◎扁桃体(或腺样体)非常大，出现吞咽或呼吸困难，或只能张口呼吸且睡眠时鼾声特大。

◎孩子1年发生7次以上严重的咽喉肿痛并伴有链球菌感染或其他严重体征：扁桃体上或咽喉部覆盖有脓液，颈部淋巴结肿大、触痛，体温高于38.5℃；或者每两年中的1年内有5次类似发作；或者每3年中的1年内有3次类似发作。

小儿扁桃体炎，祖国医学称为“蛾”或“乳蛾”，冬春季节常见，是小儿最易得的疾病之一。宜用清热解毒利咽的药膳。

* 酸梅青果汤

原料：酸梅6克，青果（橄榄）25克，白糖适量。

方法：将酸梅及青果放入砂锅内浸泡半天，然后煎煮，服时加白糖调味。

功效：防治扁桃体炎。

＊清咽饮

原料：乌梅肉、生甘草、沙参、麦门冬、桔梗、玄参各等份。

方法：上迷药捣碎混匀。每次用15克放入保温杯中，以沸水冲泡，盖严温浸1小时。代茶饮，日3次。

功效：清热利咽，对扁桃体炎有疗效。

＊胖大海冰糖茶

原料：胖大海4～6枚，冰糖适量。

方法：胖大海洗净放入碗内，加冰糖调味，冲入沸水，加盖闷半小时左右，慢慢饮用。隔4小时可再泡1次，每天2次，一般2～3天即显效。

功效：清热、解毒、润肺，可用以治疗急性扁桃体炎。

除用上述药膳方法治疗小儿扁桃体炎外，在饮食上还要清淡点，宜多吃含水分多又易吸收的食物，如稀米汤（加盐）、果汁、蔗水、马蹄水（粉）、绿豆汤等。平素忌吃香燥辛辣煎炸等刺激性食物，如姜、辣椒、大蒜、油条等。得病后应注意休息，保持口腔卫生，经常用热浓盐水含漱咽部。若出现眼睑水肿、关节疼痛心慌、耳痛等症状，应及时查清是否并发肾炎、关节炎、心脏病或中耳炎，以便采取适当治疗措施。

口　炎

口炎是指口腔黏膜的炎症，若病变限于局部如舌、齿龈、口角亦可称为舌炎、齿龈炎或口角炎等。本病在小儿时期较为多见，尤其是婴幼儿。可单独发生亦可继发于全身性疾病，如急性感染、腹泻、营养不良、久病体弱和缺乏B族维生素、维生素C等。婴幼儿时期黏膜柔嫩、血管丰富，不适当地擦拭口腔或饮料过热等局部刺激易使之受伤和感染；奶瓶、橡皮奶头消毒不严；口腔不卫生或由于各种疾病导致机体抵抗力下降等因素均有利于口炎的发生。

本病应多注意预防，应力求做到：

❶ 注意营养，提高机体抗病能力。

❷ 重视口腔卫生，尤其是急性感染时，勤喂温开水以清洗口腔，禁忌擦拭口腔。

❸ 注意奶瓶、奶头、玩具等的清洁消毒。

❹ 疱疹性口炎的传染性较强，应与健康小儿隔离，食具也应分开。

在治疗上儿童可服板蓝根汤，每天1次，连服3天。

小儿的乳牙萌出顺序

小儿的乳牙共有20颗，上下颌的左右侧各5颗，其名称从中线起向两旁，分别为乳中切牙、乳侧切牙、乳尖牙、第一乳磨牙、第二乳磨牙。

乳牙从生后6个月长出（最早4个月，最晚12个月），2岁至2岁半时出齐。出牙是一种生理现象，个别小儿可有暂时性流涎、睡眠不安及低热等现象。

小儿萌出的乳牙数目，可用公式计算：

乳牙数=月龄−6（或4）。

例如，13月龄的幼儿，其估算方法是：

13−6（或4）=7（或9），即宝宝的乳牙应是7颗或者9颗。

乳牙的萌出有一定的发育顺序，见下表：

乳牙发育的顺序表

牙名	上颌	下颌
乳中切牙	6～8月龄	5～7月龄
乳侧切牙	7～10月龄	8～12月龄
乳尖牙	16～24月龄	16～24月龄
第一乳磨牙	18月龄	18月龄
第二乳磨牙	20～30月龄	20～30月龄

乳牙的保健

什么时候要开始看牙医

宝宝在满周岁左右，或是长出第一颗牙齿后，便可以开始宝宝的第一次牙医门诊。这时候，医生除了会检查评估宝宝的口腔健康状况以外，也能帮助家长了解如何照顾及预防幼儿的口腔疾病。

生活中常见到许多两三岁的小朋友早已是满口蛀牙。大家的观念应该建立在“预防甚于治疗”，而非遇到牙痛才求医。从小养成良好的口腔卫生习惯，蛀牙的机会自然就降低许多了。

乳牙蛀掉的原因

* 乳牙的主要功能有四

❶ 美观：如果因蛀牙而遭到嘲笑，也会影响小朋友的心理健康和引发自卑感。

❷ 咀嚼：如果乳牙蛀掉或是太早失去乳牙，容易因无法充分咀嚼而造成营养摄取不均衡。

❸ 发音：太早失去乳牙，会影响部分发音无法正确，进而造成语言学习困难。

❹ 诱导恒牙到一个较好的生长环境：若乳牙太早脱落，6岁所长出的第一大臼齿容易向前倾斜或移位。

蛀牙是一种慢性病，因为长期性的口腔卫生及饮食习惯不佳，才会造成蛀牙。假使养成不良的坏习惯，连带的刷牙、清洁都没有彻底施行，新长出的恒牙不止生长环境会受到影响（譬如牙齿排列不整齐），连蛀牙概率也会大幅提升。

宝宝常见的口腔问题及如何预防

* 喝奶的宝宝

以奶瓶喂食的宝宝，口腔问题首要注意“奶瓶性蛀牙”。奶瓶性蛀牙最大特征是蛀牙范围只发生在上颌的门牙。因为宝宝含着奶瓶睡着，吸吮的时候，舌头会压住下颌的牙齿，因此只有上颌牙齿接触到奶瓶，发生蛀牙的范围也会集中在此处。

许多家长或保姆让宝宝在睡觉过程中，继续含着奶瓶睡觉（边喝边睡），事实上，这就是造成宝宝蛀牙的主因之一。平常口腔还会有唾液分泌或是其他口腔运动，牙齿不会长期浸在酸性环境内，如果让宝宝边喝奶边睡觉，有时候牛奶没有完全喝完，甚至嘴巴里面还有剩余没喝完的奶，奶水和牙齿接触时间太长，细菌就会开始产生类毒素和酸，导致口腔pH值下降到5.5以下，长期下来，导致“奶瓶性蛀牙”的概率就大幅升高。

◎ 防止初期感染：宝宝口腔中的变形链球菌多是经由照顾者接触而受到感染。最常见到的状况就是家长本身有蛀牙，喂食宝宝吃辅食的时候，家长自己吃一口，再拿自己使用的汤匙喂宝宝吃一口食物；或是大人咀嚼后再喂食宝宝，大人将食物放在嘴巴中咬成小块，再拿给宝宝吃。这些状况都容易导致让大人口腔中的细菌跑到宝宝的口腔中，增加宝宝未来患蛀牙状况的风险。

◎ 正确饮食习惯与口腔卫生的维护：宝宝喂食时间应尽量缩短。尤其应避免一边喝奶、一边睡觉。每次喂食完，家长可用纱布或棉棒蘸开水轻拭口腔。一旦长出牙齿，就应该开始进行洁牙。假使改以杯子或汤匙喂食，缩短致龋物质在口内停留过久。

* 吃辅食的宝宝

已经开始尝试辅食的宝宝，口腔中残留食物的机会变多，导致口中酸性升高的机会也变大。因此，平时最好养成以正餐为主，少吃零食的习惯；以及最好能在用餐完毕的15分钟以内，做好口腔清洁的动作。如果无法做到每次吃完东西后就立刻刷牙，最起码也要在宝宝睡觉前，帮宝宝彻底做好一次口腔清洁。

造成蛀牙的原因：

细菌：未长牙的宝宝并不会有蛀牙问题，细菌必须借牙齿表面来提供繁殖。因此，口腔内细菌的出现多半是经由照顾者传染而来。

牙齿：如果食物残渣没有清除干净，牙齿长时间浸润在易致龋齿的酸性液体中，时间一久，便造成蛀牙。

食物（碳水化合物）：乳制品中的乳糖成分会促进口内致龋菌的繁殖，如果摄取次数频繁，加上没有彻底清洁，便容易造成口腔内呈现偏酸性反应，长期下来，蛀牙的概率也会升高。

时间：根据医学研究显示，食物残渣停留在口腔超过15分钟后，细菌就会产生类毒素和酸，使得口腔pH值下降。因此，蛀牙是一种慢性疾病，长期不良的清洁和饮食习惯才会造成蛀牙。

为了安抚哭闹的宝宝，有时候家长会拿汽水或蜂蜜糖水给宝宝喝。事实上，这些都容易造成宝宝蛀牙，家长可以利用安抚奶嘴、可咬合玩具、小毯子等其他方式转移宝宝的注意力。

口腔的清洁方式

在宝宝长牙时期做好口腔保健，对日后牙齿的健康有很大的帮助。从宝宝出生后开始，家长便可以使用消毒过的纱布蘸取开水，将干净纱布卷在食指上，将宝宝的牙龈清洗干净。待宝宝长出第一颗牙后，家长可以使用指套牙刷轻刷牙齿表面，后面还没长出牙齿的牙龈部分仍需用纱布蘸开水清洁。当孩子学会吐出牙膏泡泡、不会吃下肚的时候，再开始使用儿童牙膏即可。

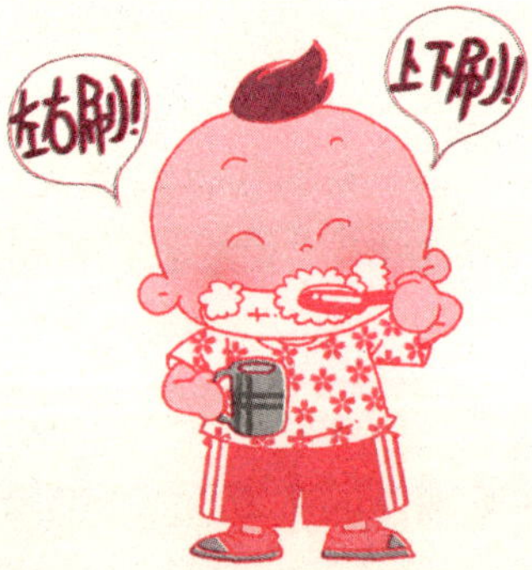

此外，1岁以上幼儿，已有模仿大人动作的能力，家长也可以试着让宝宝看着自己刷牙的动作，让宝宝先从玩牙刷开始，进而模仿大人的刷牙动作，让宝宝对刷牙不产生排斥感，待宝宝更大一点之后，再教他正确的刷牙方式。

婴儿牙齿迟发

正常的婴儿，一般半岁就要出牙了，早的甚至在出生4个月就萌牙，而晚的在10个月仍未出牙，排除疾病的原因的话都属正常。如果超过12个月仍未出牙，医学上称为“乳牙迟萌”，那就要到医院诊断了。发育好的出牙及时，牙质优良，反之出牙延迟，牙质欠佳。乳牙迟萌常见的原因有：

❶ 缺钙，这是最常见的原因。

❷ 内分泌代谢障碍，如甲状腺功能低下，也会妨碍牙胚形成，延迟乳牙萌出。

❸ 某些传染病，以及先天性骨髓发育不全等，都会使牙齿生长发育受到影响。

注意加强孩子体格锻炼，让他多晒太阳；4～5个月后，可以喂孩子吃一些面包干、硬饼干等，有利于婴儿乳牙及时顺利地萌出。宝宝5个月开始添加辅食，7～8个月时开始添加固体食物，有助于训练宝宝口腔运动和咀嚼功能。补钙一段时间后，孩子很快就会长出牙齿。

唇腭裂

为什么会发生唇腭裂

目前仍无法确定唇腭裂的真正原因，不过许多因素（包括基因突变、环境因素等）都和唇腭裂的发生有关。此外，家族中若有唇腭裂史，生出唇腭裂儿的概率会提高2%～4%。

词汇解读

“唇裂”“唇腭裂”“腭裂”

在胚胎早期发育时，嘴唇是由两侧组织渐渐往身体中线连接起来，若在连接过程中有一些差错，不能按照预定的进度达到连接时，就会产生各种不同的裂缝。若单纯只是上唇的地方有裂缝，称为“唇裂”（俗称兔唇）；如果裂缝延伸至口内硬腭或更内部的软腭部位，则称为“唇腭裂”；有时仅口腔内的上颌或软腭裂开而外表正常，则称为“腭裂”。

在适当时间进行修补手术

唇腭裂儿当中只有极少数（1%～2%）合并有智力方面的异常，绝大部分都只是外表的缺陷，父母较需要面对的是出生后手术以及手术后的照顾与适应问题，只要度过手术和矫正期，小孩就可以有正常的生活。

做好孩子心理抚慰

唇腭裂儿需要的不只是外观的修补，他们更需要的是健全的人格成长，这方面要从父母做起，首先要具备接纳的心。有些父母怕面对亲友询问而封闭自己，也封闭孩子，孩子会意识到自己的与众不同，进而产生自卑，而影响未来的人格发展。

因此，父母的心理建设最重要，建议父母能够和孩子一起坦然面对，勇敢走出去，多肯定孩子的优点，给予鼓励，建立自信，并让孩子了解什么是唇腭裂，而不是一味隐瞒与逃避。

唇腭裂宝宝的照顾

唇裂合并腭裂的宝宝，因吸吮力量不足，喂母乳常有困难，可以用吸奶器将母乳吸出，再注入奶瓶喂食。采取奶瓶喂食最好选择可挤压的、塑胶制的奶瓶，借此帮助吸吮力较差的宝宝进食，家长可使用带有排气孔及节流器的“唇腭裂专用奶瓶奶嘴”，以方便喂食。

喂奶注意事项：

◎ 正确的奶嘴放置位置，应该朝向完整的唇侧、上腭方向，千万不要朝向裂开处，这样才能避免磨破腭裂或鼻腔黏膜，造成疼痛，进而影响喂食量。

◎ 喂食单侧或双侧完全性唇腭裂宝宝时，为避免摩擦腭裂处并帮助吸吮，可借由矫正牙科医师制作的口内辅助物——牙盖板，以完成吸吮的动作。

◎ 宝宝容易吞入大量空气，所以需要分次喂奶，在中间暂停的时候，要拍背帮助打嗝。

◎ 喂奶完毕除了再喂开水之外，亦可使用蘸开水的棉花棒数支分别清洗鼻孔、腭部、舌头及牙床，如此可避免因奶垢堆积，造成口腔感染。

◎ 当腭部有破皮时，须请医师检查及治疗，使伤口早日愈合，减少宝宝的不舒服。

喂奶时，乳汁会从鼻部反流出来，这是正常现象，不必过于惊慌，只要暂时停止喂食，等宝宝咳嗽或打喷嚏后再继续喂食。

术后的护理

❶ 无论唇裂或腭裂，做修补术后如果护理不周，均有再裂的危险。患儿术后应防止哭闹，张口大哭，否则可能会导致伤口再裂，特别哭闹的小儿可给镇静剂，懂事的小儿应给他讲清哭闹的利害关系。下地活动时应注意不要摔倒，缝合处如碰到较硬的物品上伤口可再裂。

❷ 伤口应经常保持清洁，每次喂奶或进食后用盐水及75%酒精棉签擦净唇部伤口，动作要轻柔。一般5天拆线，腭裂修补术后应教会小儿用淡盐水漱口，保持口腔清洁。

❸ 腭裂术后两周可拆线，回家后要特别注意饮食。在院期间进流食、半流食(如牛奶、果汁、面片、蛋羹等)，出院后两个月内均需进软食，如面片、软饭、粥等，避免干硬、有渣的食物，以免刺激伤口影响愈合或再裂。

❹ 在术后应尽早教孩子练习发音，年龄越小这种语言训练越重要。

有了唇腭裂子女并不是任何人的过失，也不是父母做错了什么，更何况，每个人或多或少都是不完美的，在医学研究尚未找出真正原因之前，父母亲不需因为有这样的子女而怀有罪恶感。

口齿不清VS舌系带异常

大舌头是不是“舌系带异常”

儿童构音异常不见得处理舌系带的问题就可以修正，但是，若舌系带有过长或过短的情形，的确会让宝宝有构音异常的症状。一般而言，幼儿在3～4岁后，其口语表达能力可以达到日常对话的程度，也可以用比较完整的句子来表达；若此时仍有发音不清楚的现象，需要带孩子去做构音的矫正。也就是说，4岁前的幼儿有发音不清楚的问题，很可能是因为语言纯熟度不够，经过一段时间以后，语言发展越来越成熟，构音的问题会自行修正。

词汇解读

舌系带

舌系带是舌头下面与口腔底部间黏合的一片薄膜，人的舌系带有稳定舌头运动的功能。舌系带过紧或过厚都会限制舌头的运动，并造成宝宝的吸吮困难、无法舔嘴唇或是某些发音的困难等。而舌系带太紧主要影响需要卷舌或弹舌的发音，例如，卷舌音“师、知、日”和弹舌音“达、它”等。

不正常的两种情况

舌系带过短到什么程度，才算不正常并会影响发音呢？舌系带不正常的情况大致分为两种。

❶ 薄却稍短的舌系带：即临床所称的“舌系带过短”。当舌头运动受到限制后，会影响发音和出现问题。

❷ 紧又厚的舌系带：此种舌头几乎完全被粘固于口腔底部，称“舌下粘连”。当宝宝有这种舌头的情形时，就完全无法卷舌或伸舌，势必影响发音问题。

舌系带引起的问题

舌系带短并没有一套大家公认的标准，目前认为舌尖若因舌系带的牵扯，无法伸出超越下门牙，则可认定为舌系带缩短症，所以宝宝还没长牙之前，无法判定舌系带是否过短。值得一提的是，在大人身上并不常看到过短的舌系带，所以随着年龄长大，过短的舌系带会自动拉长。

舌系带短的影响

一般4～5岁尚未发展完整语言的小孩，会被爸爸妈妈带来求诊，认为是舌系带过短的问题。但随着牙齿和年龄的发育，后来则会发现，其实舌系带会渐渐拉长，或其实只是牙齿和舌头发育等问题。

若真有舌系带过短的问题，宝宝在喂食母乳时会有困难、语言发音会异常、没办法舔嘴唇和冰淇淋。不过，除了生活上的困难外，爸爸妈妈最关心的还是语言问题，有人认为舌系带太短会影响孩子说话的音准等。

谨慎评估再处理

语言发展异常的小孩多半不是因为舌系带过短所造成。治疗时会先检查听力是否有缺损，若听力正常的话，那是否只是矫正语言发音问题即可。其实，有些舌系带很短的成人也可说出标准的语言，所以究竟该不该处理舌系带来矫正孩子的发音问题，仍需要较长时间的观察。

过短舌系带影响说话质量

假如舌系带真的过短，导致拉扯太紧，就确实会影响说话的质量。因舌系带会限制舌头的活动范围，尤其是向上翻卷、发卷舌音时都无法完整，这时就会有老一辈称为的“大舌头”。不过说话的清晰度，除了必须舌系带保持灵活自如外，舌头肌肉较为厚实且神经控制协调机能很好等条件也是不可缺乏。如此条件皆正常的小孩，才可以发出正确清楚的语音，不会有含混不清的情形。讲话的能力不受舌系带影响，而是与脑、听觉、模仿、训练、学习、环境和声带结构等有相关。因此若为了小孩说话的表达能力而剪舌系带，爸爸妈妈会失望地发现孩子并没有比较会讲话。

治疗舌系带问题

首先必须了解孩子的舌系韧带是否发生问题。爸爸妈妈可以自行检查宝宝的舌系带，若真有异常那就必须就医诊治了。

* 简易的观察方式

可先以食物或奶嘴来引诱宝宝，看舌头能不能伸出下门牙或下嘴唇；而较大的幼儿，可以直接把舌头抬起来抵到上门牙，看是否可抵得彻底。

* 最常用来评估孩子舌系韧带是否正常的方法

❶ 舌头是否可以举起来碰到上颌？

❷ 舌头可不可以做侧放运动，就是将舌头往左右旁边伸，伸缩是否正常？

❸ 有无办法把整个舌头摊平？

❹ 有无办法做卷舌运动？

舌系带标准长度

除了日常的观察方式，还可依据舌头往前伸的动作，评估出舌头是否灵活的轻重程度。若孩子并无舌头过短的问题，或是没有以下的长度，那么舌系带的发育还算正常。

❶ 轻微舌系韧带过短：指宝宝舌头所能伸出来的长度在12～16毫米。

❷ 中等舌系韧带过短：指宝宝舌头伸出的长度在8～11毫米。

❸ 重度舌系韧带过短：指宝宝只能伸出3～7毫米。

❹ 完全舌系带粘连：宝宝舌头所能向前伸的长度在3毫米以下。

该不该剪舌系带

宝宝如果舌系带有问题，究竟需不需动手术来解决呢？在考虑手术前，最好还是先评估一下再做决定，若有导致下列严重问题的，再与医师详细讨论。

* 哺乳困难

妈妈在哺喂母乳时发生困难，若为了宝宝的健康成长和吸吮方便，即可考虑进行评估。因为舌系韧带太短的宝宝，在学习喝母奶时的吸吮、吞咽动作都没有办法确实做到，甚至难以接触妈妈乳头的部位。

有时因为吸吮问题导致妈妈本身的乳头酸痛或皲裂，让宝宝有偏食的情形；而常常喂食不足的情况下，宝宝也容易偏瘦或有营养不良的问题。若是经由手术来剪开舌系带后，哺乳喂食的情况就会改善。但是否真有其必要，或是否可以透过别种哺喂方式，爸爸妈妈都可以进一步讨论。

* 影响语言发展

虽然前面有叙述并非语言有障碍的孩子，都与舌系带有关，但舌系带有问题，的确也造成宝宝说话不标准。大多孩子其实非舌系带问题，而透过牙齿发育、舌头本身大小、舌头感觉及运动功能等治疗也能补偿舌头较短的限制，会经由训练后即可说出标准的构音。

只是，舌系带严重过短的孩子，遇上中英文必需的卷舌音和齿间音，还是会出现问题，可能发音不准或说不出来。孩子要到3岁仍有构音障碍时，再来考虑是否有手术的必要。

* 牙齿问题

有些家长会担心，孩子过短的舌系带会影响牙周组织，或是因为舌韧带的拉扯问题，而影响到齿裂的健康与下颌前牙的排列。若是舌系韧带造成清洁上的困难，或造成舌侧和唇侧牙龈的裂缝和萎缩，就可以考虑请专业医师评估与处理，看是否应进行手术治疗。

词汇解读

口齿不清

口齿不清在临床上称为“机能性构音异常”，所谓构音是指空气由肺部出来，通过声带振动后再经过唇、舌、牙齿、上颌、咽喉等部位的修正、摩擦或阻断而发出的语音。

倘若在构音过程的方法、位置、速度、强度或是动作的协调出了问题，就会使语音改变，造成构音异常即所谓的口齿不清。构音异常是最常见的儿童语言问题，几乎占所有语言问题的一半以上。但机能性构音异常的原因，至今仍不明确，可能与孩子的口腔动作协调性较差，或是语音听辨力、口腔灵敏度不好有关。

舌系带断离术

明显的舌系带过紧可在婴儿期直接切割，不必麻醉，不太会流血，婴儿痛觉也不明显、不长久，剪完约20分钟至半小时即可吸奶，即使少数小孩会有口水稍多，或吸奶量较少（给予少量多餐）现象，通常过一两天即恢复。至于舌系带不明显却构音不清楚的小孩，建议孩子应满5岁以上，仍有儿童语言障碍，就可进行手术评估。舌系韧带区域会有许多神经分布，在进行手术前需要先局部的麻醉。但假若孩子的年龄过小，局部麻醉仍有恐惧、害怕的可能，那么就会考虑全身麻醉。手术可以由简单的外科组织切除、缝合，利用电刀或是镭射的方式均可。

Part 8

安全与急救

眼睛外伤

＊刺伤眼球

如果眼球不慎遭到刺伤、撞击，可能会导致视觉受到损害，严重时可能导致失明。因此当眼睛受到外力侵入时，若是无法确认是否伤到眼球，最好的处理方法就是马上去眼科确诊，并不要用力搓揉、触摸眼睛。

＊异物进入

如果是灰尘、头发等微小的物体进入眼睛，因而引起疼痛感，可先使用生理盐水冲洗，接着让眼睛闭上，让异物伴随眼泪一起流出；若进入眼球的物体是铁屑、玻璃等尖锐物品，则有刮伤眼球的危险，千万不要用手搓揉，务必立即送医取出。

＊撞击

小孩总喜欢蹦蹦跳跳，如果不慎受到撞击，若只是眼睛周围的部分撞伤造成瘀血，则情况比较不严重，最怕的是伤到眼球本身，因此第一时间务必先确认眼球有无受伤、瘀青，甚或是眼白出血、视力模糊的状况，马上就医。

耳内异物

耳与鼻咽喉等器官在解剖结构、生理功能、疾病的发生与发展方面相互联系紧密。如果耳内进入异物，不仅会引起令人不适的耳痒，还会累及邻近器官。耳内进异物的处理方法如下：

＊耳内进入小虫

·将该耳偏向光亮面，小虫可由光亮的引导而自动飞出。

· 往耳内滴几滴香油，小虫因缺氧会掉头爬出来。

· 头部偏向患耳侧，单脚跳动后将虫倒出。

* 耳内进入异物

如谷粒、麦粒等异物，可用干净的棉签蘸少许糨糊，左手提耳廓，在阳光下或手电筒光的照明下，看准异物，右手将棉签轻轻伸入耳道，接触异物片刻后，异物与糨糊粘着，再轻轻地将异物取出。若谷物已膨胀，可滴几滴酒精使之缩小后取出。

上述方法无效时，不要乱挖耳道，及时去医院就诊。

鼻外伤

* 异物进入

小孩子非常有可能会把随身拿到的小物体放进鼻孔，妈妈可能也无法察觉，因此若发现小孩的单边鼻孔的分泌物特别多，且颜色呈现黄黄绿绿的，甚或是小孩不自觉地持续挖单边鼻孔，则非常有可能是有异物堵塞，此时应尽速去耳鼻喉科将异物取出，勿自行用手指挖，有可能让物体跑到深处。

* 流鼻血

因为小孩的鼻黏膜较薄，因此受到外力撞击很容易流鼻血，甚或是习惯性挖鼻孔，使得鼻黏膜中出现伤口，其他自发性的流鼻血，像是鼻子过敏、常揉鼻子、干燥，也是流鼻血的主要原因。这时应先采取压迫止血的方式，正确的做法应低头前倾，压住鼻梁上1/3处，张嘴呼吸，若15分钟仍无效止血，则必须尽速送医，可能是伤到大血管，严重的会造成休克。应留意的是，当鼻子受到撞击后，应先确认鼻子软骨是否受伤，有可能造成鼻梁骨折，或者鼻梁弯曲，因此若发现异状需要去给耳鼻喉科医师做处理。

气管异物

气管是运输氧气、排出废气的通道，一旦进入固体或液体物质，便会发生堵塞，影响气体交换。引起宝宝发生气管异物的主要原因有：宝宝好奇，把小物件含在口中，不小心滑入；宝宝大哭、大笑时将口中物体滑入气管；宝宝牙齿未长全，因咀嚼能力差，使食物进入气管；宝宝咳嗽反射不健全，咳嗽时异物呛入气管；跑跳、跌倒时把口里的糖等食物呛入气管；有的父母一边喂宝宝一边逗宝宝，也易将食物呛入气管。

异物掉入气管后，引起的症状很明显，但症状的严重程度与异物的大小、性质和掉入气管的部位有关。矿物性异物很少引起炎症反应；动物性异物，如鱼刺、骨等对气管黏膜刺激较大；有些植物性异物，如花生米、豆类等可引起严重的呼吸道急性炎症，甚至发生支气管堵塞；光滑细小的金属异物对气管黏膜刺激很小；尖锐的异物，可能刺破附近的组织，引起其他并发症；表面生锈的异物对黏膜刺激较大。异物在气管内存留的时间越长，对身体危害越大。

异物掉入呼吸道后，首先引起剧烈的咳嗽，甚至咳出血，并有气喘，呼吸困难、呼吸声音异常等一系列表现。咳嗽表现为阵发性。过一段时间后，异物可引起炎症反应，患儿出现体温升高、咳痰、呼吸困难等症状。如异物堵塞支气管，则可引起下端的肺气肿或肺不张，患儿感到胸闷，这时的情况更严重了。较大异物堵塞总气管时可引起窒息而死亡。

总之，气管异物是危险的急症，应分秒必争地送宝宝去医院抢救，绝不能耽误。在医院，医生可根据异物的部位，在喉镜或气管镜检查下把异物取出。

吞食异物

小孩时常会本能性地将手中抓到的物品往嘴巴里塞，一不留意可能会将危险物品也一起吞下肚，如果此时乱了手脚，胡乱地让孩子催吐，甚至用手去挖食道，反而于事无补。当宝宝误食东西时，有可能出现翻白眼、呼吸困难、咳嗽不停的状况，就代表异物卡在他的气管中了。此时首先必须确认他吞下了什么东西，如果是圆的物品，像是绿豆、弹珠，则可顺利从肠胃道下去，通常可随着粪便排出；须留意的是尖锐，甚或是有腐蚀性的物品，则有刺穿肠子的可能，务必前往医院急诊。还有需特别注意水银电池，若不慎吞入务必立即取出，因为水银碰到胃酸会分解，甚至造成胃穿孔；还有磁铁，可能会让肠黏膜腐蚀坏死，因此若吞下物品后开始气促、呕吐、精神状况不佳、抽搐、呼吸困难都是非常严重的状况，务必马上送医，爸妈千万不要认为该样物品不会造成伤害，就置之不理。

* 吞食零钱、小纽扣

这类的物品吞下后，爸妈先不用着急，可先观察一阵子，如果一个星期以内没有随粪便排出，可去医院使用X光追踪，或者照胃镜确认是否在胃内，如果还停留在食道内务必要取出。

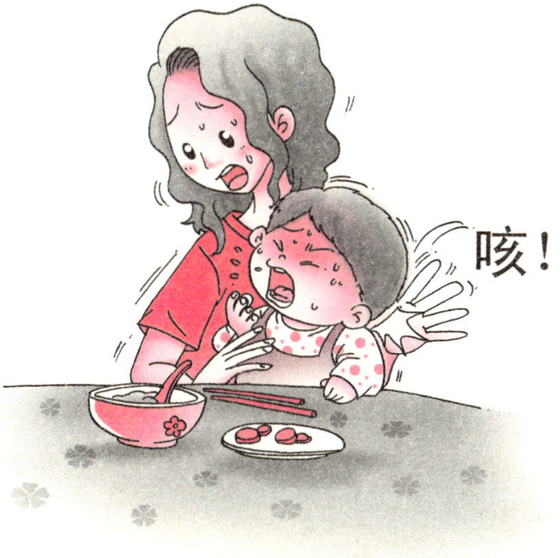

* 鱼刺卡住

鱼刺在食道内卡住的话，可先用消毒过的镊子尖端取出，如无把握，甚或是刺得很深，则必须前往耳鼻喉科请医生帮忙取出，以免刺破食道。但须留意，有些人会叫小孩吞下一大口饭，希望让鱼刺一起吞下，但这样可能反而会造成鱼刺划伤食道，也有可能在吞饭的过程虽然将鱼刺吞下，但食道内已产生伤口。

* **果冻噎住**

特别是蒟蒻果冻，对吞咽、咀嚼能力不佳的小孩而言，很容易造成堵住气管的意外。这时爸妈需立即执行哈姆立克法，才有办法协助将果冻吐出，以免错失黄金抢救时机。

小贴士

父母必知的哈姆立克急救法

哈姆立克法是利用压力将堵在气管的异物排出。哈姆立克法的做法，也会随着宝宝年龄大小而有所不同。

1岁以下：

1. 家长先双腿弯曲跪在地上，或者坐在椅子上。
2. 将宝宝脸朝下，倒卧在膝盖上。
3. 用力地拍背，直到将物品吐出为止。

1岁以上：

1. 家长站到孩子的背后。
2. 左手抱右手，在肚子与胸部之间，往内、往上推，增加胸压，直到物品吐出为止。

误食药物

孩子误食药物的确是一件很危险的事情。遇上小儿误服药物后，家长首先要冷静下来搞清孩子服下的药物是什么，服了多长时间，这对于治疗处理很有帮助。

儿童误食药品的原因，通常是因为大人们将药品放在小孩可见并可得手之处，尤其当孩子具备了攀爬能力后，就有可能在大人的视线之外接触到药品并误食。

对于药物中毒的孩子，准备好装有误食药品的瓶子及呕吐物，立即携至医院以供鉴定；或者立即拨打120求救。

要减少甚至杜绝药物中毒的最佳方式，就是要防患于未然。在家中就要特别注意保管好药物，药物应存放在孩子不容易取得的高度。尤其，含有剧毒的杀虫剂等类药剂更应妥善保管。

给孩子服用药物前，家长一定要养成先看药名，查对正确后再喂服的习惯，万万不可马虎从事，以免由于一时疏忽而带来后悔莫及的憾事与痛苦。此外，不要乱给孩子服药，适合成年人的药品对小孩不一定就能等同服用。

* 喝入清洁剂

通常清洁剂可分为两类，第一种是酸性，第二种是碱性（浴厕常用），误食都可能造成食道深层坏死，或者食道穿孔，必须立即送医，让医师检查口腔是否溃疡，食道是否灼伤，并记得将清洁剂的瓶子带去医院给医师确认。最重要的是，若误食千万不可胡乱催吐，以免造成食道受伤，也不用喝水或者喝牛奶。在居家防范部分，清洁剂务必收纳好，让小孩无法触及，也不要将清洁剂分装到一般饮料的瓶罐中，以免不识字的孩子喝下。

* 吞下大量药物

第一步必须检查吞下哪种药物，如果是一般的水溶性维生素（像维生素C），则因为会随尿液排出，因此伤害较小。但若是脂溶性的维生素因为不会排出体外，则须在6个小时以内立即前往医院洗胃、灌肠。另外，最怕的是小孩不小心误食了降血压药，不慎吃下这类药物可能会造成昏迷、脑部受损，因此若爸妈察觉到小孩有异状，要送医治疗。

动物咬伤

爱护小动物的观念虽然要从小告知小孩，但若是和小动物过于亲近，甚或是玩弄不熟悉的小动物，那么就非常可能被反咬一口。若真的不慎被动物咬到，千万不要随意地抓伤口，以避免受到感染或者刺激。此外，即使是轻微的咬伤，也务必去医院详查，因为你不确定那个小动物是否有注射过疫苗，是否有被感染之虞。若是开始出现全身性的过敏反应，发疹、呼吸困难等休克现象，则务必前往急诊。

基本上，面对动物咬伤的情形，其实都是可以预防的，以下则提出一些注意事项，爸妈请留意：

◎ 当小动物在吃东西、睡觉的时候，不要去触摸。

◎ 不要拉着、抓着小动物玩。

◎ 接近前务必询问饲主动物是否有攻击性。

◎ 不要故意在动物面前发出低吼声。

◎ 不要把小动物的食物故意拿走挑衅。

◎ 如果家养小动物务必定期施打疫苗，去除寄生虫，真的被咬伤可降低伤害。

* 被狗咬伤

小狗的口腔内其实藏有非常多的细菌，如果人类被咬伤的话，可能会造成伤口感染、化脓。因此即使只是被轻微的咬伤而留下伤口，也必须前往医院检查治疗。被狗咬到的第一刻，应先与饲主确认过这只狗是否有打过狂犬疫苗，然后立即带孩子注射狂犬疫苗，接着确认小孩的破伤风疫苗是否还有作用。在此也提醒，若家中有养狗的话，每半年到一年应接受定期的狂犬病疫苗预防注射。此外，一般人可能觉得猫比较温驯可爱，但是猫的牙齿也非常尖锐，被咬到后造成的感染问题反而比较严重，因此与小猫、小狗玩时，若不熟悉它的习性，最好还是带着小孩保持距离，以策安全，因为即使是被动物的爪子抓伤，虽然会比咬伤轻微一些，也可能有破伤风感染之虞。

＊蚂蚁咬伤

若被蚂蚁咬到会引起瘙痒，此时若再去抓伤口的话可能会引起破皮感染。蚁酸因为是弱酸性，因此若被咬伤后的反应严重，可能会有血压下降、过敏休克的情形，应立即采取急救措施，可用尿液涂抹于患处，或涂抹抗组胺的药物，并立即送医。

蜂　蜇

在美国每年约有50人被蜂蜇伤致死，不可轻忽。原则上我不惹蜂，蜂不蜇我，但是有时会被蜂群误会而群起围攻，甚至丧命。

如果去野外不慎被蜜蜂蜇伤，可能会引起瘙痒、肿胀等局部过敏，严重更可能引发呼吸困难、意识不清、休克等症状。因为蜂的毒液是弱酸性，因此可以先用肥皂水甚至尿洒在伤口上，具有止痛作用，然后蜇针先不要用手拔出，一般人因为处理技巧不好，反而让毒囊破裂，释出的毒液更多，如果可以的话，最好用消毒过的夹子夹出。送医后会施打抗组胺药，若有休克症状则需施打类固醇或者肾上腺素。

＊蜂蜇后的紧急治疗

◎ 卧床休息：如果过度活动，会促使毒液迅速扩散。

◎ 局部冰敷：可以止痛并减缓毒液扩散。苏打水与尿液等可中和毒液。

◎ 绷带包扎：可减缓毒液扩散，但只有蜇伤在肢端部位才适用。

◎ 提早就医：在过敏症状出现以前，口服或注射类固醇，有抑制过敏的效果。

＊蜇伤面积VS症状反应

❶ 少于10处的蜇伤：通常是轻微的局部疼痛与红肿，大多在数小时后自然消退。但小心蜇伤在喉部，可能因为局部肿胀引起呼吸道阻塞。如果红肿1～2日不退，可能是细菌感染引起的蜂窝组织炎，需要抗生素

治疗。

❷ 10～300处的螫伤：可能引起轻微的全身过敏反应，除了局部肿痛外，还有全身红肿、颜面潮红、恶心与水肿；也要小心横纹肌溶解与急性肾衰竭等并发症。

❸ 螫伤在300处以上者：大多在10分钟至数小时内，引起致命的全身性过敏反应，这时会出现支气管痉挛、呼吸困难、发绀与休克等症状。

❹ 曾经被蜂螫引起过敏反应的人：当日后再次被螫时，即使少于10处的螫伤，就可能引发较严重且可能致命的过敏反应，这也是因蜂螫招致死亡的主要原因。

＊预防蜂螫小常识

❶ 外出旅游注意衣物：要戴帽子、穿鞋子、穿淡色的长袖上衣和长裤。避免有鲜花图样的衣服。也不要使用美发剂、香水或化妆品来吸引或刺激蜂群。

❷ 准备纸或驱虫剂：若有纸类也可点火，或喷洒驱虫剂，以阻挡蜂群攻击。

❸ 衣物包裹身体：如果遇到蜂群攻击，可用衣服或白色布包着头部或全身，坐着不动，蜂群可能会离去。若无白色衣物，也可用手肘保护头部，放低身子，慢慢走开。

❹ 利用自然屏障：例如滚入草丛，跳入浅水池或钻入矮树丛内，以躲避蜂群围攻。

防止孩子刺伤、割伤、夹伤、砸伤

在家庭中最容易刺、割、夹、砸伤孩子的地方是：第一为折叠桌椅，第二为门窗抽屉，第三为玩具，第四为文具图钉。

除了跌落意外事故之外，“刺、割、夹、砸伤”排行幼儿意外事故原因第二名。婴幼儿因好奇拉扯直式立灯而遭压伤的案例层出不穷，被桌椅、抽屉夹伤者更不在少数！有时候，家长稍不注意幼儿在身旁，门一开，或是抽屉一关，婴幼儿的手指就会被夹伤，或是幼儿好奇将手指伸进转动的电风扇中，一不小心就酿成伤害！另外，纸片的边缘、被啃食严重的玩具也会割伤婴幼儿娇嫩的肌肤，家长应特别注意玩具的安全性。

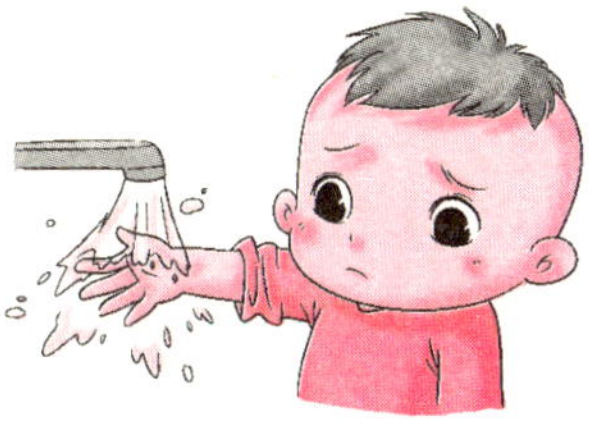
给伤口消炎消毒

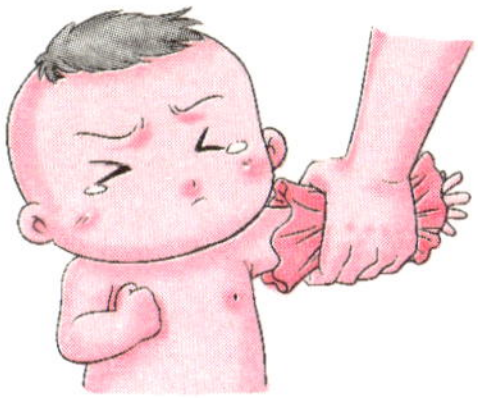
出血要压住止血

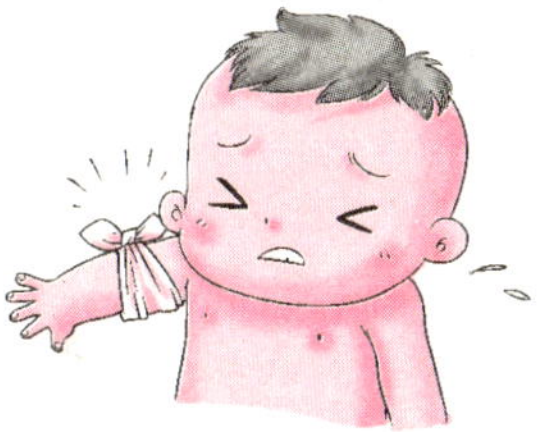
出血多的话靠上部绑住，送医院

孩子外伤处理方法

此外，家中的婴儿床床板到上横杆的高度必须要有60厘米以上，婴儿床的栏杆间隙必须小于6厘米，以免婴幼儿从栏杆探头往外被夹伤。

如果宝宝已经能够自己爬出床外了，就不能继续使用有摇摆装置的婴儿床，以免摔伤。使用电动摇床时，如果没有人在一旁照顾，最好把电动摇床的电源关掉，并固定摇摆装置，以免发生意外。

小儿刺伤、抓伤以后怎么办？

＊观察具体被刺伤或抓伤的部位

❶ 观察伤口的大小及深浅。

❷ 找出是何种异物刺伤孩子，是否进入皮肤。

＊处理孩子伤口，严重者要送往医院诊治

❶ 如果刺的头儿露在外面，用镊子拔出来，然后用肥皂与清水清洁该部位，之后再擦上消炎膏，最好不要贴胶布。刺扎进皮肤的话，会化脓，请前往医院外科处理。

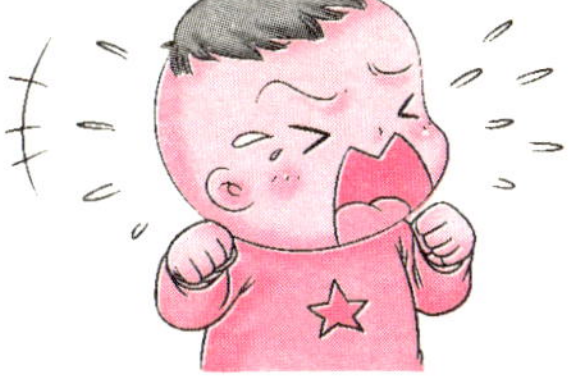
宝宝碰撞到头部，如不起包，观察有没有受伤的痕迹

❷ 如果是玻璃片刺伤孩子，可能割

伤孩子的肌肉或血管，应立即找医生取出，不要自行处理。

❸ 如碎片是在皮下，将缝衣针放在消毒酒精或消毒水中浸泡几分钟。在碎片所在部位放一块冰，使皮肤多少有些麻木，再用消毒过的针轻轻挑开皮肤，暴露碎片，用消毒过的镊子将其夹出来。

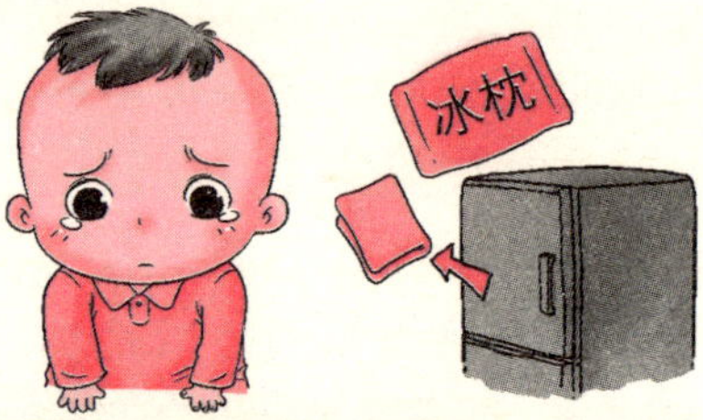

应用冰来镇痛麻醉

❹ 取出尖物或碎片后，可用力在伤口周围挤压，挤出瘀血与污物，以减少伤后感染。

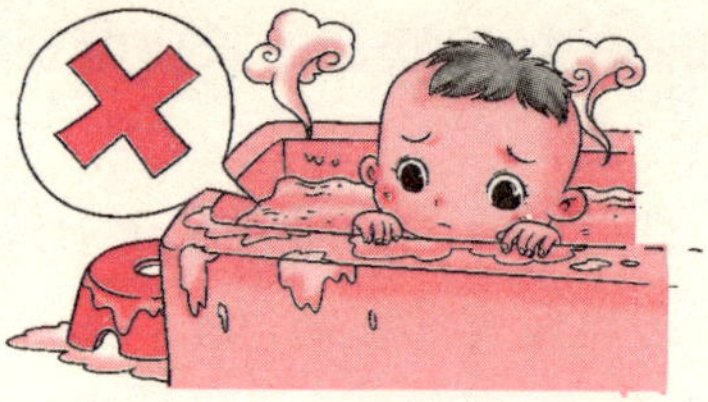

碰撞当天不要泡澡或淋浴

孩子伤口处理注意事项

❺ 要防止破伤风。如果伤口较深，伤后最好尽快注射破伤风抗毒血清，如果受伤后，伤处出现口难以张开或发热等症状，便表示病情较为严重。一旦发生破伤风，即出现颈、胸、脸部的肌肉抽筋、痉挛等现象，应即时前往医院就诊，以免病情加重。

小贴士

如何避免刺、割、夹、砸伤

◎ 柜子油漆剥落要赶紧送修或远离幼儿。

◎ 开关门时，先注意婴幼儿有无在身旁。

◎ 将家具的边、角，用海绵或布包起来，尤其是茶几、饭桌、矮柜。

外 伤

*** 刀子割伤**

不小心被小刀或尖锐的物品割伤时，则必须留意刀子本身干不干净，如果是不洁的刀片，后续的处理消毒更需留意。第一时间被割到后，应先冲洗伤口（可用生理食盐水），接着把血挤出，并压迫止血，最后上药（消炎药膏）包扎。但须留意如果伤口非常深且血流不止，先压迫止血后送往医院进行缝合。但若是严重的刀子刺进身体，则千万不要把刺入体内的刀子硬拔出来，否则血液会喷出来，特别是在胸腔部分的刀伤，应立即送医。

*** 玻璃扎伤**

不小心打破玻璃，散落的一地玻璃碎屑扎伤宝宝，此时应小心地将碎片取出，接着将伤口消毒，如果碎片过于细小，或是扎伤的范围面积很大，应前往医院外科协助处理。

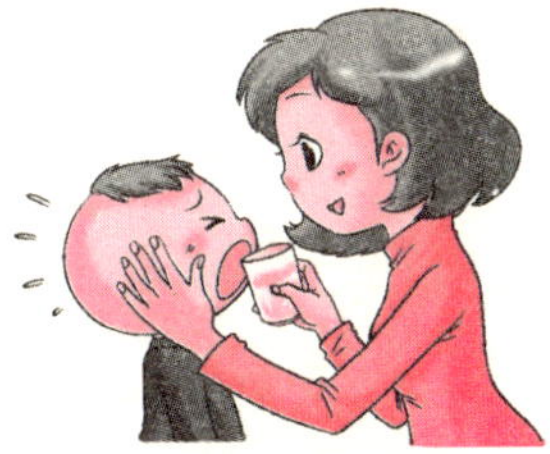

把口腔清干净

*** 口腔内受伤**

吃东西不小心咬到舌头，或者是摔倒碰撞使得牙龈撕裂、牙齿断落，发生此类状况，一样需压迫止血口腔内伤口，或者先用生理食盐水清洗口腔内部，确认口腔内受伤的程度。更重要的是，应尽快将断落的牙齿取出，以免不小心让小孩吸入。

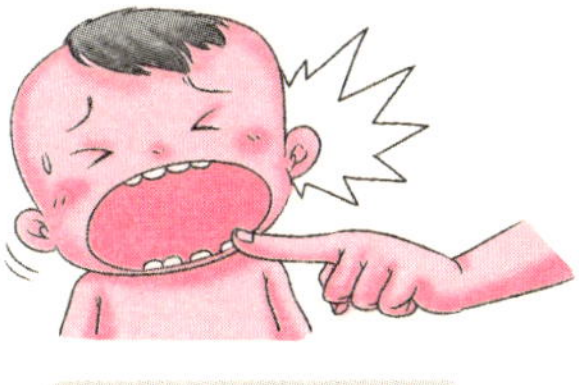

口腔有出血，牙齿有松动折断就去医院

*** 手臂脱臼**

小孩时常激烈的游戏翻滚，如果过于用力扯到手臂的话，可能会造成手臂脱臼，而造成肿胀、疼痛、无法动弹等状况。此时千万不要

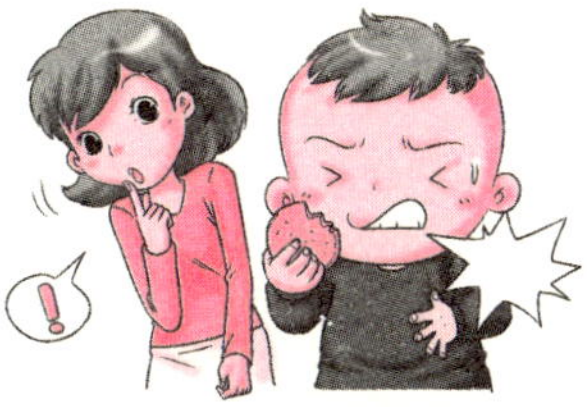

数小时后看看有无疼痛或肿起来

再次拉扯、复位手臂，应该固定受伤的部位，接着前往骨科治疗。

＊ 脚踝扭伤

这时候走路会产生困难，且会有疼痛感，扭到的第一时间不要去揉肿胀的部位，这样反而会使得组织液跑出，让脚部更为肿胀。正确的做法应先冰敷，然后抬高腿部，过了2～3天后再进行热敷。这段时间内尽量不要施力走路，过几天会慢慢回复。如果想前往医院的话，也会开立止痛药减轻疼痛感，顺道确认是否有骨折的可能。

＊ 指甲脱落

因为宝宝的指甲比较薄，因此常常会有碰撞撕裂的状况，此时可以先清洁手部，接着用纱布包扎覆盖伤口，尽量不要让伤口接触外界，让撕裂的指甲自行修复长出，若是指甲断裂了一半以上，则可到皮肤科或者外科处理，以避免伤口感染。

＊ 生殖器被夹伤

小男孩因为比较莽撞，时常发生不小心被拉链夹到生殖器的状况，这时应迅速剪掉拉链，尽可能不要碰触到生殖器，因为生殖器的血管很多，会感到十分疼痛，如果比较严重，最好尽快去医院。

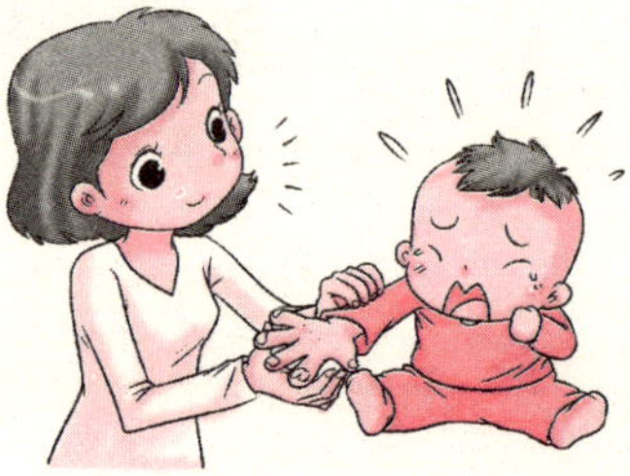

指甲碰劈了

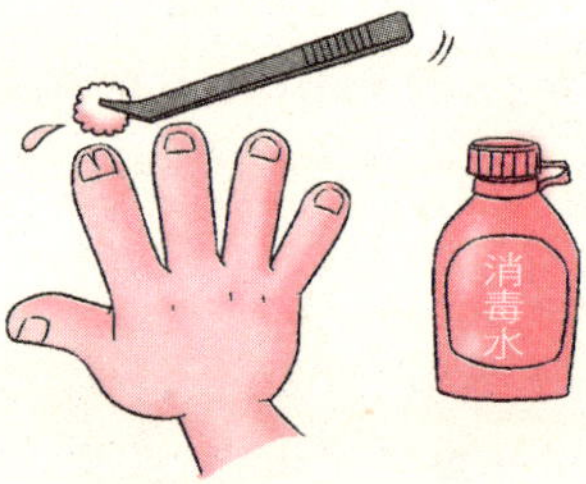

先消毒，将掀起的指甲压紧，用创可贴包扎

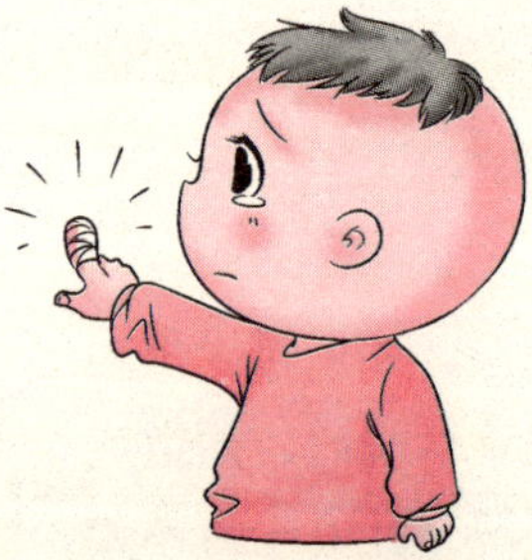

每天消毒一次，再包好

防止孩子窒息、梗塞

孩子意外中，窒息、梗塞排行第五，占意外事故的7%。原因是：第一为正餐食物，第二为硬币图钉，第三为玩具，第四为糖果零食。

根据统计表示，在喂食幼儿时，最常发生食物梗塞。尤其以习惯边吃边玩的幼儿，或是家长边看电视边喂食幼儿者，最常发生此类意外。每年通报的梗塞窒息案例中，最常出现“吞食硬币”的案例。除了硬币，纽扣、小纸屑、小螺丝、玩具零件都是好奇宝宝随手一抓就往嘴里塞的东西。建议家长应避免给予幼儿小于直径3厘米的玩具，避免因误食梗塞。

此外，意外窒息也是造成婴幼儿伤害的原因之一。譬如衣橱、柜子、冰箱、水桶、大纸箱，或是窗帘吊绳、玩具上的绳子、塑料绳等，对婴幼儿来说，都是新奇、有趣的东西，却也是造成意外发生的潜在杀手。

过长的拉绳易造成婴幼儿因好奇拉扯，使得拉绳缠住婴幼儿的颈部，导致发生呼吸困难、休克，甚至成为植物人的意外。

小贴士

如何避免窒息、梗塞

◎ 硬币、纽扣等小物品，需收纳在盒子、抽屉等幼儿不易取到的地方。

◎ 喂食婴幼儿时，不要和婴幼儿玩耍。

◎ 柜子、衣橱的门要关紧。

防止孩子跌倒坠落

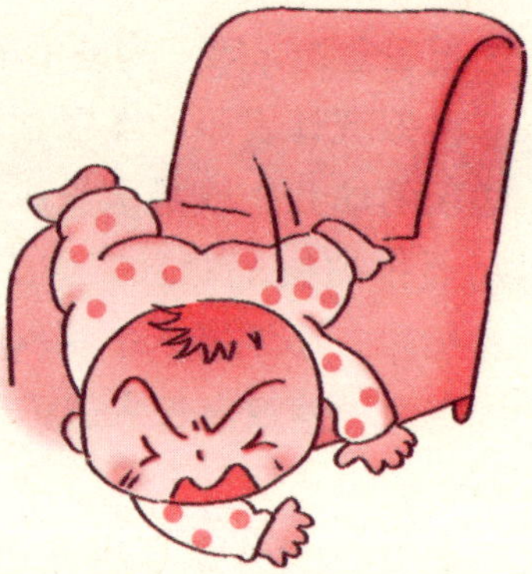

在家庭中，容易跌倒坠落的地方：第一为桌椅，第二为阶梯、斜坡，第三为床铺，第四为浴室。

根据调查统计，幼儿意外跌落占幼儿意外事故伤害的47%。其中，0～4岁儿童的跌落意外，有80%以上在家里发生。幼儿的体形容易头重脚轻，加上认知不足，幼儿跌倒坠落几乎成为婴儿事故伤害中的最主要原因。

8～9个月的婴儿，正在学习爬行的阶段，家长应特别注意家具的摆设安全，譬如窗户或是洗衣机、浴缸旁边，应避免摆放小凳子或是小柜子，预防幼儿好奇爬上而跌落。如果婴幼儿在沙发、床铺上玩耍，旁边一定要有大人陪伴，保证安全。此外，阳台、窗口旁边应设置栏杆，避免婴幼儿由阳台或窗口坠落。

当孩子摔倒或面部受外力撞击或打击的时候，嘴唇、舌、口腔黏膜、牙齿、牙床等都会受到损伤。由于口腔内软组织血液供应丰富，所以出血常较多。

小贴士

如何避免跌落意外

◎ 窗户加装一定高度的栏杆。

◎ 窗户、浴缸、洗衣机旁不摆放小凳子。

◎ 台阶、转角处要有充足的灯光照明。

◎ 地面保持干燥。

◎ 浴室加装扶手、防滑垫。

❶ 让孩子坐下，头向前倾并歪向受伤的一边。

❷ 用干净的纱布或手绢压在伤口处，或直接用手指压迫伤口处止血。

❸ 如果牙床出血，可用一小块或一长条纱布紧压伤口，但不要塞入伤口。纱布的尺寸必须高于其他牙齿，以避免上、下牙直接接触，减少对伤口的刺激。

❹ 让孩子咬紧纱布10～20分钟。

❺ 让孩子将口腔内的血液吐出来，不要吞入，以免引起呕吐。

❻ 如果伤口较大，出血较多，止血困难时，要尽快送医院。

烧烫伤的预防与处理

家庭中最容易造成烧烫伤的原因：第一为热开水，第二为热汤、热饮料，第三为烹饪油，第四为浴缸中的热水。

根据烧烫伤流行病学数据显示，大部分的烧烫伤事故首先发生在“厨房”，其次发生在“客厅”，排行最后的则是“浴室”。

历年统计烧烫伤的原因中，首先遭“热开水烫伤”的比例最高，约占统计案例八成以上；其次，因“热汤、热饮料烫伤”的比例约占七成；排行最后的则是“烹饪油烫伤”。

正在学爬、学步、1岁上下的婴幼儿，最容易因为好奇心驱使，加上对危险的认知不足（年纪太小），在大人稍不注意的状况下，触摸到热水壶、热汤而烫伤的概率非常高。此外，因家庭成员不小心而造成烫伤事故者，几乎是造成婴幼儿烫伤的主要原因。很多家长会觉得：“自己已经告诉过孩子，孩子怎么还会发生烧烫伤呢？”

婴幼儿的记忆力、专注力不比成人，家长不应以自身的标准来衡量孩子。

在家庭中幼儿绝对要远离的是：燃气炉上的热锅热油、餐厅的电饭锅、热水壶、保温瓶、浴室中的热水、熨斗。

* 如何避免烧烫伤

◎ 避免让幼儿进入厨房。

◎ 尽量不要拿刚煮沸又太重的热汤、热锅，避免不慎打翻，烫伤自己及幼儿。

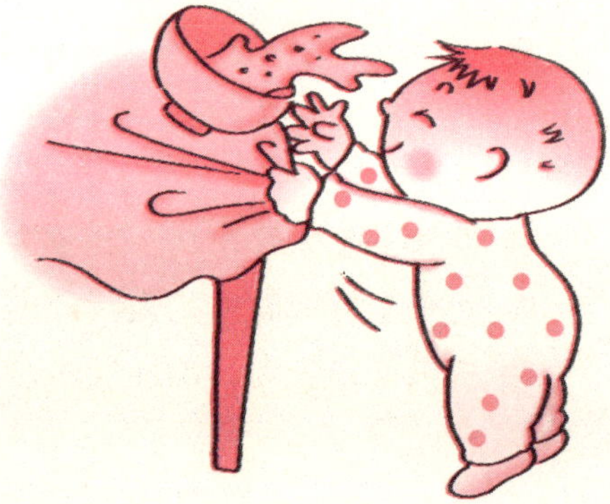

◎ 热水壶、热汤（碗）放在幼儿够不着的地方。

◎ 尽量避免让幼儿接近有高温蒸汽的物品。

◎ 保温瓶使用完毕后，确实锁住压水的开关。

◎ 洗澡时，先放冷水，再放热水，水温尽量保持在40℃以下（以手感觉，热度微温即可）。

* 孩子被意外烫伤，怎么办

一般来说，孩子若被烫伤，基本上还是秉持冲、脱、泡、盖、送五种处理方式。但是因为孩子的皮肤表层较成人脆弱，加上孩子的体积小，因此在紧急处理上仍和大人有不同之处。

* 小儿烫伤之紧急处理

冲：持续冲冷水20～30分钟。请先将孩子抱到水龙头底下，用流动的冷水持续冲烫伤的部位连续达20～30分钟。确保患部的肌肤完全冷却。

脱：若患部与衣服粘连，请勿强力撕开。在烫伤的部位确实冲冷水达20分钟之后，请小心除去衣物。必要时可以剪刀剪开衣服，并暂时保留粘住的部分，并尽量避免将水泡弄破。

泡：烫伤面积大或1岁内幼儿勿长时间浸泡避免失温。在泡的动作中，严禁将患部泡在冰水中。因为冰水的温度太低，浸泡在冰水中，反而可能会冻伤肌肤，造成孩子发生失温的危险。假使孩子不慎被烫伤，只需浸泡10～15分钟。

盖：湿毛巾+干毛巾重叠覆盖。请将毛巾用冷水(不可用冰水)冲湿并稍微拧干，轻轻覆盖在患部做持续镇定的动作，最后再盖上一层干毛巾，让湿毛巾的水分不易在空气中蒸发，避免造成失温。

送：送往医院。迅速将孩子送往住家附近的医院做进一步处理。

当然执行冲脱泡盖送的过程时，还有一些重要的注意事项，如果没有处理好，可能留下难以消除的疤痕，严重会导致伤口恶化，细菌入侵，以下四个重要的要点务必遵守。

❶ 务必保持伤口的完整性，不要自行撕破皮。

❷ 如果起水泡的话，不要冰敷，用冷水冲即可。

❸ 千万不要自行使用民俗疗法，像是用酱油。

❹ 若是轻微烫伤，可用凡士林、氧化锌等药膏涂抹，但若是灼伤程度严重，且面积大，就不可这么做。

溺　水

过去曾发生过婴幼儿溺毙在水盆中的意外，因此爸妈千万不要认为只有到海边或者泳池才会发生溺水危机。当水进入气管后，会导致呼吸困难，在拨打120之前，务必立即执行人工呼吸和心肺复苏术。当父母想带孩子去戏水时，务必选择具有合格救生员的场所，以及挑选适合孩子水深的泳池，更重要的是，带孩子去海边玩耍务必要随时跟在身边，因为海边的状况较难以掌握，也尽量不要带太小的孩子涉水。

每次下水之前，都务必要先做好热身动作，还有前一天都必须好好地休息，下水后30分钟就要上岸休息一下。特别是身体本来就不好，还有过于疲累的人，其实都不适合下水，当抽筋的时候，务必告知小孩不要随意扭动，若发生溺水，应大声呼救请救生员协助。

孩子乘车安全提示

有了孩子，许多家长选择以汽车代步，认为这是最安全、最能保护孩子的做法，但是，对车内安全的重视程度却是因人而异。

在先进国家，小型车后座乘客系安全带，已被视为乘车基本安全措施之一。另外根据美国的数据显示，孩童有乘坐和没乘坐安全座椅的交通意外伤害死亡率会相差到8倍。

＊配合正确的安全带使用法

最好在孩子小的时候就开始让孩子坐安全座椅，通常这样也会让孩子长大后自然习惯在后座时随手系上安全带。安全带拉下扣好后再调整肩带。肩带是要从肩膀跨过胸口；上部则不能靠在脖子的边缘，否则容易勒到脖子。下方的系带应位于髋骨（腰部的骨骼）的位置，而非系在肚子上！应该系在肚脐以下的骨盆腔位置，这样才不会压迫到内脏，避免发生意外时的相关危险。140厘米以上的孩子才可以不用垫高而直接系安全带。

＊汽车座椅在车内的最佳位置

根据数据显示，意外时被认为最安全的乘客位置是后方中央座位的位置，这是因为在冲撞时，乘客有最多的缓冲空间，避免冲撞前方座椅或两侧车门。但是，由于许多汽车座椅需要三点式安全带来安装，因此放置的最佳位置就变成了驾驶座后方的位置，因为在发生意外时，驾驶习惯保护自我方向，较可能连带保护其后方的婴幼儿。后排座椅的右侧也会因为行车视线死角而容易发生擦撞，加上大型车多被限制开在外侧车道，若发生撞击也通常是在小车右侧的位置，所以安全度较左侧（驾驶座后方）为小。

将汽车座椅安装于前座则是万万不可的，因为前座受到伤害的概率高，加上有板盖、制物盒、安全气囊等，反而容易对汽车座椅上的婴幼儿造成更大伤害；相反的，在两侧后座至少前后都是较软的椅背，伤害度较小。一个人开车带小孩时，如果家长觉得可以随时看到孩子在做什么而感到安心，则可将汽车座椅／辅助椅放在副驾驶后方的座椅上，因为，与其一直想回头而无法专心开车，不如将孩子放在一个能够透过后视镜随时观察的位置。

小贴士

后向式安装的优点：据统计，宝宝乘坐汽车座椅时，因“正面冲撞”导致死亡或重伤的比例高达60%。而“后向追撞”事故虽常发生，但造成重伤死亡的程度约只有11%。1岁以下的宝宝颈部尚未发育完全，车外发生冲撞时，若坐在后向安装的安全座椅上，将因背部面积较大，而将冲撞力平均分散、不致集中于颈部而对宝宝造成更大伤害。

保护宝宝指导原则

孩子是父母心中的无价之宝，父母要多一份用心保护宝宝免受危险。

* 保留好孩子的记录

❶ 保留好孩子的出生证明书及指纹、脚印记录。

❷ 每年给孩子照一组彩色相片，并保存起来。

❸ 记录孩子的胎记、疤痕、痣，以及明显的生理特征（掌纹、发旋等）。

❹ 记下孩子看牙医的病例及外科手术的时间、诊所及医师姓名。

❺ 剪下孩子的一束头发，妥善保存。

❻ 每一季都给孩子测量身高并且记录。

❼ 录下一段孩子的声音。

* 公共场所注意孩子安全

❶ 不论汽车是否上锁，儿童都不应该被单独留在车内。

❷ 在超市挑选物品时不要将宝宝单独留在推车上。

❸ 在餐厅，父母若起身打电话或到洗手间，不可将宝宝留在座位上。

❹ 到公园、游乐场、体育场或其他公共场所，不能将孩子转交给旁人照看。

❺ 不要向不认识的人炫耀自己的孩子。

＊教育孩子保护自己

❶ 告诉儿童，安全重于一切。

❷ 儿童应当知道身体的某些部分应被衣服所覆盖，不许别人看，不许触摸。

❸ 应告诉孩子，他们的身体安全比财物重要得多。

❹ 小秘密要告诉妈妈，无论发生什么事情，只要孩子向父母讲明真情，父母都不会怪罪的，而且会尽力帮助孩子。

❺ 不喝陌生人的饮料，不吃陌生人的糖果。

❻ 不与陌生人说话。生人敲门不开门。告诉孩子，小孩没有能力帮助陌生人。

❼ 告诉孩子，在紧急之中，他们可以大叫、大闹、踢人、咬人，甚至打破玻璃，破坏家具。

❽ 遇到坏人、地震、大火时，孩子应当果断逃生，拔腿就跑。自警、自救、自助。

❾ 告诉孩子遇到坏人欺负一定要告诉家长，这些秘密千万不要埋藏在心里。

❿ 遇到坏人可以不讲真话。机智应对才是好孩子。